AF325448

LEÇONS

SUR

L'EXPLORATION DE L'ŒIL

Paris. — Imprimerie de E. MARTINET, rue Mignon, 2.

LEÇONS

SUR

L'EXPLORATION DE L'ŒIL

ET EN PARTICULIER SUR LES APPLICATIONS

DE L'OPHTHALMOSCOPE

AU DIAGNOSTIC DES MALADIES DES YEUX

PAR LE DOCTEUR

E. FOLLIN

Professeur agrégé à la Faculté de médecine, chirurgien de l'hôpital du Midi,
membre de la Société de chirurgie, etc. ;

RÉDIGÉES ET PUBLIÉES

Par Louis THOMAS

Interne des hôpitaux

REVUES PAR LE PROFESSEUR.

Ouvrage orné de 70 figures dans le texte et de 2 planches en chromolithographie
DESSINÉES ET GRAVÉES PAR LACKERBAUER.

PARIS

ADRIEN DELAHAYE, LIBRAIRE-ÉDITEUR
PLACE DE L'ÉCOLE-DE-MÉDECINE
1863

TABLE DES MATIÈRES.

Ce volume renferme une série de leçons faites à diverses époques sur les méthodes d'exploration de l'œil malade. Quelques-unes d'entre elles ont servi d'introduction au cours complémentaire de clinique ophthalmologique dont j'ai été chargé à la Faculté. En les réunissant ici, et en les développant sur quelques points, j'ai cru rendre service aux élèves qui ne trouvent pas toujours dans les traités classiques de médecine et de chirurgie les détails nécessaires à une étude complète des procédés d'examen physique de l'œil malade.

Mon interne, M. Louis Thomas, a rédigé ces leçons, en apportant à ce travail une connaissance déjà approfondie des questions qui s'y rattachent, et après en avoir vérifié cliniquement avec moi les résultats.

De nombreuses figures sur bois ont été intercalées dans le texte de ce livre pour donner plus de clarté à des descriptions auxquelles manquaient les démonstrations expérimentales.

Deux planches en chromolithographie sont destinées à reproduire les principales lésions que l'ophthalmoscope fait décou-

vrir dans l'œil, et j'espère qu'elles aplaniront plus d'une difficulté à ceux qui débutent dans l'emploi de cet instrument.
Ces planches ont été dessinées avec une grande exactitude par
M. Lackerbauer, et quelques-unes d'entre elles sont la reproduction de faits que j'ai observés sur le vivant ; elles témoignent
par leur exécution de tous les soins apportés par l'éditeur
M. Adrien Delahaye à la publication de ce livre.

E. F.

LEÇON D'INTRODUCTION.

Exposition du sujet. — Coup d'œil historique sur l'ophthalmologie. — Division des méthodes d'exploration de l'œil malade.

Messieurs,

J'ai l'intention de vous exposer dans un petit nombre de leçons, les principales méthodes d'exploration aujourd'hui en usage dans le diagnostic des affections des yeux. L'ophthalmologie moderne, grâce à ces modes variés d'examen, a pu s'enrichir d'une foule de faits nouveaux, vérifiés aujourd'hui par des milliers d'observateurs, et la thérapeutique oculaire a utilement profité de ce progrès.

La plupart des procédés d'examen de l'œil empruntent aux sciences physiques, avec toute leur précision, quelques-unes de leurs difficultés ; mais cela ne peut pas être un obstacle pour un médecin désireux de s'instruire. La pensée que ces moyens de diagnostic exigeaient un retour à des études de physique pure, et surtout qu'ils nous apportaient quelque chose des nuageuses conceptions de l'Allemagne, a dû éloigner d'eux certaines personnes habituées à l'expression toujours si nette de nos recherches scientifiques Mais c'est là une double erreur. Les plus simples notions de physique, celles que tout homme lettré doit connaître, suffisent à nous guider au milieu de ces recherches nouvelles. Quant au soupçon d'obscur germanisme que ces études traînent avec elles, il ne faut y attacher aucune importance. Il y aura longtemps en Allemagne des esprits nuageux, parce qu'un peuple ne se débarrasse pas facilement des formes que lui a laissées une certaine direction philosophique ; mais on en trouve de moins en moins parmi les médecins, et n'oubliez pas que vous rencontrerez aussi en France de ces esprits-là. Qu'importe, les faits observés d'abord avec soin de l'autre côté du Rhin ont reçu maintenant l'approbation de tous ceux qui examinent les choses sans prévention, et ils ne peuvent plus être contestés.

Du reste, l'Allemagne se guérit chaque jour du défaut qu'on lui reproche, et la rigueur scientifique qu'elle apporte aujourd'hui dans les études les plus élevées, dans l'histoire des religions par exemple, doit nous rendre de moins en moins défiants vis-à-vis des résultats de la science allemande.

Ces leçons, dégagées de discussions stériles, vous montreront, je l'espère, que tout médecin peut se familiariser facilement avec les plus rigoureuses méthodes d'exploration de l'œil malade, que l'ophthalmologie véritablement scientifique ne demande pas d'aussi longues études qu'on voudrait le faire croire, et qu'elle ne doit, pas plus que d'autres branches de nos connaissances médicales, constituer une spécialité.

C'est dans cette pensée que j'ai entrepris ces leçons, et je ferai tout mon possible pour faire pénétrer ma conviction dans vos esprits.

Mais quelles sont ces méthodes d'exploration de l'œil qui jettent un jour nouveau sur des lésions ou des troubles fonctionnels jusqu'alors inconnus, et assurent une si rigoureuse exactitude au diagnostic des maladies des yeux ? Pour les indiquer nettement et en faire bien comprendre l'origine, le carac-

tère et l'importance, il me faut vous montrer les phases qu'a
dû traverser l'oculistique avant de se constituer scientifique-
ment. Ce rapide aperçu historique vous fera voir l'ophthalmologie, réduite d'abord à de grossières notions empiriques, ne
se dégager que lentement de cet état d'infériorité ; car, jusqu'à
une époque encore assez rapprochée de nous, jusque dans le
siècle dernier, les oculistes et les médecins se préoccupent peu
du diagnostic, et se bornent, soit à décrire quelques-unes des
opérations qu'on pratique sur les parties extérieures de l'œil, soit
à entasser formules sur formules pour laisser leur nom à quelque collyre aujourd'hui tombé dans l'oubli. Aussi constate-t-on
avec regret que quelques livres publiés sur les maladies des
yeux, dans le xviiie siècle, ne nous en apprennent pas plus
quant au diagnostic, que les descriptions de Celse qui écrivait
probablement au i^{er} siècle de notre ère. Cependant les débuts
de l'ophthalmologie remontent à des époques historiques fort
éloignées, et le temps n'a pas manqué aux médecins pour
constituer cette partie de la science. Ainsi, nous trouvons déjà
des oculistes chez les anciens Égyptiens, et la pratique des maladies des yeux y était confiée à des prêtres d'un rang inférieur ;
mais ce caractère sacerdotal de l'oculistique ne contribua pas
à lui donner une grande valeur. Les maladies des yeux
étaient, sur le sol de l'Égypte, d'une fréquence et d'une gravité
extrêmes ; aussi les oculistes paraissent avoir été, dans ce pays,
des personnages précieux, qui faisaient presque partie de la
chose publique, et qu'on ne cédait pas facilement. Hérodote
(lib. III, c. i), dont la bonne foi longtemps douteuse est
aujourd'hui assez réhabilitée, rapporte que Cyrus, roi des
Perses, envoya un héraut d'armes à Amazis, roi d'Egypte, en
le priant de lui envoyer l'oculiste le plus habile de tout

le royaume. Maintenant, messieurs, les oculistes sont plus faciles à trouver.

Les Grecs empruntèrent leurs connaissances ophthalmologiques aux Égyptiens, et nous trouvons encore parmi eux une médecine sacerdotale qui ne manque pas d'analogie avec la médecine sacerdotale de nos jours. Certes l'exercice de la médecine dans les temples n'était point spécial au traitement des maladies des yeux, mais nous avons la preuve que ces organes y étaient très-souvent traités; j'ajoute même que beaucoup de récits de maladies traitées et guéries miraculeusement dans ces lieux sacrés se rapportent à des affections des yeux. Galien nous a même conservé les formules de collyres écrites sur les colonnes d'un temple, et l'on trouve de petites figurines représentant un œil parmi les ex-voto nombreux attachés aux murs des édifices religieux de l'antiquité ; or, on sait que ces ex-voto représentaient toujours la partie malade que l'intervention des prêtres avait guérie.

On a publié quelques inscriptions conservées sur ces ex-voto ; l'une d'elles, faite par un certain C. J. Frontonianus, se borne à indiquer la guérison obtenue :

Asclepio et Hygiæ
Cæterisque Diis Deabusque
Hujusque loci salutarib.
C. Jul. Frontonianus
Redditis sibi luminibus grat.

C'est là une inscription fort brève, qui ne nous apprend rien sur la nature du mal et sur les remèdes qui furent employés; mais quelquefois on trouvait plus de renseignements. Dans une des inscriptions trouvées sur le temple d'Epidaure, et publiées par Mercurialis, rien ne manque aux détails de la prescription, qui avait sans doute été faite pour quelque ancêtre du Malade imaginaire, demandant au dieu si c'est en long ou en large qu'il doit marcher dans le temple.

« Dans ces jours un certain Gaïus, qui était aveugle, apprit » de l'oracle qu'il devait se rendre au temple, y adresser ses » prières, puis traverser le temple de droite à gauche, mettre » ses cinq doigts sur l'autel, lever la main et la placer sur les » yeux. Il recouvra aussitôt la vue en présence et aux acclama- » tions du peuple. »

Une autre inscription fournit des renseignements plus médi- caux, et si vous cherchiez bien au fond de quelque province, peut-être même au centre de Paris, trouveriez-vous chez quelque oculiste de bas étage, des formules analogues pour guérir les maladies des yeux. Cette inscription raconte que « le dieu de la santé ordonna à un soldat aveugle nommé » Valerius Aper, de mêler le sang d'un coq blanc avec du miel, » de s'en faire un collyre, et de s'en frotter l'œil pendant » trois jours. Le malade recouvra la vue et rendit publiquement » grâce au dieu. »

C'est en Grèce que cette oculistique sacerdotale a fait ses plus beaux exploits, et il est facile d'imaginer à quelles super- cheries avaient recours les prêtres qui traitaient ces malades. Aristophane nous a laissé, dans un passage de son *Plutus*, tout un tableau qui montre bien la façon dont les choses se pas- saient alors.

Mais la confiance au pouvoir médical des dieux était si grande, qu'on traitait aussi dans les temples les animaux atteints d'af- fections des yeux. A ce propos, Elien, dans son *Histoire des animaux*, rapporte qu'un écuyer habile, nommé Lænus, ayant un excellent cheval qui avait perdu un œil par une blessure, le mena dans le temple de Sérapis, et pria ce dieu de lui rendre son œil. Sérapis lui ordonna de ne point faire usage de substances liquides sur l'œil malade, mais d'y appliquer des corps chauds, et de le faire en plein midi et autour du temple. Ces ordres furent suivis et le malade guérit.

Du reste, c'était là une médecine assez fructueuse pour les prêtres qui l'exerçaient, et les plus célèbres oculistes de nos jours n'ont peut-être jamais été aussi bien traités par leurs clients que les prêtres du temple d'Esculape par ce Cilicien dont parle Philostrate dans la vie du philosophe Apollonius de Tyane. Ce riche consultant venait prier le dieu de lui rendre un œil qui avait été crevé ; il amenait avec lui une multitude d'animaux pour servir de victimes, plus deux vases d'or ornés de pierres des Indes très-précieuses, et il promettait de redoubler encore ses dons et ses sacrifices si le dieu lui rendait la vue.

Voilà, messieurs, le tableau de l'oculistique populaire chez les Égyptiens et les Grecs ; c'est une médecine grossière, empirique, dont on n'a pu tirer aucun profit.

Quelques médecins d'Alexandrie fixèrent plus sérieusement leur attention sur l'étude des maladies des yeux, et les livres de Celse et de Galien sont un reflet éloigné de ces études. Il y a dans ces ouvrages des descriptions exactes de quelques maladies extérieures de l'œil, comme le ptérygion, le symblépharon, la fistule lacrymale, etc.; la cataracte même n'y est pas oubliée.

Mais bientôt nous arrivons à une des plus tristes époques de l'empirisme médical ; c'est d'Auguste à Domitien que les oculistes et les spécialistes de toutes sortes se multiplient à Rome. Martial, dans une de ses épigrammes, nous en a laissé la plaisante énumération : « C'est Cascellius, dit-il, qui enlève et même » remplace une dent malade ; c'est l'oculiste Higinus qui brûle

» les poils funestes aux yeux ; c'est Eros qui efface les cicatrices,
» honteux stigmates de l'esclavage ; c'est Hermès qui est le
» Podalire des gens affectés de hernies ; enfin, — chose incon-
» nue de nos jours, — c'est Fannius qui a la spécialité non point
» de couper, mais de relever la luette tombante. » Le médecin
qui parle dans l'épigramme de Martial, et qui est fatigué d'aller
trois et quatre fois par jour visiter sur l'Aventin un malade exi-
geant, demande à grands cris un spécialiste qui guérirait les
gens éreintés de fatigue.

Les oculistes romains n'ont laissé aucune trace sérieuse de
leur passage dans la pratique, cependant les noms d'un certain
nombre d'entre eux sont parvenus jusqu'à nous, soit par des
citations, soit par des inscriptions laissées sur des collyres. Vous
trouverez dans quelques collections archéologiques, et en particulier au Cabinet des médailles, de petites pierres gravées qui
ont appartenu aux oculistes romains, et qu'on connaît sous le
nom de *cachets des oculistes*. Ces pierres ont exercé la sagacité
des antiquaires et de quelques médecins, et l'on est arrivé à
trouver que leurs inscriptions indiquaient à la fois le nom d'un
certain collyre, celui de l'inventeur de la drogue, et l'espèce de
maladie pour laquelle le médicament convenait. Ces oculistes
vendaient aussi de petits pinceaux pour l'application de leurs
médicaments, et imprimaient avec de la cire ou quelque autre
matière, sur les collyres qui étaient des pâtes sèches, l'inscription qui se trouvait sur la pierre gravée. On a même découvert
sur les quatre faces d'une de ces pierres une inscription qui
variait à chaque face, de façon que ce cachet servait d'estam-
pille à quatre collyres différents ; il était ainsi conçu :

Tiberii Julii clari ad impetum,
. . . . ad oculi caligines, etc.

Quelquefois on trouvait sur ces cachets les épithèthes les plus flatteuses à l'endroit de ces collyres, et le collyre *isothéon* était sans doute quelque chose d'aussi communément employé que ce que nous connaissons aujourd'hui sous le nom de *pierre divine*.   .

C'est par la lecture de ces inscriptions que nous sommes arrivés à connaître les noms d'un certain nombre de ces oculistes romains; c'est, du reste, par les mêmes procédés que nous sommes parvenus à dresser la longue liste des potiers romains, qui imprimaient aussi leurs noms sur leurs œuvres.

Plus préoccupés d'estampiller leurs collyres que de faire une étude sérieuse des maladies des yeux, ces oculistes n'ont enrichi la science d'aucune notion utile, et se sont perdus dans une polypharmacie ridicule.

Les Arabes et les arabistes n'ont ajouté que peu de chose à nos connaissances en ophthalmologie; cependant, les opérations pratiquées sur les yeux semblaient mieux convenir à la chirurgie timide des Arabes que les autres opérations, parce qu'elles n'entraînent pas d'effusion de sang. La médecine oculaire du moyen âge s'inspira d'extraits des auteurs arabes, copistes eux-mêmes des Grecs, inspirations souvent maladroites, mêlées aux plus ridicules superstitions; ainsi l'un des oculistes du moyen âge ne craint pas d'écrire que le moyen le plus infaillible pour se préserver de tous les maux d'yeux, c'est de porter sur soi des yeux de loup.

Les efforts de A. Paré et de Guillemeau, son élève, pour apporter un certain soin dans la description des maladies des yeux, n'empêchèrent pas l'oculistique de retomber bientôt dans une ignorance grossière, au milieu de pratiques ridicules et de formules surannées. Mais, au xviiie siècle, cette branche de la chirurgie prit un certain essor pratique auquel nous devons des travaux estimables qui font presque oublier le charlatanisme de quelques oculistes célèbres. C'est en effet la période des oculistes de profession qui parcourent l'Europe, parfois la trompette à la main, ou bien en se faisant annoncer par des écrits où la louange ne connaît plus de bornes. Nous trouvons en tête de ces oculistes ambulants le fameux Woolhouse, dont la préface de l'ouvrage contient cette phrase outrecuidante : « Quis autem nescit *Woolhusium ab adolescentia sua* » tot mille *cataractas* et *glaucomata* depressisse ? Ac proinde » ipsum *Ophthalmiatrorum Europæ Principem* esse. » C'est aussi ce chevalier Taylor, que son habileté et son élégant charlatanisme ont rendu célèbre en Angleterre et dans toute l'Europe qu'il parcourut pendant trente ans. Sa renommée se justifiait par de nombreux succès dans l'opération de la cataracte. Il vint se fixer et mourir à Paris, et quelques années avant sa mort, il publia à Londres ses mémoires, sous ce titre peu médical : *Histoire des voyages et des aventures du chevalier Taylor, oculiste pontifical, impérial et royal.*

Ces oculistes ambulants bornaient toute leur science à bien abattre la cataracte. Il y a peu de choses à prendre dans leurs tristes écrits, cependant nous avons conservé, du moins pour la cataracte, une habitude de leur pratique. Ils soutenaient que le printemps et l'automne étaient les saisons les plus convenables pour opérer la cataracte, et beaucoup de chirurgiens se soumettent encore aujourd'hui à cette tradition. Cependant un chirurgien anglais, Duddel, qui écrivait à l'époque du chevalier Taylor, un petit livre sur les maladies des yeux, avait deviné que l'origine de cette coutume pourrait bien s'expliquer par cette circonstance, c'est que le printemps et l'automne, également éloignés des froids rigoureux et des grandes chaleurs, sont les deux saisons qui conviennent le mieux à l'agrément des oculistes voyageurs.

Cependant, à côté de ces charlatans qui ont rempli l'Europe de leurs prouesses, il est consolant de trouver des chirurgiens qui ont attaché leur nom à des travaux sérieux qu'on lit encore aujourd'hui avec profit. Maître Jean (1703), au commencement du xviii° siècle, découvre un des premiers le véritable siége de la cataracte; Saint-Yves (1722), quelques années plus tard, publie son *Traité des maladies des yeux*, où l'emploi du nitrate d'argent est pour la première fois indiqué dans la thérapeutique oculaire, et où l'on trouve aussi des notions intéressantes sur les tumeurs enkystées de la fosse orbitaire; Anel invente sa méthode de traiter la fistule lacrymale par le cathétérisme et l'injection des conduits lacrymaux (1713-1717). Janin écrit ses *Mémoires et observations sur l'œil et les maladies qui affectent cet organe*, ouvrage remarquable pour l'époque où il a paru, et qui assure à l'auteur une place distinguée dans la littérature ophthalmologique (1772). J. L. Petit publie (1732-1744), sur la fistule lacrymale, les mémoires célèbres que vous connaissez; enfin, Daviel (1746) pratique pour la première fois l'opération de la cataracte par extraction, mais il a le tort d'annoncer au public dans un journal, le *Mercure de France*, qu'il est fixé pour toujours à Paris, et de donner son adresse. Toutefois cette annonce peu médicale est encore en usage de nos jours chez quelques oculistes de profession.

En même temps que la pratique des maladies extérieures de l'œil se perfectionne, l'anatomie de cet organe s'enrichit de planches magnifiques dues à l'habileté de Zinn.

Mais vers la fin du xviii° siècle, en 1773, fut fondée à l'université de Vienne, par un médecin du nom de Barth, la première école ophthalmologique officielle, où un cours de leçons théoriques fut combiné avec une instruction clinique pratique. C'est cette première école de Vienne qui a imprimé une impulsion sérieuse à l'ophthalmologie, et depuis elle, des enseignements analogues se sont développés dans toutes les universités de l'Allemagne et étendus à l'étranger. Au commencement de ce siècle, Scarpa donnait un grand éclat à l'enseignement de l'oculistique en Italie, et publiait un livre remarquable où, répudiant les vaines promesses et les théories spécieuses des oculistes de profession, *trop peu versés*, selon lui, *dans les autres parties de l'art*, il a tracé le tableau des principales maladies des yeux connues de son temps, et des opérations les plus utiles, les plus simples, les plus rationnelles qu'on pût leur appliquer. Vers 1804, Saunders créait en Angleterre une infirmerie ophthalmologique, où l'enseignement des maladies des yeux fut régulièrement institué. Enfin, dans les premières années de ce siècle, l'Allemagne vit naître une école ophthalmologique célèbre sous l'influence d'un oculiste dont les nombreux élèves ont porté au loin ses doctrines. L'école de Beer, en soutenant que la plupart des maladies inflammatoires de l'œil ont une origine constitutionnelle, n'était peut-être pas très-éloignée de la vérité, mais en prétendant reconnaître ce cachet spécifique à certains signes anatomiques, elle allait trop loin et tombait dans des distinctions minutieuses, futiles, qui ont aujourd'hui fait leur temps et dont on ne parle plus.

L'école de Beer a eu en France un défenseur éclairé dans M. Sichel, dont les travaux sont connus de vous tous, mais l'influence de cette école dans ce qu'elle a de fâcheux a été heureusement neutralisée par la critique judicieuse d'un de nos plus savants maîtres. Dans une série de leçons remarquables, M. Velpeau a combattu avec succès les doctrines de l'oculiste allemand sur la possibilité de reconnaître la spécificité des maladies inflammatoires de l'œil à l'aide de certains signes anatomiques. Il ne s'agissait pas seulement alors de ruiner une symptomatologie fantastique, mais aussi d'en arrêter les conséquences pernicieuses. En effet, la thérapeutique était, dans ce cas, solidaire du diagnostic, et il fallait montrer que rien, dans les signes décrits par Beer, n'indiquait au médecin de traiter par une médication spécifique de prétendues iritis lymphatiques, des ophthalmies abdominales, etc., etc.

Grâce à ces écoles d'enseignement ophthalmologique répandues dans toute l'Europe, grâce aux travaux qu'elles ont engendrés et aux discussions critiques qu'elles ont fait naître, l'étude des maladies des yeux s'est enrichie de notions pratiques utiles et de descriptions exactes. Mais si vous parcourez tous les livres publiés jusqu'à une époque fort rapprochée de nous, vous serez frappés d'une chose, c'est que les oculistes et les chirurgiens se sont presque exclusivement bornés à étudier les lésions extérieures de l'œil, surtout les ophthalmies, les affections de l'iris et celles du cristallin. La lentille cristalline semblait être une barrière placée devant les investigations des médecins et qu'ils ne franchissaient guère, du moins sur le vivant. On ne parle presque pas alors des affections profondes de l'œil, et l'on réunit sous le nom peu compromettant d'*amauroses*, une foule d'affections fort distinctes les unes des autres par leur nature, par leur pronostic et par leur traitement. Tel est le caractère des études ophthalmologiques entreprises dans la période historique que je viens de traverser rapidement avec vous, aussi quand, initié aux travaux de l'ophthalmologie mo-

derne, on parcourt les livres publiés jusques il y a une dizaine
d'années, on est frappé des immenses lacunes que ces ouvrages
renferment. D'ailleurs, durant cette période, qu'on pourrait
presque appeler *empirique*, de l'ophthalmologie, le médecin ne
dispose que d'un nombre fort restreint de procédés d'observation pour le diagnostic des maladies des yeux, car le plus souvent on se borne à examiner tour à tour, à l'œil nu et quelquefois avec la loupe, les parties extérieures de l'organe malade et
la surface antérieure du cristallin. On employait, mais rarement,
la lumière artificielle pour constater des altérations superficielles de la cornée, et, en l'absence d'une exploration
directe de la rétine, on était heureux de trouver dans le développement de ces sensations lumineuses connues sous le nom
de *phosphènes*, un moyen d'apprécier le degré de la sensibilité
rétinienne.

Une ère nouvelle, messieurs, commence en ophthalmologie
avec la découverte de l'ophthalmoscope. C'est qu'un grand
problème vient d'être résolu, et sa solution a levé d'un seul coup
tous les obstacles qui s'opposaient à l'examen des milieux profonds de l'œil. Avant les travaux du professeur Helmholtz,
quelques physiologistes s'étaient bien demandé pourquoi la
pupille restait noire lorsqu'on approchait de l'œil un corps lumineux, mais on n'était point arrivé, du moins d'une façon
satisfaisante, à donner le moyen d'éclairer facilement le fond
de l'œil; et, chose qui vous étonnera peut-être, c'est que la
préoccupation d'arriver à ce magnifique résultat n'apparaît point
dans les livres des oculistes et des chirurgiens ; ce sont des
physiologistes qui cherchent avec le plus d'ardeur à résoudre
cette question si intéressante, et c'est à l'un des plus éminents
d'entre eux, à M. Helmholtz, aujourd'hui professeur à l'université

d'Heidelberg, que la pratique est redevable de cette découverte.
A partir de ce moment, le médecin n'est plus réduit à cacher son
ignorance derrière une facétie, en déclarant que dans les lésions
du fond de l'œil il n'y voit pas plus clair que le malade. On a
mis entre ses mains une méthode d'exploration qui lui permet
d'examiner dans ses plus fins détails la surface de la rétine, la
choroïde sous-jacente, le corps vitré, la papille du nerf optique ;
et de ce nouveau mode d'investigation est née une série de
remarquables travaux qui ont changé la face de l'ophthalmologie moderne, et donné à cette branche de la chirurgie un
caractère scientifique qu'elle ne perdra jamais.

C'est à la découverte du professeur Helmholtz et à l'application de l'ophthalmoscope au diagnostic des maladies de l'œil
que nous devons d'avoir pu distinguer les maladies qu'on réu-
nissait sous le titre assez obscur d'amaurose, de les avoir séparées les unes des autres et classées d'après le siége du mal et
la nature de l'affection, enfin d'avoir pu instituer un pronostic
exact et un traitement rationnel. Il me sera facile de vous montrer plus tard les merveilleuses applications de l'ophthalmoscope au diagnostic des maladies des yeux, et j'ai la conviction
d'amener chacun de vous à manier avec facilité cet instrument,
dont la découverte peut sans crainte réclamer sa place à côté
des plus beaux moyens d'exploration physique des organes.

Les recherches entreprises avec l'ophthalmoscope appelèrent
de nouveau l'attention de quelques médecins sur les conditions
dioptriques de l'œil, et sur l'influence qu'une certaine altération
dans ces conditions doit exercer sur la vision. En effet, l'œil
peut être considéré comme un ensemble de milieux réfringents,
qui possèdent un indice de réfraction variable et ont pour but
d'amener sur un écran, qui est la rétine, l'image des objets exté-

rieurs. Or, l'indice de réfraction de ces milieux peut varier comme la position de l'écran par rapport au foyer des milieux réfringents, et le médecin est alors appelé à constater des troubles de la réfraction, troubles dont la fréquence est très-grande. Quelques mots suffiront à vous faire bien comprendre l'importance de ces troubles fonctionnels et la nécessité de posséder de bonnes méthodes d'exploration pour en constater l'existence. En effet, l'œil, examiné au point de vue de la réfraction de ses milieux, se présente sous trois formes principales, que le professeur Donders a étudiées avec tout le soin qu'il apporte à ces délicates recherches. Il y a, messieurs, un œil normal, un œil type, qui possède la propriété de ramener en un foyer sur la surface antérieure de la rétine les rayons lumineux parallèles qui nous arrivent de l'infini, des étoiles par exemple, mais il est bien plus fréquent de rencontrer des yeux disposés de façon que ces mêmes rayons parallèles, venant de l'infini, fassent leur foyer en avant de la rétine : l'œil est alors dans cet état qu'on désigne sous le nom de *myopie*, et l'on peut dire, sans crainte d'être contredit, que les très-faibles degrés de myopie sont d'une fréquence extrême. Enfin, on rencontre chez des hommes jeunes, en dehors des altérations séniles qui ont lieu dans l'œil, une conformation du globe qui laisse le foyer des rayons parallèles se faire en arrière de la rétine, et c'est là une lésion qu'on a désignée sous le nom d'*hypermétropie*. Voilà des indications très-sommaires sur un ensemble de troubles fonctionnels très-fréquents, mais elles ont pour but de vous indiquer rapidement tout un groupe de lésions morbides aujourd'hui bien étudiées. Je reviendrai avec de plus grands détails sur ce sujet difficile, car je veux vous initier aux méthodes d'observation physico-mathématique que nous pos-

sédons, pour déterminer exactement à laquelle des trois formes
dont je viens de parler, répond un œil donné. Vous saisirez
tout de suite toute l'importance pratique de ces études, quand je
vous dirai que des malades, atteints d'une simple hypermétropie
et que des verres appropriés soulagent très-bien, ont subi
naguère, subissent même encore quelquefois entre des mains
peu expérimentées toutes les tortures du rigoureux traitement
auquel on condamne les malheureux frappés d'amauroses cérébrales.

Mais l'œil n'est pas seulement un appareil dioptrique analogue aux systèmes de lentilles que nous trouvons dans les
cabinets de physique, il possède le merveilleux pouvoir de
s'adapter à la vision d'objets situés à des distances très-diffé-
rentes, et de distinguer avec netteté des étoiles situées à l'infini,
et des objets à peine éloignés de l'œil de quelques pouces. On
a beaucoup discuté sur la cause de ce pouvoir d'accommodation, mais aujourd'hui la science semble fixée sur ce point,
grâce aux travaux d'un homme dont le nom vous est déjà connu,
le professeur Helmholtz, et d'un physiologiste hollandais,
M. Cramer. Mesurant, chacun de leur côté, et sans connaître
réciproquement leurs travaux, les surfaces de la cornée et du
cristallin dans la vision de près et dans la vision de loin, ces
physiologistes habiles sont arrivés à constater que l'accommodation de l'œil se faisait surtout par un changement dans les
courbures du cristallin : le cristallin, disposé normalement pour
voir des objets situés à une grande distance, éprouve une augmentation forte dans la courbure de sa face antérieure, légère
dans celle de sa face postérieure, lorsque l'œil veut distinguer des objets rapprochés de nous. Vous savez, messieurs,
qu'avec les lentilles à très-court foyer comme le cristallin, on

peut faire varier beaucoup la distance de l'objet sans que le foyer se déplace sensiblement; on a même calculé qu'un objet pouvait se déplacer de l'infini jusqu'à une distance assez rapprochée de nous, sans que le foyer quittât l'épaisseur de la rétine. Toutefois, si cet objet se rapprochait notablement de la lentille oculaire, le foyer serait reporté en arrière de la surface rétinienne, si l'appareil de l'accommodation n'agissait pas pour ramener sur la rétine le foyer des rayons lumineux. C'est alors qu'intervient le pouvoir merveilleux dont je vous ai parlé: l'œil s'accommode à la vision des objets rapprochés, et cela s'effectue sous l'influence de la contraction d'un muscle, nié à tort par quelques anatomistes, mais dont l'existence est incontestable, le muscle ciliaire, dont j'aurai plus tard l'occasion de vous entretenir. Il se produit aussi pendant l'accommodation de l'œil un rétrécissement notable de la pupille, et une convergence des axes optiques.

A ces trois actes physiologiques: augmentation dans les courbures du cristallin, rétrécissement de la pupille, convergence des axes optiques, répondent des actes morbides dont nous serons souvent appelés à constater l'existence. Ainsi nous devrons nous assurer si le trouble de l'accommodation porte sur l'un de ces trois actes physiologiques ou sur leur ensemble. En effet, le muscle ciliaire peut cesser de se contracter sans que la pupille soit agrandie d'une façon anomale, et cependant les images des objets extérieurs ne se feront plus sur la rétine, mais au delà de cette membrane; la pupille peut être seulement dilatée par une paralysie des fibres radiées de l'iris, et de là résultera l'affection qu'on désigne sous le nom de mydriase; enfin, la convergence des axes optiques peut ne plus s'effectuer par insuffisance d'action d'un des muscles droits internes, et cette espèce de paralysie musculaire, en obligeant les objets extérieurs à ne plus faire image sur les points identiques des deux rétines, amènera une certaine forme de *diplopie* dont on peut facilement préciser la nature par l'emploi rationnel des verres prismatiques. Il n'est donc aucun de ces actes morbides qui ne puisse être soigneusement déterminé quand on apportera à son examen l'analyse physico-physiologique. Je vous ferai connaître les expériences à l'aide desquelles Helmholtz et Cramer ont nettement établi les changements qui se passent dans l'œil pendant qu'il s'accommode à la vision d'objets rapprochés, et je vous donnerai les moyens de constater ces troubles de l'accommodation qui, il y a peu d'années encore, étaient rangés parmi les amauroses graves et traités comme tels. La connaissance de ces recherches vous fera éviter ces erreurs dont se rendent coupables ceux qui ne veulent pas employer ces méthodes d'observation sans lesquelles il n'y a pas de diagnostic exact.

Dans les conditions de la vision normale, les images de beaucoup d'objets extérieurs peuvent se faire à la fois sur une grande étendue de la surface rétinienne. Ainsi, pendant que je fixe mon œil sur le point de réunion des deux lignes tracées sur le tableau, j'aperçois en même temps le haut et le bas du tableau, puis quelques-uns des objets situés à droite et à gauche de lui. On désigne sous le nom de *champ visuel* tout l'espace dans lequel la vue est possible sans que l'axe optique change de direction. Eh bien ! il importe au médecin consulté pour un affaiblissement de la vue, de bien connaître l'étendue du champ visuel, car chez quelques individus ce champ visuel se rétrécit tellement qu'il ne leur permet pas de se conduire seuls dans les rues, quoiqu'ils puissent encore distinguer de petits caractères d'imprimerie. Je n'oublierai pas de vous montrer comment on peut mesurer facilement l'étendue du champ visuel.

Il y a aussi d'autres altérations de ce champ visuel qui doivent fixer votre attention, ce sont des lacunes fixes ou mobiles, et certains phénomènes entoptiques qu'on y produit artificiellement, et qui nous expliquent plus d'un fait pathologique important.

Enfin, messieurs, il nous restera encore à rechercher si un œil a conservé sa sensibilité spéciale, son excitabilité par d'autres agents que la lumière, son pouvoir de distinguer les couleurs, etc. ; mais sur ce dernier point, j'aurai peu de choses à vous dire, car nos connaissances sont ici très-bornées.

Je viens de vous montrer à grands traits le chemin que je veux parcourir avec vous dans ces leçons, et après m'avoir vu tant insister sur la recherche des signes physiques, vous serez peut-être portés à croire que je borne là tout le diagnostic des maladies des yeux. Ce serait, messieurs, une grave erreur dont je veux tout de suite vous détromper. J'attache la plus grande importance à l'étude des signes que voit le médecin, et qu'on appelle objectifs ; je pense qu'à cet égard on ne saurait pousser trop loin l'analyse ; mais les signes qui nous sont fournis par le récit du malade, ceux qu'on sait tirer des commémoratifs, n'ont pas une importance moindre, et doivent appeler toute votre attention. S'il n'en est pas question dans ces leçons, c'est que je dois rester dans le programme que je me suis tracé : l'étude des méthodes d'exploration physique de l'œil, méthodes dont je ferai quatre groupes distincts et que j'étudierai successivement.

Le premier comprendra la recherche des signes objectifs à

la lumière naturelle, avec ou sans instruments d'optique destinés à venir en aide à l'œil du chirurgien.

Le second renfermera les différents moyens proposés pour étudier, à l'aide de la lumière artificielle et surtout par l'emploi de l'ophthalmoscope, les milieux et les membranes profondes de l'œil. J'exposerai alors très-brièvement les principales lésions que l'ophthalmoscope fait découvrir dans les yeux malades.

Dans le troisième groupe, je réunirai les procédés qu'on emploie pour s'assurer du degré de la sensibilité rétinienne, pour mesurer le champ visuel et apprécier ses troubles, pour reconnaître l'excitabilité de la rétine à d'autres agents que la lumière, et à ce propos je vous parlerai de la production des phosphènes. Enfin je vous dirai quelques mots du moyen de constater les troubles dus à une appréciation erronée des couleurs.

Dans le quatrième groupe de méthodes, je placerai tous les modes d'examen qui servent à déterminer le degré de la réfraction, l'étendue de l'accommodation de l'œil, et les troubles visuels qui résultent de tout état anomal de ces fonctions.

Comme je vais commencer une série de leçons sur une partie de la médecine qui est devenue chez nous et ailleurs ce qu'on nomme une spécialité, je dois vous dire en deux mots toute ma pensée sur les spécialités professionnelles. J'ai déjà, dans la presse médicale, exprimé plus d'une fois mon opinion à cet égard, mais je tiens à la rappeler au début de ces leçons. Il est juste de déclarer que les progrès accomplis en oculistique depuis une dizaine d'années sont dus à des physiologistes et à des médecins allemands qui ont fait de l'oculistique une spécialité scientifique, et personne n'est plus disposé que moi à proclamer l'importance des beaux travaux que nous devons à MM. Helmholtz, Donders, de Graefe et à d'autres qui ont donné une si vive impulsion aux recherches ophthalmoscopiques ; mais je persiste à croire que l'oculistique ne doit constituer une spécialité ni dans l'enseignement ni dans l'exercice professionnel. L'histoire des affections des yeux se rattache à la pathologie générale par tant de côtés, la scrofule, la syphilis, la diphthérite, la néphrite albumineuse, les affections cérébrales, les maladies du cœur, le diabète, etc., et beaucoup d'autres troubles généraux, qu'elle ne doit pas plus être isolée dans la médecine que l'étude ou la pratique des affections du cœur et d'autres organes importants. D'ailleurs ce que je soutiens ici ne peut avoir rien de blessant pour les hommes éminents qui ont contribué par leurs travaux aux progrès de l'ophthalmologie moderne, et montré par de délicates recherches combien leur esprit est apte à cultiver toutes les branches des études médicales.

Nous commencerons dans la prochaine leçon l'examen des différentes méthodes d'exploration physique de l'œil. Les unes sont d'une étude facile, et les autres exigent une très-minutieuse attention ; mais si, chemin faisant, nous rencontrons quelques questions laborieuses, vous vous rappellerez qu'en fait de science, il n'y a jamais de grandes choses sans de grandes difficultés.

LEÇONS

SUR

L'EXPLORATION DE L'ŒIL

PREMIÈRE LEÇON.

Division des procédés d'examen de l'œil. — Recherche des signes objectifs à l'aide de la lumière naturelle. — Examen des parties extérieures de l'œil (sourcil, cavité orbitaire, paupières, voies lacrymales). — Examen du globe de l'œil. — 1° Cornée (emploi de la loupe simple, de la loupe de Brücke, du prisme de Nicol). — 2° Conjonctive. — 3° Sclérotique. — 4° Iris (mydriatiques, antimydriatiques, orthoscope). — 5° Cristallin (cataracte, dépôts pigmentaires). — 6° Corps vitré (ramollissement, synchysis étincelant).

MESSIEURS,

Parmi les lésions de l'œil que le médecin est appelé à traiter, il en est un certain nombre qui n'exigent pas un examen détaillé, et dans lesquelles on découvre immédiatement le siége et la nature du mal. On y sépare facilement les désordres primitifs des troubles secondaires, et l'exploration de l'organe malade se réduit à peu de chose. Mais, le plus souvent, on n'arrive pas au diagnostic d'une façon aussi simple, et pour se faire une juste idée de la maladie qu'on observe, il est utile de procéder à un examen minutieux et méthodique; d'inspecter successivement l'état des membranes et des divers milieux de l'œil; de recourir à l'emploi de quelques instruments d'optique, et d'interroger

les principales propriétés physiologiques de l'œil. C'est en obser-
vant ainsi avec soin, que vous éviterez ces erreurs si funestes au
malade et à la réputation du chirurgien. Mais quels sont les procédés d'examen de l'œil qui peuvent nous conduire sûrement au
diagnostic? Déjà, dans ma leçon d'introduction, je vous les ai indiqués rapidement. Je vais aujourd'hui vous les rappeler en quelques mots avant d'entrer dans l'examen détaillé de chacun d'eux.

Il est possible, selon moi, de faire quatre groupes de ces
divers procédés d'exploration de l'œil malade.

Le premier comprend la recherche des signes objectifs à la
lumière naturelle, avec ou sans quelques instruments destinés à
venir en aide à l'œil du chirurgien.

Le second renferme les différents moyens proposés pour
examiner, par la lumière artificielle, les milieux et les membranes profondes de l'œil.

Le troisième est formé par les procédés qu'on emploie pour
s'assurer du degré de puissance de l'appareil sensitif.

Enfin, dans le quatrième, je place tous les modes d'examen
qui permettent de constater les troubles de la réfraction et de l'accommodation de l'œil.

Quand nous aurons passé en revue tous ces modes d'exploration ophthalmoscopique, nous aurons une idée suffisante des
immenses ressources dont le médecin dispose pour arriver, dans
le diagnostic des maladies des yeux, à une exactitude des plus
satisfaisantes. Il ne faut pas en conclure, messieurs, que chaque
malade examiné par un médecin, devra passer par toute la série
de ces épreuves ; les habitudes de la pratique indiquent facilement
dans quelle voie doit être conduite l'exploration du sujet à examiner.

Je vais d'abord vous indiquer, dans cette leçon, les principales
ressources de la méthode d'exploration de l'œil à la lumière naturelle ; je passerai rapidement sur les choses qui sont déjà bien
connues de vous, pour donner tous les développements nécessaires aux questions difficiles, fondamentales, qui sont seules
dignes de votre attention.

Très souvent le médecin consulté pour une affection des yeux

ne fait usage que de la lumière naturelle, et sans armer son œil
d'instruments d'optique, il peut arriver à la connaissance d'un
grand nombre de lésions. Mais pour cela il est bon de procéder
avec un certain ordre qui met souvent à l'abri d'oublis regret-
tables et facilite l'examen.

Je vous recommande d'abord de fermer momentanément l'œil
que vous ne regarderez pas, afin que l'œil observé n'obéisse pas
involontairement aux mouvements synergiques de son congénère.
Ceci fait, vous placerez le malade à examiner devant vous, dans
une chambre bien éclairée, en évitant toutefois le miroitement
qui se produit souvent à la surface de la cornée. Vous échap-
perez surtout à cet inconvénient en faisant tomber la lumière
obliquement sur l'œil du côté de la tempe. Il ne faut présenter l'œil à la lumière directe du jour que si l'on veut constater le degré de la sensibilité rétinienne, ou solliciter la
contraction de la pupille. Il est d'ailleurs certains cas d'ophthalmies scrofuleuses, où la sensibilité rétinienne est exagérée à un
point tel, que la lumière du jour est insupportable, et que
l'examen des membranes extérieures de l'œil est très douloureux ;
aussi, lorsqu'il s'agit d'enfants, est-on obligé de lutter avec eux
pour procéder à un examen convenable, et cette lutte est suivie
d'une congestion de l'œil, ce qui trompe sur le degré de la maladie. On peut dans ce cas examiner l'œil à travers des lames de
verre bleu ; on adoucit ainsi la lumière et l'exploration est rendue
plus supportable.

Le malade étant placé dans les conditions que je viens de vous
indiquer, il faut procéder à l'examen objectif de l'œil en suivant
l'ordre le plus commode, c'est-à-dire l'ordre anatomique. On
commencera par les parties extérieures de l'appareil de la vision,
dont les altérations sont souvent l'origine de lésions propres du
globe.

Vous devez examiner d'abord l'état du sourcil, en promenant
légèrement vos doigts sur cette région ; et vous vous assurerez
ainsi qu'il n'existe là ni tumeurs ni cicatrices. Vous savez que
des contusions dans la région sourcilière ont été la cause de
désordres graves du côté de l'œil, et vous ne devrez point

surtout oublier cette circonstance dans l'examen de certains
amaurotiques. Les doigts du chirurgien ne quitteront pas la
région du sourcil sans explorer par une pression un peu forte
l'orifice du trou sus-orbitaire : cet examen est utile dans
certaines congestions de l'œil qui appartiennent à la grande
catégorie des actions réflexes sur le système vasculaire. En
effet, vous serez quelquefois consultés par des individus qui se
plaignent d'ophthalmies intermittentes fort douloureuses, avec
élancements du côté du crâne ; dans l'intervalle des accès, l'œil
est à peine congestionné, et le diagnostic pourrait rester incer-
tain, si une pression un peu forte sur le trajet du nerf sus-orbitaire ne reproduisait les accidents sous le doigt du chirurgien,
comme pour lui montrer la nature de l'affection qu'il doit traiter.

La cavité orbitaire échappe en grande partie à l'exploration
du doigt ; toutefois le chirurgien ne devra pas négliger de s'assurer par le toucher de l'état de la base de cette cavité, surtout
lorsqu'il existera de l'exophthalmie, de la gêne dans les mouvements du globe, de la diplopie par suite d'un défaut d'harmonie
des axes optiques, troubles pouvant être produits par des tumeurs
de l'orbite.

Mais ce sont les paupières qui, dans les affections inflammatoires de l'œil, devront surtout fixer toute votre attention, car
ces voiles membraneux sont le point de départ d'un grand
nombre d'ophthalmies, parfois fort graves. L'inflammation est
d'abord localisée à la face interne des paupières, mais elle se
répand ensuite sur l'œil ; puis quand la phlegmasie oculaire rétrograde, la phlegmasie palpébrale persiste. Si vous ne la pour-
suivez pas jusque dans ses derniers retranchements, elle est
toujours prête à envahir le globe de l'œil, et devient l'origine
de récidives fréquentes d'une ophthalmie que vous avez com-
battue sans remonter à sa cause.

Vous devez, dans l'exploration des paupières, examiner successivement la *face externe*, la *fente palpébrale*, et enfin la *face
interne.*

Vous explorerez la face externe des paupières avec la pulpe du
doigt, et l'on découvre ainsi parfois de petits kystes qui viennent

frotter sur le globe oculaire et l'irriter. Ces kystes, que l'œil distingue à peine, ne doivent pas échapper au doigt du chirurgien, et comme ils ont pu passer inaperçus pour le malade, l'exploration digitale seule vous révélera leur présence et vous permettra de combattre efficacement l'ophthalmie secondaire pour laquelle on a réclamé vos soins.

La coloration et l'épaississement extérieur des paupières sont aussi des signes objectifs importants à noter. Dans l'ophthalmie purulente, par exemple, il y a un gonflement rapide des paupières qui permet presque de faire le diagnostic à distance. Lorsqu'il s'agit d'affections chroniques, la localisation du gonflement vous met encore sur la voie de la nature de la lésion ; en effet, si les paupières sont surtout rouges et épaissies vers leur bord libre, vous devez songer à une phlegmasie qui porte, soit sur les glandes de Meibomius, soit sur les organes sécréteurs des cils, et, dans ce dernier cas, outre l'épaississement du bord libre, se montrent très fréquemment de petites tumeurs furonculaires que je ne dois point oublier dans cette énumération. Le gonflement chronique du bord supérieur de la paupière indiquera au contraire la présence de granulations tenaces, épaisses, cause fréquente de désordres oculaires graves. En résumé, le siége et l'étendue du gonflement qui se développe à la face externe des paupières sont l'indice de quelques-uns des désordres dont je vous parle ici.

Après avoir examiné les paupières à leur face externe, vous engagerez le malade à les écarter l'une de l'autre. Vous serez alors quelquefois frappés d'une certaine inégalité dans le diamètre des deux fentes palpébrales ; cette circonstance n'échappe point en général aux mères soigneuses de la santé de leurs enfants, et l'on est assez souvent consulté parce que l'œil d'une jeune fille est, dit-on, plus petit que l'autre. Si vous examinez les yeux de vos malades avec cette méthode d'observation exacte que je vous recommande, cette circonstance ne vous échappera pas non plus et vous mettra sur la voie du diagnostic. Vous pourrez presque affirmer que l'enfant a eu, à une époque plus ou moins éloignée, quelque phlegmasie de l'œil dont vous retrouverez souvent les traces sous forme de granulations palpébrales. La cause de cette étroitesse dans la fente palpébrale est cette rétraction inflammatoire que Gerdy a si bien étudiée, et cette disposition ne s'efface que difficilement. Mais si vous ne pouvez guérir vos clientes, du moins pourrez-vous les consoler en leur rappelant que de fort belles statues de l'antiquité, la Vénus de Milo et la Pallas de Velletri, ont l'ouverture palpébrale plus grande à gauche qu'à droite.

Cette différence dans les deux fentes palpébrales, qu'il est facile de bien constater en faisant ouvrir largement les yeux, peut tenir à des obstacles mécaniques, comme je viens de vous le dire, ou bien encore à des obstacles paralytiques ou spasmodiques.

Enfin, à côté de l'impossibilité d'ouvrir largement les paupières, il faut placer les cas où l'occlusion en est impossible.

Le médecin qui se bornerait à examiner les paupières à l'extérieur, ferait, dans la majorité des cas d'ophthalmie, un diagnostic erroné ou incomplet ; aussi, quelle que soit la répugnance du malade ou de ses parents, doit-il, à l'exception des cas très simples, procéder à un examen complet de la face interne des paupières.

Pour la paupière inférieure, ce mode d'exploration est assez facile, il ne cause ni gêne au malade, ni difficultés au chirurgien ; car il suffit souvent d'abaisser cette membrane avec les doigts pour apercevoir toute sa face interne. Mais pour la paupière supérieure, l'exploration est plus difficile, exige beaucoup plus de soins, et est quelquefois fort douloureuse, si les tissus sont phlogosés, et surtout, disons-le ici en famille, si le chirurgien s'y prend avec maladresse. Le renversement des paupières est un mode d'examen des plus utiles, mais qui cependant n'est pratiqué, ni aussi bien, ni aussi souvent qu'il devrait l'être ; aussi cela excusera-t-il les quelques détails dans lesquels je vais entrer à ce sujet.

Pour renverser rapidement la paupière supérieure, il faut saisir doucement avec les doigts la peau du bord palpébral, et non les cils, comme le font quelques personnes ; puis écarter légèrement la paupière du globe pendant qu'avec un des autres doigts de la main, ou mieux avec l'ongle de l'indicateur de l'autre main, on presse de haut en bas sur le bord supérieur du cartilage tarse. Par suite du mouvement de bascule imprimé au cartilage, la paupière se renverse et sa face interne se trouve sous l'œil du chirurgien. Cette paupière supérieure ainsi renversée, on pourra déployer le cul-de-sac palpébral supérieur en pressant sur la face externe de la paupière avec une spatule. Quant au cul-de-sac inférieur, il se déploie bien en abaissant la paupière inférieure et en engageant le malade à regarder en haut. Vous pourrez constater ainsi à la face conjonctivale des paupières une injection anomale, des tumeurs, de l'œdème, mais surtout des granulations et des corps étrangers. Ces corps étrangers, qui ne se rencontraient autrefois que chez les ouvriers de certaines professions, se voient aujourd'hui plus fréquemment; et grâce aux chemins de fer, dont les locomotives projettent en l'air de petits corps solides de toute sorte, on les trouve assez souvent chez les individus des classes sociales qui ne se livrent point à de rudes travaux.

Vous devrez donc, messieurs, dans certains cas de kérato-conjonctivite rebelle, ne point négliger de mettre en pratique le renversement de la paupière supérieure.

Lorsque la paupière supérieure est relevée et qu'on écarte aussi la paupière inférieure du globe, on peut alors se bien rendre compte de l'état des cils qui, déviés ou implantés d'une façon anomale, amènent des désordres à la surface de la cornée sur laquelle ils frottent. Ces cils sont quelquefois d'une finesse extrême, et il est besoin de recourir à l'emploi d'une loupe pour les bien distinguer.

Il me reste, pour achever l'exploration des parties extérieures de l'œil, à vous indiquer ce qui se rapporte à l'examen des voies lacrymales. Les malades font souvent remarquer au chirurgien l'état de la sécrétion lacrymale, car c'est ce qui les frappe davantage. Ils racontent que l'œil est sec ou baigné de larmes, que la sécrétion lacrymale est diurne ou nocturne, périodique ou intermittente, etc. Après avoir recueilli ces données physiologiques, vous devrez interroger l'état des organes. La glande lacrymale ne peut guère être sentie à l'état normal, mais, devenue malade, elle déborde quelquefois la base de l'orbite. S'il y a une anomalie dans la circulation des larmes, vous ne devrez pas négliger l'examen des points lacrymaux ; leur ouverture peut être béante ou rétrécie, fendillée ou ulcérée, bouchée par des végétations, située dans une position normale ou déviée. L'état du sac lacrymal est encore des plus importants à connaître ; la peau qui le recouvre est quelquefois rouge, percée de trous, et alors il est facile de prévoir qu'il s'agit là de quelque fistule lacrymale ; mais dans d'autres cas cette région du sac est seulement soulevée par une collection liquide, et si l'on presse méthodiquement sur ce sac, on évacue ce liquide, soit par le canal nasal, soit par les points lacrymaux, soit par ces deux voies simultanément. Enfin, l'examen des voies lacrymales serait incomplet si l'on ne recherchait pas dans quel état se trouvent les narines, et si l'on ne faisait pas avec les stylets fins et la seringue d'Anel une exploration directe du canal nasal. Je me borne à signaler ici ce mode d'exploration dont le manuel opératoire se trouve dans tous les traités de chirurgie.

Messieurs, je ne vous ai jusqu'ici entretenu que des lésions de parties extérieures au globe oculaire, mais cet examen minutieux était commandé par la grande influence que ces lésions exercent sur les maladies propres de ce globe. Je vais maintenant aborder l'exploration de l'œil même, et commencer par celle de la cornée. Cette membrane est transparente, d'un brillant poli, d'une courbure à peu près sphérique, sensible et lubrifiée par les larmes ; c'est sur ces diverses qualités de la cornée que devront porter vos recherches.

La transparence de la cornée est souvent altérée par des cicatrices, des exsudats, des corps étrangers métalliques, des grains de poudre, des vaisseaux. De plus il se fait, à partir de cinquante ans, des changements remarquables dans sa teinte ; cette membrane devient sèche, et s'infiltre à sa circonférence de granulations graisseuses, blanchâtres. Cette infiltration, marquée tantôt en haut et en bas de la cornée, tantôt tout autour de cette membrane, ne saurait être prise aujourd'hui pour une lésion sérieuse. L'éclat de la surface de la cornée est souvent détruit dans cette forme de kératite qu'on désigne sous le nom de *pointillée*, et qui est l'expression d'une altération constitutionnelle grave ; des ulcérations altèrent également le poli de cette membrane. La cornée peut être sèche, et alors votre attention devra surtout être dirigée du côté des voies lacrymales. La sensibilité excessive dont elle jouit peut disparaître dans certaines affections, comme le glaucome par exemple, et l'on peut promener à la surface de cette membrane des corps étrangers, sans que le malade accuse de douleur et même sans qu'il en ait conscience, si la vision est abolie.

La courbure de la cornée paraît être, d'après les calculs d'Helmholtz, un ellipsoïde de révolution, mais elle peut être considérée comme un segment de sphère. Or cette courbure peut être exagérée, et quelquefois à un point tel, que l'on constate facilement cette déformation : il en est ainsi lorsque la cornée présente cette disposition à laquelle on a donné le nom de *conicité pellucide* (fig. 1). J'ai vu récemment un malade qui se plaignait de troubles visuels considérables, mal définis, et qui, à cet effet, avait reçu les conseils de quelques oculistes. On

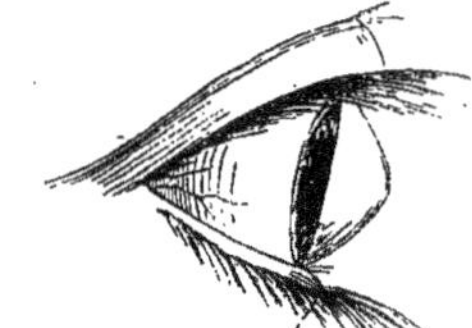

Fig. 1. — Conicité pellucide de la cornée.

avait diagnostiqué une amaurose, même une cataracte, et cependant il était impossible de trouver aucune altération du cristallin ni des membranes profondes. Or tous ces troubles oculaires avaient pour cause une déformation de la cornée, qui, d'un côté, avait la forme d'un tétraèdre bien prononcé, et de l'autre, commençait à subir la même déformation. Aucun fait n'était, par ces différents degrés de la lésion, plus apte à montrer l'importance d'un examen approfondi de la courbure de la cornée. Si quelque déformation de cette courbure existe à un faible degré, on peut la rendre évidente en examinant attentivement la grandeur de l'image que forme un objet quelconque, les barreaux d'une fenêtre par exemple, alternativement sur l'œil droit et sur l'œil gauche. Cette expérience, qu'on peut ainsi pratiquer à la lumière naturelle, se fait encore mieux à la lumière artificielle, en cherchant à réfléchir à la surface de la cornée l'image d'une flamme.

La cornée, en effet, est un miroir convexe derrière lequel est placé un écran sombre, l'iris ; et vous savez que les miroirs convexes donnent une image virtuelle, droite et diminuée d'un objet placé devant eux, image qui est d'autant plus petite et d'autant plus rapprochée du foyer principal, que l'objet est lui-même plus éloigné du miroir (1). Pour comparer les courbures des deux cornées, vous placerez donc un même objet alternativement devant chacun des yeux et à la même distance, puis vous comparerez la grandeur des images réfléchies à la surface de la cornée. La grandeur de l'image d'un objet placé à égale distance de deux miroirs étant en relation directe avec le rayon de courbure de ces miroirs, s'il existe des différences dans les deux images,

(1) Les questions du genre de celle-ci reviennent si souvent dans le cours de ces leçons, que je crois devoir résumer ici tour à tour, sous forme de notes, les règles de la formation des images dans les miroirs et dans les lentilles.

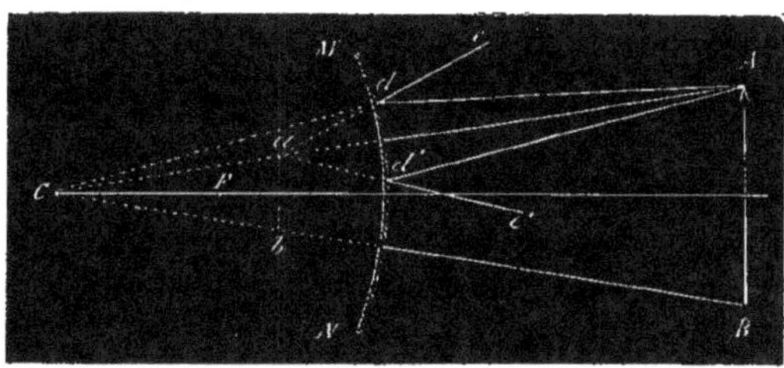

FIG. 2.

Théorie des miroirs convexes. — Soient un objet AB placé devant un miroir convexe MN, à une distance quelconque, et C le foyer principal de ce miroir. Si l'on tire les axes secondaires AC et BC, comme tous les rayons lumineux émanés du point A seront rendus divergents par leur réflexion *de* et *d'e'* sur le miroir, leurs prolongements se réuniront sur l'axe secondaire en un point *a*, où ils formeront un foyer virtuel, c'est-à-dire que l'œil qui les recevra, éprouvera la même impression que s'ils étaient émis du point *a* : le point *a* est donc l'image virtuelle du point A. Les rayons lumineux émanés du point B formeront également un foyer virtuel sur un point de l'axe BC, en *b* ; on pourrait faire le même raisonnement pour chacun des points de l'objet AB, et l'on aura ainsi une image droite virtuelle *ab* de l'objet AB, et plus petite que celui-ci. Le point C étant le foyer des rayons lumineux venant de l'infini, plus l'objet AB sera éloigné du miroir, moins l'angle formé par les axes secondaires AC et BC sera grand, et par conséquent moins sera grande l'image de l'objet, puisqu'elle est comprise entre ces deux axes secondaires.

vous concluerez à l'inégalité de courbure des cornées, et la plus grande courbure sera du côté de l'image la plus grande. Vous rechercherez encore s'il n'existe pas des brisures dans l'image, et pour cela vous la regarderez sur différents points de la cornée, en conseillant au malade de mouvoir légèrement l'œil.: les brisures dans l'image seraient l'indice d'une déformation irrégulière de la cornée.

Jusqu'alors le chirurgien n'a armé son œil d'aucun instrument qui pût lui faciliter l'examen, mais il est des cas dans lesquels ce mode d'exploration est insuffisant. L'instrument le plus simple dont on puisse se servir pour rendre évidents certains détails qui échappent à l'examen à l'œil nu, est celui que vous connaissez tous sous le nom de loupe. La loupe simple nous permet d'observer, mieux que l'œil nu, la surface de la cornée, mais elle n'augmente guère les images, et oblige le chirurgien à se rapprocher beaucoup de l'œil du malade, s'il veut obtenir le plus fort grossissement (1). Il fallait construire un instrument qui réunît deux conditions : 1° donner un grossissement plus consi-

(1) *Théorie de la loupe.* — Soient une lentille biconvexe M et un objet AB placé entre cette lentille et son foyer principal F. Si l'on tire l'axe secondaire OA du point A, O étant le centre optique de la lentille, tout rayon AC, après s'être réfracté

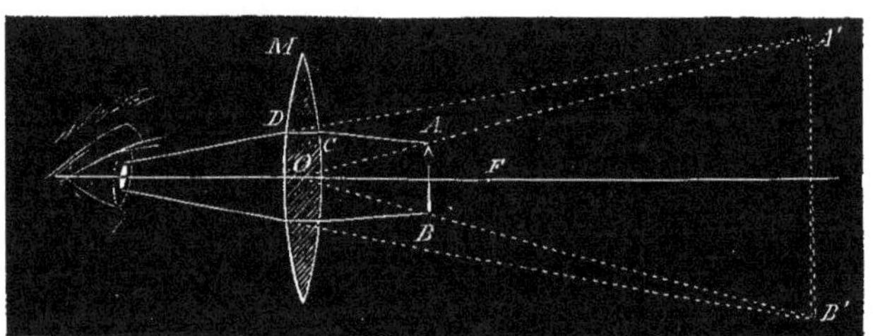

Fig. 3.

deux fois en C et en D, sort divergent par rapport à cet axe, puisque le point A est placé à une distance moindre que la distance focale. Ce rayon prolongé en sens contraire de sa direction va alors couper l'axe OA en un point A′ qui est le foyer virtuel du point A. En menant l'axe secondaire du point B, on trouve de même que le foyer virtuel de ce point se forme en B′. On a donc en A′B′ une image droite, virtuelle et plus grande de l'objet AB, et l'œil situé sur l'axe principal de la lentille, de façon à recevoir à travers celle-ci les rayons lumineux émanés de l'objet AB, éprouvera la même impression que s'ils étaient émis des points A′B′.

dérable ; 2° posséder un plus long foyer que la loupe simple, de
façon qu'on ne fût pas obligé de trop se rapprocher de l'œil du
malade. La loupe qui porte le nom de *loupe de Brücke* satisfait à
ces conditions, aussi son usage est-il très répandu en ophthalmologie. Elle est composée, comme la lunette de Galilée, d'un objectif
convexe achromatique et d'un oculaire concave aussi achromatique réunis dans deux tubes de cuivre qui glissent l'un sur
l'autre ; elle donne un grossissement de trois à huit fois. Je vais
essayer de vous en faire rapidement comprendre le mécanisme
(fig. 4), car elle est appelée à nous rendre de grands services.
Soient M l'objectif convergent et R l'oculaire divergent de cette
loupe composée. L'objet étant représenté par la droite AB, son

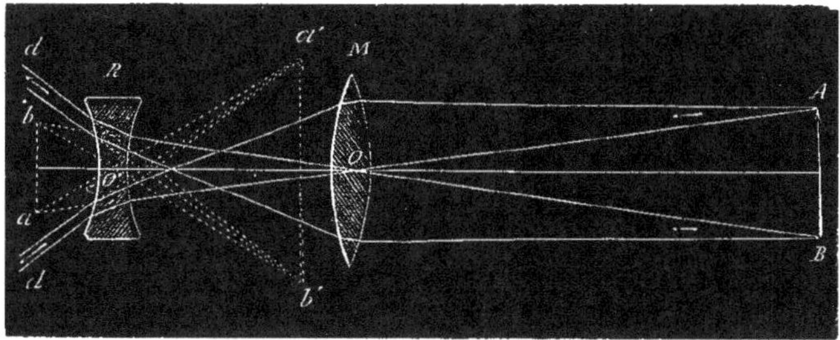

FIG. 4.

image tend à aller se former en *ba*, renversée, réelle et plus
petite ; mais en traversant l'oculaire R, les rayons émis des points
A et B se réfractent en s'écartant respectivement des axes secondaires *b*O' et *a*O qui correspondent aux points *b* et *a* de l'image.
Il en résulte que ces rayons prolongés en sens contraire de leur
direction vont concourir sur ces axes en *a'* et *b'*, et l'œil qui les
reçoit voit donc en *a'b'* une image droite et amplifiée. L'objet
AB ne devant plus être placé entre la lentille M et son foyer
principal, mais à une distance plus éloignée, la loupe de Brücke
ne forcera pas le chirurgien, comme la loupe simple, à se tenir
très rapproché du malade pour l'examen de son œil, et donnera
en outre un grossissement plus considérable. La loupe de Brücke
au maximun de grossissement est écartée de l'œil de 7 centimètres, et de 8 à 9 pour le minimum.

On est quelquefois gêné dans l'examen de la cornée, et surtout dans celui des parties sous-jacentes, par le miroitement qui
se fait à là surface de cette membrane. Ce miroitement sur des
surfaces brillantes empêche de bien voir certains détails, et c'est
dans le but de parer à cet inconvénient, qu'on a songé à placer
derrière une lentille à grand foyer un prisme de Nicol qu'on peut
faire tourner sur son axe, de façon à pouvoir suivre les différents
plans des rayons lumineux polarisés par la cornée. On voit ainsi
dépourvues de miroitement la surface cornéenne et celle de
l'iris. Cet instrument présente quelque analogie avec une lunette
qu'Arago avait fait construire pour distinguer les récifs sous-
marins que cache quelquefois le miroitement de la surface de
l'eau. Si l'on regarde, en effet, à travers une tourmaline ou
un prisme de Nicol, dont la section principale est verticale, la
surface de l'eau qui miroite, les rayons réfléchis par l'eau sont
éteints, et les rayons réfractés venant de l'écueil arrivent seuls à
l'œil de l'observateur.

L'examen de la conjonctive n'offre pas autant de difficultés
que celui de la cornée, et vous constaterez facilement toutes les
lésions dont cette membrane peut être le siége. Sur la sclérotique, vous rechercherez la présence de saillies staphylomateuses, l'amincissement qui donne une teinte bleuâtre au point
où il existe, et enfin l'état des vaisseaux. C'est en faisant tourner
le globe oculaire dans différents sens, que vous apercevrez bien
ces déformations de la sclérotique, et par elles vous comprendrez
les anomalies dans la forme générale de l'œil. Ainsi on découvre
des allongements antéro-postérieurs ou des élargissements laté-
raux du globe. Dans le premier cas, l'allongement s'accompagne
d'un renflement qui porte, tantôt sur la moitié antérieure, tantôt
sur la moitié postérieure de l'œil.

L'amincissement de la sclérotique est quelquefois si considérable, que là où la choroïde est peu pigmentée, on comprend
facilement la possibilité de répéter une belle expérience que
Volkmann fit sur l'œil d'un enfant très blond. Il lui ordonna de
diriger fortement l'œil en dehors, de façon à faire largement
saillir la sclérotique à l'angle interne. Un corps lumineux fut

placé à la partie externe du champ visuel, de façon que les rayons qu'il envoyait vers l'œil y pénétrassent en rasant la face postérieure de l'iris. Ils arrivèrent ainsi sur la partie interne de la rétine, et y firent une image lumineuse qui fut nettement vue à travers la sclérotique transparente. Quand cette membrane est très amincie, on peut facilement répéter l'expérience de Volkmann.

Pendant fort longtemps les oculistes n'ont pas été au delà dans leur examen de l'œil, cependant l'exploration à la lumière naturelle nous permet de constater des lésions situées plus profondément. Vous examinerez d'abord la chambre antérieure, qui doit former au-devant de l'iris une vésicule transparente, mais c'est surtout l'état du diaphragme irien et de la pupille qui devra appeler toute votre attention. La première chose que vous devrez étudier dans l'iris, c'est sa coloration; ordinairement elle est identique des deux côtés, mais quelquefois elle n'est pas la même pour chaque œil, et c'est à cette anomalie qu'on a donné le nom d'yeux *vairons*. Très souvent on trouve sur des iris parfaitement normaux des taches couleur de rouille d'un brun foncé, et si foncé même, que, dans quelques cas, elles ont pu faire croire à l'existence de pupilles supplémentaires, mais ce n'est pas là une condition pathologique. Certaines affections de l'œil s'annoncent par des changements dans la teinte de l'iris et par la perte de son velouté. Cette décoloration se montre souvent à la suite des altérations profondes de l'organe : ainsi, dans le glaucome à forme chronique, vous verrez l'iris se décolorer peu à peu, à mesure qu'augmentera la pression à l'intérieur du corps vitré. Ce sont d'abord certains points de la membrane qui perdent leur coloration normale; le pigment de la partie postérieure de l'iris disparaît et les vaisseaux s'effacent en ces points, où le tissu est d'une minceur extrême; puis, peu à peu ces altérations gagnent toute la surface de l'iris. Il y a donc un véritable intérêt à bien connaître la coloration normale de l'iris, et ses altérations qui marquent le développement de la maladie.

Après vous être bien rendu compte de la coloration de l'iris, il vous reste à examiner l'état du bord libre et de la pupille. Le bord libre de l'iris pourra être poussé en avant, soit par suite d'adhérences avec la cornée, soit par un excès de pression intra-oculaire ; ou bien au contraire être rétracté et former comme le rebord d'un infundibulum dont le sommet se perd plus ou moins loin en arrière : cette dernière disposition indique en général une atrophie du cristallin avec diminution de volume du corps vitré. Ainsi, dans les anciennes affections profondes de l'œil, choroïdites ou glaucomes, lorsque les milieux prérétiniens ont subi une certaine atrophie, on observe cet infundibulum de l'iris, et c'est toujours là un signe de très mauvais augure.

Les anciens oculistes exploraient avec un très grand soin l'état de la pupille, et l'intégrité de ses mouvements de dilatation et de resserrement était considérée par eux comme un signe pronostique favorable dans les affections profondes de l'œil. Aujourd'hui, tout en tenant compte de la conservation ou de la perte de la contractilité de l'iris, nous n'y attachons pas la même importance, parce que nous avons de meilleurs moyens de diagnostic, et que nous constatons chaque jour sur des aveugles incurables l'intégrité des mouvements pupillaires.

Le diamètre de la pupille varie, du reste, dans différentes conditions normales qu'il est utile de connaître. Chez les jeunes gens, elle est notablement plus grande que chez les adultes ; et chez ces derniers, son diamètre est en moyenne de $6^{mm},2$; son maximum atteint 7 à 8 millimètres et son minimum descend à 2 millimètres. La dimension de la pupille varie aussi suivant les mouvements du globe oculaire : ainsi la pupille se rétrécit quand les axes optiques sont convergents, comme dans la vision d'un objet rapproché, tandis qu'elle se dilate lorsqu'on regarde au loin. Cette différence dans le diamètre de la pupille est due sans doute à l'inégalité de sensibilité des différents points de la rétine. La contraction de la pupille, en effet, n'est qu'un phénomène réflexe consécutif à l'excitation rétinienne. Lorsque les axes optiques convergent pour regarder un objet rapproché, la lumière suit l'axe antéro-postérieur de l'œil et tombe sur la partie centrale de la rétine ; lorsqu'au contraire l'œil regarde en dehors, la lumière arrive sur sa périphérie : or, comme la sensibilité de la rétine va en diminuant du centre à la périphérie, il s'ensuit que la sensation lumineuse sera plus intense dans le premier cas que dans le second, et il en sera de même de la contraction pupillaire, phénomène réflexe qui en est la conséquence. Cette variation dans le diamètre de la pupille, suivant que l'œil regarde en dedans ou en dehors, nous enseigne, dans les cas de mydriase monoculaire, de comparer l'état des pupilles dans une direction similaire des axes optiques. Durant ces mouvements alternatifs du globe en dedans et en dehors, vous rechercherez si l'iris n'éprouve pas une sorte de flottement, qui indique toujours un ramollissement du corps vitré.

Vous devrez vous assurer de la forme circulaire de la pupille : toute altération notable dans cette forme est l'expression d'un trouble ancien ou récent, sans rien indiquer toutefois concernant la nature de ce trouble ; car les changements dans la forme de la pupille ne répondent pas à des formes bien déterminées de l'iritis, ainsi que Beer l'avait supposé. Personne, en effet, ne croit plus aujourd'hui que la pupille soit allongée verticalement dans l'iritis syphilitique, et oblique dans l'iritis de nature rhumatismale.

Le bord pupillaire pourra vous paraître inégal, rugueux, et présenter des filaments membraneux avec une extrémité libre, comme de petites végétations, ou s'étendant à la manière d'une diagonale d'un point du bord pupillaire vers un autre point.

La coloration de la pupille n'est pas toujours la même sur des yeux normaux d'ailleurs, et vous devrez vous rappeler, pour ne pas commettre d'erreur, que cette coloration varie aux différents âges : ainsi elle est noire chez les enfants, et d'un jaune verdâtre un peu ambré chez les vieillards. Dans des conditions pathologiques, la pupille varie aussi beaucoup de couleur : ainsi elle pourra être blanche comme dans la cataracte, verdâtre comme dans le glaucome, et enfin chatoyante, ainsi qu'on l'observe dans l'encéphaloïde des parties profondes du globe de l'œil.

Lorsqu'il existe une inégalité très marquée dans la dilatation des pupilles, on la distingue nettement ; mais dans les cas où cette inégalité est moins prononcée, il faut la rechercher exactement par différents procédés. Ainsi on peut, comme Olbers l'a indiqué, mesurer avec un compas l'étendue de la pupille sur un miroir plan où se fait l'image de l'œil observé. Un moyen plus rapide et peut-être plus exact consiste tout simplement à placer près de l'œil malade une petite feuille de carton blanc, sur laquelle sont représentés des cercles noirs (fig. 5) dont le diamètre croît graduellement depuis 2 jusqu'à 8 ou 10 millimètres; on

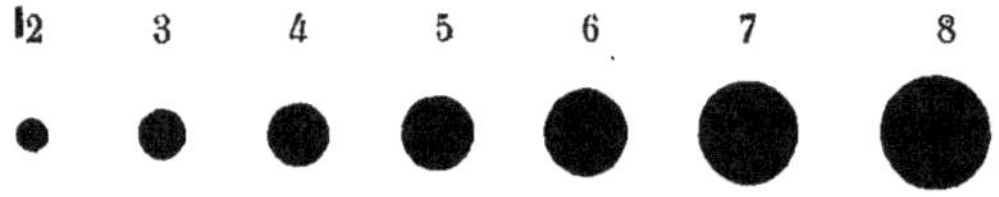

FIG. 5. — Échelle des pupilles.

trouve alors sur-le-champ, par comparaison de la pupille observée avec l'un des disques noirs, le cercle qui offre le même diamètre que la pupille. Cette série de dessins, qu'on peut construire sur le modèle de la filière qui sert à mesurer le diamètre des sondes et des bougies, est véritablement fort commode. Enfin voici un petit instrument qui permet une mesure encore plus exacte : c'est un disque de verre sur lequel ont été gravées des divisions micrométriques; il est supporté par un manche, et en plaçant ce micromètre devant la pupille, on mesure facilement le diamètre de cette ouverture.

Après avoir ainsi étudié les propriétés physiques de l'iris, vous interrogerez ses propriétés physiologiques, et vous vous assurerez du degré de vivacité de la contraction pupillaire. Vous examinerez tour à tour et comparativement l'état des pupilles, en ayant soin de tenir fermé l'œil qui n'est pas l'objet de votre observation. On s'assure de la contractilité de l'iris en fermant l'œil observé, puis en l'ouvrant brusquement; comme je vous l'ai dit plus haut, l'impression subite de la lumière sur la rétine détermine par action réflexe la contraction de l'iris : on note, en agissant ainsi, le degré et la rapidité du resserrement de la pupille.

Vous avez exploré la contractilité de l'iris; il vous reste, pour achever l'examen de cette membrane, à provoquer sa dilatation artificielle. Pour arriver à ce but, vous devez avoir recours à l'emploi de certains médicaments auxquels on a donné le nom de *mydriatiques*. Les principaux mydriatiques sont la belladone, le datura stramonium et la jusquiame. On peut les employer en infu-

sion des feuilles ou en extrait, ou mieux encore se servir d'une
solution de leurs alcaloïdes dont on instille quelques gouttes dans
l'œil. La belladone est le mydriatique par excellence, dont l'usage
est le plus répandu et l'effet le plus sûr. On se sert, soit d'extrait
de belladone délayé dans l'eau, soit d'une solution de sulfate
neutre d'atropine. Il est préférable d'employer cette solution de
l'alcaloïde; on obtient ainsi plus rapidement la dilatation de la
pupille, et le malade ne ressent ni irritation, ni chaleur dans
l'œil, légers accidents qu'on observe lorsqu'on fait usage d'extrait
de belladone. Nous savons, en effet, que cet extrait n'agit qu'en
arrivant à la surface de la cornée, où il est absorbé, et alors il y
produit la sensation d'une petite cuisson. Il en résulte dans les
membranes de l'œil un léger degré de congestion qui pourrait
induire en erreur dans l'examen.

Suivant le but qu'on se propose, on se sert de solutions
faibles ou de solutions fortes de sulfate d'atropine. Les solutions
fortes ne doivent pas être employées lorsqu'on veut produire
seulement la dilatation de la pupille pour un simple examen
ophthalmoscopique; elles dépassent le but qu'on se propose,
et paralysent le muscle ciliaire, qui, comme j'aurai l'occasion
de vous le dire plus tard, est l'agent de l'accommodation de l'œil
pour la vision distincte des objets rapprochés. Cette paralysie
persiste pendant plusieurs jours, suivant la force de la solution, et
détermine, durant cet intervalle de temps, des troubles de la vision
rapprochée. Il vaudra mieux produire la dilatation artificielle de
la pupille en laissant autant que possible au muscle ciliaire son intégrité d'action, et à cet effet employer des solutions faibles de sulfate d'atropine. Mais que doit-on entendre par solution faible?

On emploie souvent sous ce titre la solution suivante :

Eau....................... 30 grammes.
Sulfate neutre d'atropine... 0^{gr},10.

Mais ce n'est pas là une solution faible, et, frappé de ses inconvénients, j'ai employé la solution ci-dessous :

Eau....................... 30 grammes.
Sulfate neutre d'atropine... 0^{gr},01.

et j'ai obtenu encore avec ce collyre, malgré sa faiblesse, une dilatation rapide de la pupille. J'ai voulu pousser l'expérience plus loin, et déterminer quelle dose de sulfate d'atropine était suffisante pour produire la mydriase, et j'ai employé successivement les solutions suivantes :

$$\text{Eau} \dots\dots\dots\dots\dots \quad 100 \text{ grammes.}$$
$$\text{Sulfate d'atropine} \dots\dots\dots \quad 0^{gr},01.$$

puis

$$\text{Eau} \dots\dots\dots\dots\dots \quad 250 \text{ grammes.}$$
$$\text{Sulfate d'atropine} \dots\dots\dots \quad 0^{gr},01.$$

et enfin

$$\text{Eau} \dots\dots\dots\dots\dots \quad 500 \text{ grammes.}$$
$$\text{Sulfate d'atropine} \dots\dots\dots \quad 0^{gr},01.$$

Avec cette dernière solution, on obtient encore la dilatation de la pupille une heure environ après l'instillation de quelques gouttes de ce collyre dans l'œil; mais cet effet, qui se produit, il est vrai, un peu lentement, a le grand avantage de n'avoir qu'une très courte durée et de disparaître au bout de quelques heures sans être accompagné de troubles de la vision rapprochée. Il résulte donc de ces expériences qu'il suffit de doses infiniment petites de sulfate d'atropine pour produire la mydriase : c'est ce que le calcul suivant vous permettra de mieux apprécier encore. Si 500 grammes d'eau contiennent 1 centigramme de sulfate d'atropine, 1 gramme en contiendra 500 fois moins; 1 centigramme, 100 fois moins encore, c'est-à-dire $\frac{1}{5000000}$. Une goutte d'eau qui est de 5 centigrammes contient donc $\frac{5}{5000000}$ ou $\frac{1}{1000000}$. Comme vous instillez dans l'œil de votre malade quelques gouttes du collyre, en admettant que tout soit absorbé, il vous suffira de 8 ou 10 millionièmes de centigramme de sulfate d'atropine pour produire la mydriase. Ce sont là des fractions à remplir de joie le cœur d'un homœopathe; mais tandis que dans l'hypothèse hahnemanienne, on prétend voir grandir l'action du médicament à mesure qu'on en diminue les doses, ici on voit cette action s'affaiblir peu à peu à mesure que les doses se fractionnent. Je vous engage

donc, messieurs, à employer une solution faible de sulfate d'atropine pour produire la dilatation pupillaire ; et quand je dis solution faible, c'est à peu près la solution suivante :

> Eau.................... 100 grammes.
> Sulfate neutre d'atropine... $0^{gr},01$.

solution dont l'instillation de quelques gouttes dans l'œil produira, en dix minutes environ, une dilatation pupillaire convenable, et dont l'action cessera dans la journée, sans que l'accommodation de l'œil ait été sensiblement troublée. Du reste, vous
varierez la dose de la solution suivant les individus ; car on a
constaté que l'influence de la belladone se fait mieux sentir chez
les sujets jeunes, dont les cornées sont très absorbantes, que chez
les vieillards dont les cornées sèches se prêtent moins bien à
l'absorption. Mais je vous le répète même chez ces derniers,
vous pouvez n'élever que très peu la dose de sulfate d'atropine,
car au cas contraire vous produirez des troubles de la vue et une
certaine gêne dont le malade vous rendra responsable.

On a eu, en Angleterre, l'idée de substituer aux solutions
aqueuses d'atropine un papier atropiné. A cet effet, on trempe
dans une solution de sulfate d'atropine du papier de soie, on le
laisse sécher, et l'on s'en sert ensuite pour produire la mydriase.
J'ai également essayé ce mode d'application de l'atropine, et il
est vraiment fort commode. Voici, messieurs, une feuille de
papier de soie rectangulaire, de la grandeur de la paume de la
main, elle a été trempée dans une solution de sulfate d'atropine,
qu'on a ensuite laissé évaporer ; l'analyse d'une autre feuille de
la même grandeur a montré qu'elle contenait 1 centigramme de
sulfate d'atropine. Pour produire la mydriase, vous coupez un
petit carré de ce papier, de 1 à 2 millimètres, et, abaissant la paupière inférieure, vous le déposez sur sa face interne ; cette application est à peine suivie pendant quelques instants seulement
d'un léger picotement très supportable. Aussitôt que la dilatation
pupillaire est produite, ce qui a lieu rapidement, vous retirez
le papier. Comme celui-ci n'est pas toujours facile à retrouver

alors qu'il est imbibé par les larmes, et qu'il s'est exactement appliqué sur la conjonctive, je l'ai fait colorer légèrement en vert, à l'aide d'une matière colorante végétale, et on le distingue alors facilement dans le cul-de-sac conjonctival. C'est un pharmacien anglais qui, le premier, eut l'idée de fabriquer du papier atropiné; aussi n'est-ce pas sans un certain étonnement que j'ai récemment vu un industriel français prendre un brevet pour ce genre de papier, et pour d'autres *collyres secs* de la même espèce au sulfate de zinc, etc. Ces *collyres* brevetés sont régulièrement divisés par de petites raies noires en centimètres carrés, qui contiennent un milligramme de sulfate neutre d'atropine; puis chaque centimètre carré est à son tour divisé en dix losanges qui renferment chacun un dixième de milligramme. Ce luxe de divisions mathématiques est sans importance, car l'à-peu-près suffit en ces choses-là.

Puisque nous insistons ici sur l'influence des mydriatiques, il n'est pas sans intérêt de mentionner quelques résultats d'expériences faites par Zehender, car ils peuvent nous faire éviter des erreurs dans l'exacte détermination du diamètre relatif des deux pupilles. Ce médecin, ayant produit une mydriase artificielle par l'instillation, dans l'un des yeux, de quelques gouttes de la solution suivante :

Eau. . . . . 250 grammes.
Sulfate neutre d'atropine... $0^{gr},05$.

mesura ensuite avec un compas, ainsi que je vous le disais tout à l'heure, la dimension des deux pupilles, et il constata qu'il se produisait dans ces deux pupilles des changements, mais en sens inverse. Le maximum de dilatation belladonique était survenu au bout d'une heure et s'était maintenu pendant quatre heures; mais à mesure que la pupille, du côté où avait eu lieu l'instillation du collyre, se dilatait, l'autre se rétrécissait, et au bout d'une heure le diamètre de cette dernière était réduit de 0,17″ qu'il était d'abord, à 0,12″. Ce médecin a encore constaté, les jours suivants, que l'action de l'atropine avait son maximum de dilatation le matin, mais qu'à mesure que le sujet exerçait sa vision, la dilatation disparaissait, et au bout de quelques heures les deux pupilles présentaient le même diamètre.

Les inconvénients des mydriatiques, employés généralement à dose trop forte, ont donné l'idée de rechercher s'il n'existerait pas une substance qui pourrait contre-balancer leur action, produire le rétrécissement de la pupille, et rendre ainsi à la pupille dilatée par la belladone son diamètre normal. Les tentatives faites dans ce but ont été généralement infructueuses. Cependant l'opium qui, pris à l'intérieur, amène une très notable constriction de la pupille, paraît avoir aussi en topique une action réelle sur la mydriase. Vous devrez vous servir, dans ce cas, d'extrait gommeux d'opium sous la forme du collyre suivant :

> Extrait gommeux d'opium....   1
> Eau...   30
> Glycérine   4

Filtrez.

En faisant usage, plusieurs fois par jour, de ce collyre opiacé, soit en instillations dans l'œil, soit en applications sur les paupières, vous diminuerez dans une certaine mesure la durée, quelquefois trop longue, de la mydriase artificielle.

Les mydriatiques administrés à l'intérieur produisent les mêmes effets sur la pupille que lorsqu'ils sont employés localement, mais aucun médecin ne songera à faire prendre l'atropine ou la daturine à l'intérieur pour obtenir la mydriase dont nous avons besoin ici.

Avant de terminer ce qui a rapport à l'exploration de l'iris à la lumière naturelle, je dois vous mentionner un mode d'examen qui permet d'avoir une vue de profil parfaitement exacte de la chambre antérieure, et d'apprécier les rapports réciproques de l'iris, de la cornée et de la capsule antérieure du cristallin. Ce procédé, qui peut exceptionnellement rendre des services, consiste dans l'exploration de l'œil sous l'eau, et se pratique à l'aide d'appareils auxquels on a donné le nom d'*orthoscopes*. L'orthoscope de Czermak (1), que je vous montre ici (fig. 6), con-

____

(1) *Prager Vierteljahrschrift*, 1851, vol. XXXII.

siste en une petite cage de verre et de métal, coupée sur une de
ses faces. Sur deux lames métalliques *acf* et *fgh* sont fixées
deux autres lames de verre *b*, *d*, rectangulaires, très exactement
ajustées entre elles et avec les lames mé-
talliques. Le bord métallique est sinueux,
de façon à suivre la courbe du bord inférieur de la cavité orbitaire et à se mouler
assez exactement sur la face ; d'ailleurs à
l'aide de cire ou de mie de pain, on comble
les vides qui existent entre les téguments
et le bord de l'instrument. La lame métal-

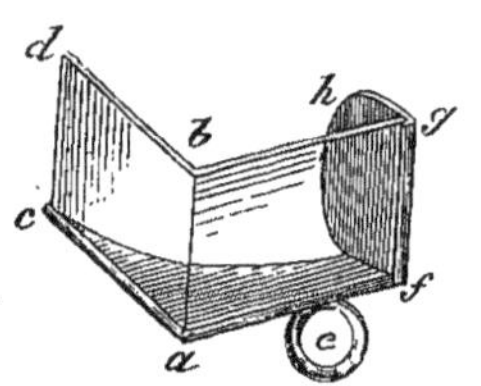

FIG. 6. — Orthoscope
de Czermak.

lique, placée horizontalement au-devant de l'œil, forme le fond
d'une sorte de cuvette qu'on remplit d'eau à 23 ou 26 degrés
Réaumur ; on examine le globe oculaire, ainsi plongé dans le
liquide, par les lames de verre situées à la partie externe, et
en avant de l'instrument. La cornée normale, vue par le côté
externe de l'orthoscope, apparaît alors comme une vésicule glo-
buleuse, transparente, et l'iris comme un diaphragme légèrement
bombé en avant. Ce mode d'examen de l'œil permet d'apprécier
avec une grande exactitude la position de l'iris, les adhérences
de son bord pupillaire à la capsule antérieure du cristallin,
l'étendue de la chambre antérieure et les dépôts qui peuvent s'y
former ; mais c'est, je vous l'ai déjà dit, un mode d'examen très
exceptionnel.

Il ne nous reste maintenant que peu de choses à voir à la lumière naturelle. Nous distinguons derrière la pupille un espace
noir chez les enfants et les adultes, mais offrant une teinte ambrée
chez les vieillards, et cela d'autant plus que le sujet est plus avancé
en âge. Vous pourrez quelquefois apercevoir derrière l'iris des
taches brunes ou un cercle noirâtre dû à de petits dépôts de
pigment sur la face antérieure du cristallin, surtout si vous avez
eu soin de dilater la pupille. Ce cercle noirâtre, provenant de
granulations pigmentaires de l'uvée déposées à la face antérieure
du cristallin, se produit lorsque, après une iritis, la pupille
contractée se dilate, soit naturellement, soit artificiellement. Vous
constaterez encore derrière la pupille les stries blanchâtres du

début de la cataracte qui siégent tantôt sur le segment antérieur, tantôt sur le segment postérieur du cristallin.

Les lésions du corps vitré échapperont, en majeure partie, à une exploration faite à la lumière naturelle ; peut-être apercevrez-vous dans le ramollissement du corps vitré les corpuscules flottants qui passent dans le champ pupillaire, lorsque le malade imprime des mouvements au globe oculaire ; et s'il existe cette singulière affection désignée sous le nom de *synchysis étincelant* et caractérisée par la présence dans le corps vitré liquéfié de cristaux de cholestérine, pourrez-vous encore reconnaître la lésion, car, dans les mouvements du malade, ces cristaux, aplatis et anguleux sur leurs bords, se déplacent et renvoient à l'œil qui les observe des feux de couleur variée.

Mais, messieurs, nous n'avons par ce mode d'examen que des notions très confuses sur toutes ces lésions profondes de l'œil, aussi serait-ce perdre du temps que de chercher à voir difficilement par la lumière naturelle ce que d'autres moyens d'examen nous feront apercevoir rapidement et de la façon la plus nette.

DEUXIÈME LEÇON.

MESSIEURS,

Dans la leçon précédente nous avons passé en revue les différents modes d'examen de l'œil à la lumière naturelle, et nous allons aborder aujourd'hui l'étude des moyens proposés pour explorer à l'aide de la lumière artificielle les milieux et les membranes profondes de cet organe.

Jusques il y a une dizaine d'années on faisait peu usage de la lumière artificielle dans le diagnostic des maladies des yeux, et l'on se bornait le plus souvent au simple examen à la lumière naturelle. Quelques médecins conseillaient à la vérité d'explorer par la réflexion de la lumière les lésions superficielles de l'œil ; ils montraient que les rayons lumineux irrégulièrement réfléchis à la surface d'une cornée atteinte de kératite pointillée permettaient de bien reconnaître des lésions moins distinctes à l'œil nu ; enfin ils exploraient quelquefois la transparence ou l'opacité du cristallin par l'examen des trois images que produit une flamme placée devant l'œil ; mais tout cela n'avait conduit qu'à des résultats incertains et souvent fort insuffisants. C'est alors que fut posé le problème, en apparence si simple, d'éclairer le fond de l'œil et de faire voir nettement, à travers les milieux

transparents, les lésions de la rétine et de la choroïde. M. Helmholtz, aujourd'hui professeur de physiologie à Heidelberg, a eu
l'honneur de donner une solution satisfaisante de ce problème,
et depuis cette époque une véritable révolution s'est faite en
ophthalmologie. La découverte de l'auscultation n'a pas débar-
rassé de plus d'erreurs l'histoire des affections thoraciques que
la découverte de l'ophthalmoscope n'en a fait disparaître de l'oculistique. Toutes les lésions de la choroïde, de la rétine, du nerf optique, du corps vitré, qui échappaient le plus souvent au médecin,
nous ont été révélées sur le vivant de la façon la plus nette, et
personne ne doute plus aujourd'hui de ces magnifiques résultats,
une des plus belles applications de la physique à la médecine.

Avant de vous exposer les résultats de la découverte d'Helmholtz, je veux vous dire deux mots de l'application de la lumière
artificielle à l'examen des parties superficielles de l'œil. Je vous
ai déjà indiqué comment vous pourrez reconnaître la déformation de la cornée et la perte du poli de sa surface externe, en
faisant réfléchir sur celle-ci l'image d'un objet. Ce mode d'exploration vous donnera des résultats bien plus satisfaisants encore
si, plaçant votre malade dans l'obscurité, vous promenez l'image
d'une flamme à la surface de sa cornée. Les altérations de l'humeur aqueuse et de l'iris ne sont pas perçues avec plus de netteté
qu'à l'aide de la lumière naturelle ; mais il n'en est plus de
même pour les altérations du cristallin. La lumière artificielle
peut alors être employée de trois manières différentes. Vous
pouvez d'abord, répétant une célèbre expérience de Purkinje,
examiner les images d'une flamme sur les faces du cristallin, et
vous assurer ainsi de sa transparence ; mais ce mode d'exploration, sur lequel je reviendrai longuement plus tard en. vous
parlant de l'accommodation de l'œil, ne peut fournir des indications précises ni vous révéler la présence d'opacités limitées de
la lentille oculaire ; aussi est-ce surtout aux deux autres modes
d'application de la lumière artificielle dont il me reste à vous parler
que vous devrez avoir recours. Ces moyens, qui sont applicables
à l'examen du cristallin et des parties situées derrière lui, sont
l'*éclairage latéral* et l'*éclairage direct*.

. L'*éclairage latéral* consiste à envoyer obliquement sur l'œil observé les rayons émanés d'un centre lumineux situé à son côté externe. Le chirurgien tient à la main une lentille biconvexe (fig. 7) qu'il place au côté externe de l'œil, sur le trajet des rayons lumineux provenant d'une flamme, de manière à les faire converger sur l'orifice pupillaire. Le cristallin est alors très fortement éclairé, et l'on peut ainsi, en se plaçant dans la direc-

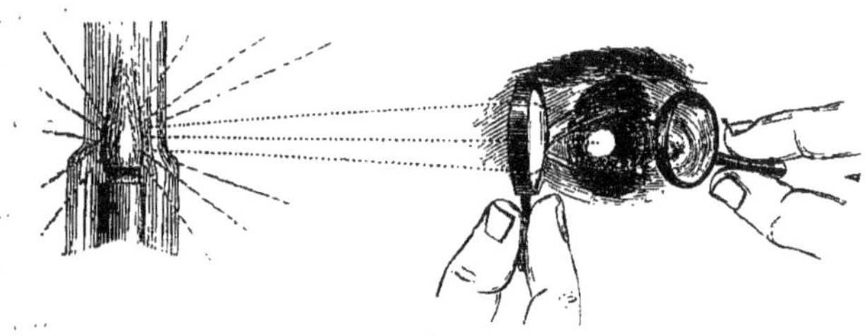

Fig. 7. — Éclairage latéral.

tion des rayons qui sortent de cet œil, réfléchis par la surface du cristallin, reconnaître des lésions qui auraient sûrement échappé à l'examen à la lumière naturelle. Le chirurgien pourra, du reste, armer son propre œil d'un verre grossissant, soit d'une loupe ordinaire, soit de la loupe de Brücke.

. Si vous vous borniez à ce mode d'emploi de la lumière artificielle, votre examen de l'œil serait encore incomplet. Vous devrez recourir à l'*éclairage direct*, qu'on connaît mieux sous le nom d'examen ophthalmoscopique ; c'est lui qui vous fournira de nouveaux éléments de diagnostic, non-seulement pour les altérations du cristallin, mais encore pour toutes les altérations des parties profondes de l'œil.

Je vous exposerai, avec d'assez grands détails, la théorie de ce dernier mode d'éclairage de l'œil, car sans données théoriques vous n'arriverez qu'à manier assez maladroitement l'ophthalmoscope ; si, au contraire, vous êtes bien initiés à toutes les conditions physiques de ce problème, ce mode d'exploration de l'œil vous paraîtra des plus simples, et vous saurez vaincre toutes les difficultés qui se présentent dans son emploi. L'importance de ces études théoriques justifiera donc les détails dans lesquels je vais bientôt entrer.

Mais avant de commencer cette exposition théorique, je veux vous retracer rapidement l'historique de l'intéressant sujet qui nous occupe. C'est sur les animaux que les premières tentatives pour voir sur le vivant l'intérieur de l'œil ont été faites, et il est facile de comprendre pourquoi l'attention des physiologistes a d'abord été attirée de ce côté. Vous savez tous, en effet, que si chez l'homme à l'état normal le fond de l'œil est dans une obscurité parfaite, il n'en est plus de même chez un certain nombre d'animaux (la majorité des ruminants, beaucoup de carnivores, le chat par exemple; les cétacés et les poissons cartilagineux) dont l'œil, muni d'un tapis, miroite souvent d'une façon éclatante. Cet éclat métallique, qui devait tout d'abord appeler l'attention des observateurs, est dû à la présence d'une couche fine de tissu fibreux ondoyant, disposé d'une façon particulière, à la surface interne de la choroïde, en dehors de la couche épithéliale qui est dépourvue de coloration en ce point. Ce *tapetum lucidum* occupe le côté externe du nerf optique et offre une coloration bleue, verte ou jaune. Il doit agir comme un réflecteur concave forçant les rayons lumineux à traverser la rétine une seconde fois.

Méry (1) et de la Hire (2), dans le siècle dernier, portèrent les premiers leur attention sur le miroitement de l'œil des animaux ; mais ils se perdirent dans des hypothèses sans fondement, en admettant que le miroitement était dû à une fonction propre de l'animal. Vers 1810, Prévost (de Genève) (3), examinant de nouveau la question, combattit cette hypothèse, et soutint que le miroitement du fond de l'œil était le résultat d'une réflexion des rayons lumineux venus du dehors, et que jamais l'œil ne brillait dans une obscurité absolue. Ce curieux phénomène a été depuis lors étudié par un grand nombre de physiologistes, et tous s'accordent sur ce point capital, que le miroitement de l'œil ne se produit pas dans une obscurité complète, et tient seulement à la réflexion des rayons lumineux qui viennent frapper la rétine. Il

(1) *Histoire de l'Académie royale des sciences*, 1704, p. 107.
(2) *Ibid.*, 1709, p. 119.
(3) *Bibliothèque britannique*, t. XLV, 1810.

y a peut-être dans l'accommodation de l'œil des conditions plus ou moins favorables à l'accomplissement de ce phénomène : ainsi, Hassenstein (1) a observé que le miroitement lumineux devient plus fort si le globe de l'œil est comprimé dans la direction de son axe antéro-postérieur, et cette observation le conduisit à supposer que ce miroitement se produisait quand les muscles extrinsèques de l'œil se contractaient, parce qu'alors le bulbe était raccourci dans son diamètre antéro-postérieur. Mais, quoiqu'il en soit, que l'accommodation favorise ou non le miroitement de l'œil, il est un fait acquis à la science, et que nous pourrons utiliser plus tard, c'est que l'œil ne produit pas de lumière, et qu'il renvoie seule-ment celle qu'il a reçue. Cette lumière n'offre pas toujours la même coloration chez le même animal, et, dès 1826, Esser a donné de ce fait une assez bonne explication. Le tapis n'offre pas une coloration uniforme ; il en résulte qu'il doit y avoir une différence dans la coloration des rayons lumineux réfléchis par ses différents points ; par conséquent, les mouvements du bulbe mettant successivement en vue des points différents du tapis, il est clair que l'œil des animaux doit renvoyer une lumière variant de coloration à chaque mouvement du bulbe.

L'œil humain ne renvoie pas normalement, comme l'œil de quelques animaux, des rayons lumineux, et c'est seulement dans certaines conditions pathologiques qu'on le voit miroiter. Ainsi, on s'est depuis longtemps aperçu que dans quelques tumeurs profondes de l'œil, comme le cancer ou le décollement de la rétine, on pouvait distinguer, quoique d'une façon confuse, certains détails qui ne se voient pas dans l'état normal des parties. En 1839, Behr (2) avait bien saisi une des conditions qui doivent être remplies pour que l'éclairage du fond de l'œil s'effectue : dans un cas d'iridémie, chez une jeune fille, il constata que si les yeux de l'observateur regardaient dans une direction presque parallèle à celle des rayons lumineux tombant sur les yeux de l'enfant, on apercevait le miroitement du fond de l'œil,

----

(1) *Commentatio de luce ex quorumdam animalium oculis prodeunte*, etc. Iéna, 1836.

(2) Hecker's *Annalen*, t I, 1839, p. 373.

mais que ce phénomène lumineux s'évanouissait aussitôt qu'on regardait dans l'œil au-dessous de l'axe visuel. De là à la découverte de l'ophthalmoscope il n'y avait qu'un pas, mais on resta longtemps avant de le franchir.

Vous savez tous, messieurs, que les découvertes les plus originales sont quelquefois préparées par un certain travail des esprits dirigés vers un but commun : tel fut le cas de la découverte de l'ophthalmoscope. Quelques années avant cette merveilleuse invention parurent un certain nombre de travaux sur l'éclat lumineux et les apparences colorées du fond de l'œil. Parmi ces travaux, je vous citerai surtout ceux de M. Brücke (1), insérés dans les *Archives* de Muller, de M. de Cumming (2), de M. Kussmaul (3). Mais quoique ces écrits contiennent des détails intéressants, ils témoignent d'une certaine ignorance des lois qui régissent la marche des rayons lumineux de l'extérieur de l'œil à la rétine, et de la surface rétinienne à l'extérieur de l'œil. Je veux seulement m'arrêter ici sur une expérience de M. Brücke destinée à produire le miroitement artificiel de l'œil, et quoique cette expérience ne permette pas d'obtenir une notion exacte des différents détails de la rétine, je vais tout de suite vous la faire connaître, car elle joue un rôle capital dans la découverte de l'ophthalmoscope. Vous verrez plus loin qu'il a suffi à M. Helmholtz de modifier légèrement les conditions de cette expérience pour arriver à bien voir toute la surface rétinienne. Voici d'ailleurs en quoi consiste l'expérience de M. Brücke, sur laquelle j'aurai, du reste, l'occasion de revenir plus tard. Placez au niveau et à une petite distance de l'œil que vous voudrez examiner, la flamme d'une bougie, et engagez l'observé à fixer un objet situé à une certaine distance au delà de ce point lumineux, quelque part derrière vous ; puis regardez sa pupille au-dessus d'un écran placé derrière la flamme et sur le même niveau que celle-ci : vous verrez alors cette pupille briller d'un éclat rougeâtre, surtout si vous

_____

(1) Muller's *Archiv für Anatomie*, etc., 1847, p. 225.

(2) *Medico-chirurgical Transactions*, t. XXIX, p. 284.

(3) *Die Farbenerscheinungen im Grunde des menschlichen Auges*. Heidelberg, 1845.

avez soin de varier les mouvements de l'œil. Mais cette expérience, quèlque curieuse qu'elle soit, ne peut être en elle-même d'aucune utilité pratique. Le moindre déplacement dans les rapports relatifs de l'œil observé, du foyer lumineux et de l'écran, suffit à empêcher le miroitement, et, en tout cas, on ne distingue que d'une façon confuse la surface profonde de l'œil.

Dans le même travail où M. Brücke indiquait ce premier moyen de faire miroiter l'œil, il mentionnait une observation faite par un de ses amis, le docteur von Erlach, observation qui doit aussi trouver sa place ici, car elle rentre dans cette série de recherches qui ont, pour ainsi dire, préparé la découverte de l'ophthalmoscope. M. von Erlach, porte des lunettes et plus d'une fois il avait remarqué qu'il voyait miroiter le fond de l'œil des personnes placées près de lui lorsque celles-ci regardaient l'image d'une flamme réfléchie par les verres de ses lunettes. C'est qu'il se trouvait ainsi justement placé dans les conditions essentielles que l'on recherche pour bien éclairer les yeux que l'on veut examiner ; mais ni lui, ni M. Brücke ne donnèrent une explication rationnelle du phénomène.

Les choses en étaient là, lorsque M. Helmholtz (1) aborda l'étude de cette question, et y apporta la lumière de ses hautes connaissances physiques. Il posa tout de suite très nettement les conditions du problème, et en donna une solution satisfaisante. C'était rendre un grand service à la science et à la pratique, car jusqu'alors on ne pouvait tirer aucun parti d'une masse de faits isolés, souvent difficiles à reproduire, et peu applicables à la recherche des phénomènes normaux ou pathologiques qui se passent au fond de l'œil.

M. Wharton Jones (2) assure que M. Babbage, son compatriote, lui a montré, sept ans avant la découverte de M. Helmholtz, un instrument pour examiner le fond de l'œil, une sorte de miroir dépourvu d'argenture à son centre. Mais cette réclamation rétrospective n'a aucun caractère sérieux, et personne ne peut

(1) *Beschreibung eines Aupenspiegels zur Untersuchung der Netzhaut im lebenden Auge.* Berlin, 1851.

(2) *Archives de médecine,* 1854, t. II.

songer à enlever à M. Helmholtz la priorité dans sa découverte.

Mais avant d'examiner comment on peut éclairer le fond de l'œil, il faut d'abord expliquer pourquoi la pupille reste noire, lorsqu'on place devant elle un corps lumineux. C'est là un point d'optique physiologique d'une extrême simplicité, mais qu'il faut bien con‑ naître avant d'aborder l'étude de l'éclairage ophthalmoscopique.

Vous savez que lorsqu'un faisceau de rayons lumineux passe d'un milieu dans un autre, une certaine quantité de ces rayons pénètre dans le nouveau milieu, tandis que l'autre est réfléchie au dehors. Ainsi, dans le cas qui nous occupe, une partie des rayons lumineux qui arrivent sur l'œil est réfléchie par la surface de la cornée, tandis que l'autre va au delà. Mais que deviennent donc les rayons lumineux qui pénètrent ainsi dans l'œil ? C'est ce que va nous montrer une étude analytique de la question. Supposons en avant de l'œil un corps lumineux placé de façon que, dans l'état d'accommodation, une image de ce corps vienne tomber sur la surface antérieure de la couche des bâtonnets de la rétine. Voici comment se comportent les rayons lumineux dans l'œil : une petite partie de ceux qui arrivent à la surface antérieure de la cornée est réfléchie, les rayons qui tombent sur la face antérieure de l'iris sont également réfléchis, tandis que ceux qui traversent la pupille sont réfractés par le cris‑ tallin, qui agit comme une lentille biconvexe (1), et font foyer

(1) *Marche des rayons lumineux dans les lentilles convexes.* — Si, dans une lentille biconvexe on joint par une ligne les deux centres de courbure, on a ce qu'on appelle l'axe principal de la lentille. Si d'un point F' pris sur l'axe principal partent des rayons, ils iront se rencontrer en F'', sur l'axe principal, après leur réfraction (fig. 8).

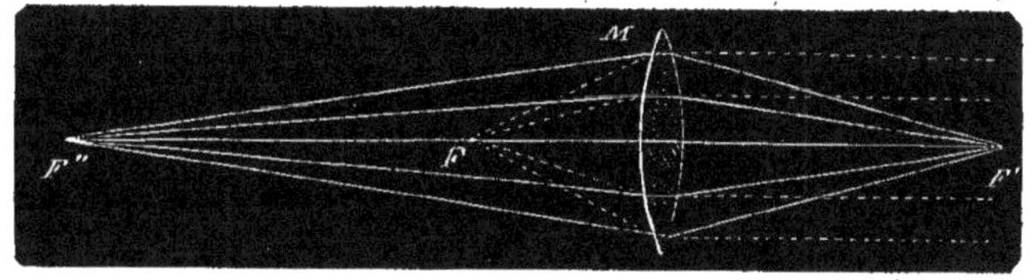

Fig. 8. — Foyers conjugués.

Si le premier point change de position, le second change également, et à cause de cette relation qui existe entre ces points, on les appelle *foyers conjugués.* Je suppose d'abord que le point lumineux soit à l'infini, les rayons lumineux qui émanent de

sur la rétine. Mais cette rétine étant transparente, les rayons lumineux la traversent après leur réunion, et arrivent sur le pigment choroïdien. Or, la choroïde n'est pas d'un noir absolu, et ne peut absorber tous les rayons lumineux, aussi un certain nombre d'entre eux sont-ils encore réfléchis.

Là, messieurs, est la partie la plus importante du problème qui nous occupe aujourd'hui. Avant la découverte de l'ophthalmoscope, on s'était beaucoup occupé des rayons lumineux qui pénètrent dans l'œil, mais on négligeait presque complétement ceux qui peuvent en sortir. Les rayons lumineux qui ne sont pas absorbés par la choroïde, sont donc réfléchis: les uns arrivent à la face postérieure de l'iris, où ils sont absorbés, ainsi qu'à la partie antérieure de la choroïde, qui, même dans les yeux peu pigmentés, possède en ce point beaucoup de pigment et est bien disposée pour l'absorption de la lumière; les autres rayons lumineux sortent de l'œil en parcourant en sens inverse le trajet qu'ils ont suivi pour y pénétrer, c'est-à-dire qu'ils retournent faire foyer au point d'où ils sont émanés. Soient (fig. 9) B le point lumineux originel, A le point de réunion sur la rétine des rayons lumineux émanés de ce point; A et B se comportent relativement l'un à l'autre comme deux foyers conjugués. Pour voir la portion de la rétine éclairée par ces rayons lumineux, il faudrait placer notre œil sur le trajet du faisceau lumineux émergent; mais, ce faisant, nous interceptons alors les rayons lumineux, et nous substituons

ce point peuvent alors être considérés comme parallèles, et le point de l'axe principal sur lequel ils se réunissent après leur réfraction F, est le *foyer principal* de la lentille : ce foyer principal est situé à une distance de la lentille égale au rayon de courbure des deux faces de la lentille, si celles-ci ont une courbure égale. Lorsque le point lumineux se rapproche, les rayons lumineux qui en partent forment un cône dont la base est à la lentille et le sommet au point lumineux, et après leur réfraction, ils sont moins convergents que les rayons qui tombent sur la lentille dans une direction parallèle et vont opérer leur réunion à une distance de la lentille plus grande que la distance du foyer principal. Plus le point lumineux se rapproche de la lentille, plus le foyer des rayons lumineux s'en éloigne. Enfin lorsque le point lumineux est à la distance focale principale, les rayons réfractés sont parallèles et le foyer conjugué est à l'infini. Si le point lumineux se rapproche encore de la lentille, les rayons réfractés ne se rencontrent plus, ils sont divergents, et leurs prolongements, en se réunissant derrière la lentille, forment un *foyer virtuel*, situé entre le point lumineux et la lentille.

au foyer de lumière notre visage, notre œil O, et, pour parler d'une façon plus précise, puisque l'œil observé et l'œil observateur doivent être sur le même axe, nous substituons au foyer de lumière notre pupille, qui est noire, nullement lumineuse, incapable enfin de projeter dans l'œil A une quantité de lumière suffisante pour l'éclairer même faiblement. Il est ainsi facile de comprendre que la pupille paraisse noire.

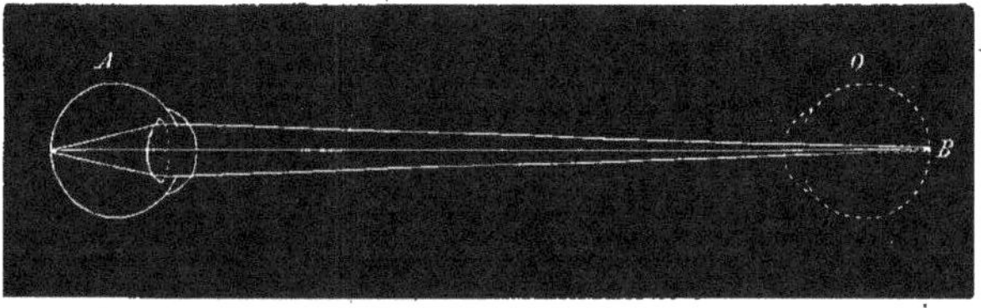

Fig. 9.

Quoique le fond de l'œil soit noir, je vous ait dit, dans la leçon précédente, que la pupille n'était pas également noire chez tous les individus ; cela peut tenir à certaines différences dans l'éclat de la surface profonde de l'œil, mais cela tient souvent à une certaine pénétration de la lumière du dehors à travers la sclérotique plus ou moins amincie et la choroïde dépourvue de pigment. A l'appui de cette opinion, examinez avec soin l'œil des albinos. Chez eux, le fond de l'œil offre une teinte rose, brillante, que vous ne rencontrerez pas sur d'autres yeux ; mais il ne faut pas croire que cela soit dû à ce que la lumière qui pénètre par la pupille est projetée en plus grande quantité vers l'observateur ; non : si le fond de l'œil est plus éclairé chez l'albinos, c'est que la lumière a pénétré à travers l'iris et la sclérotique, ce qui ne se produit pas dans l'œil normal. Pour vous assurer de ce fait, placez devant l'œil de l'albinos un écran destiné à arrêter la lumière qui pénètre à travers la sclérotique et l'iris, puis pratiquez à cet écran une ouverture égale à celle de la pupille normale, le fond de l'œil deviendra alors aussi obscur que s'il était richement chargé de pigment.

En résumé, quand nous regardons dans l'œil d'un malade, notre œil, notre pupille n'envoient à sa rétine qu'une très faible quantité de lumière, et la partie de cette lumière qui est extériorée de la surface rétinienne observée est tout à fait insuffisante pour nous donner même une idée confuse de l'état de la rétine ; le fond de l'œil nous paraît donc noir.

Cependant, en se plaçant dans certaines conditions d'examen, on voit briller le fond de l'œil ; je vous ai cité à cet égard des faits isolés comme celui de Behr, et même une expérience, celle de Brücke, qui fait miroiter l'œil, comme miroitent les yeux des animaux. Il est facile de produire et d'expliquer ce miroitement artificiel de l'œil. Il suffit, et la chose, aujourd'hui trouvée, paraît d'une simplicité extrême, de déplacer le foyer lumineux qui envoie de la lumière dans l'œil observé, de façon que l'œil du chirurgien puisse se mettre aisément sur le trajet d'un faisceau lumineux qui revient de la rétine qu'il examine. L'expérience suivante, due à Helmholtz, rendra la chose facile à saisir ; j'appelle toute votre attention sur elle, car cette expérience fondamentale comprend la découverte de l'ophthalmoscope tout entière. Supposons (fig. 10) que F soit un foyer de lumière, M un verre

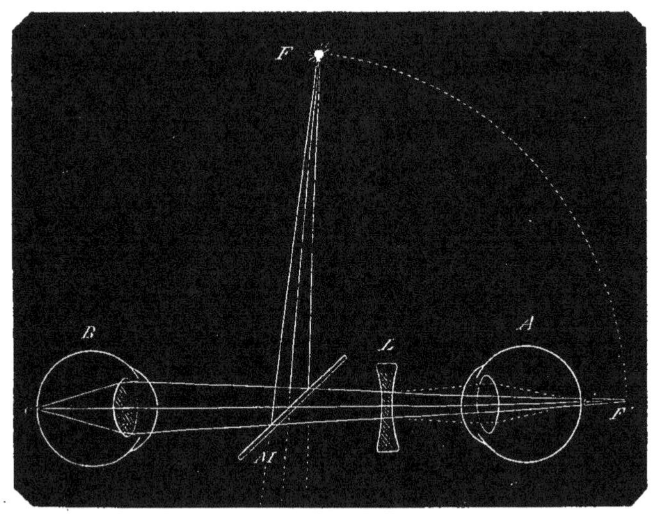

FIG. 10. — Expérience de M. Helmholtz pour l'éclairage de l'œil.

transparent à surfaces parallèles placé entre l'œil de l'observé B et celui de l'observateur A, dans une certaine inclinaison.

Les rayons lumineux sortis de F, et tombant sur la lame de verre M, se divisent en deux parties : l'une traverse la lame de verre, tandis que l'autre est réfléchie vers la cornée de l'œil B ; arrivé en ce point, ce dernier faisceau lumineux subit la série de réfractions dont je vous ai parlé, et vient faire foyer sur la partie antérieure de la rétine, en *e*. Ce foyer devient un nouveau centre lumineux d'où émanent des rayons qui suivent en sens inverse le trajet qu'ils ont déjà parcouru et sortent de l'œil. Ils tombent de nouveau sur la plaque M et s'y divisent en deux faisceaux secondaires, dont l'un est réfléchi par la lame vers la source lumineuse F, tandis que l'autre, traversant cette lame en subissant une réfraction insignifiante à cause de son peu d'épaisseur, vient faire foyer en F'. Si l'œil de l'observateur A se place dans la direction de ce faisceau de lumière revenant de B, il recevra une partie de ces rayons lumineux et aura une notion de l'éclairage du fond de l'œil. Mais en général cette notion est confuse, et cela est dû, comme je vous l'expliquerai plus tard, à ce que la plupart des yeux ne sont pas disposés pour recevoir des rayons convergents, mais bien des rayons parallèles ou des rayons divergents : or, là les rayons restent convergents; en pénétrant dans l'œil de l'observateur, ils deviennent plus convergents encore et font leur foyer en avant de sa rétine. Cette rétine ne reçoit alors qu'un cercle de diffusion, au lieu d'avoir une sensation nette du point *e*. M. Helmholtz, qui a conçu cette belle expérience, n'a pas tardé à comprendre que pour donner à l'œil de l'observateur une notion nette du point *e*, c'est-à-dire pour ramener sur la rétine de cet observateur une image exacte de ce point *e*, il fallait changer la direction des rayons convergents et les rendre parallèles ou divergents : c'est ce qu'il obtint en plaçant devant l'œil observateur une lentille divergente L.

Maintenant, au lieu d'un point lumineux, placez en F un corps lumineux, la flamme d'une lampe par exemple, et ce que je viens de dire pour un point lumineux étant applicable à une surface lumineuse, l'observateur, lorsque l'expérience sera bien disposée, apercevra l'image de cette flamme sur la rétine observée, et d'une façon très nette, si l'accommodation de l'œil observateur se fait convenablement pour la distance à laquelle il se trouve de l'image extériorée de la flamme (1).

Telles sont, messieurs, les données théoriques, que je vous engage à répéter expérimentalement, et sur lesquelles repose l'éclairage méthodique du fond de l'œil. La justesse de ces principes ayant été établie ainsi par le raisonnement et l'expérience, M. Helmholtz fit construire un instrument qui a désormais pris place dans la science sous le nom d'*ophthalmoscope.*

L'ophthalmoscope de M. Helmholtz n'est plus employé aujourd'hui dans la pratique médicale, mais je désire toutefois vous en dire quelques mots, car il faut que vous sachiez comment ont commencé ces instruments. Cet ophthalmoscope consiste en un petit cube métallique noirci à son intérieur, dont l'une des extrémités, obliquement coupée, supporte sous un angle de 58 degrés trois plaques rectangulaires de verre transparent à surfaces parallèles, et dont l'autre, munie d'un diaphragme, est disposée pour recevoir des verres concaves. Cet appareil est pourvu d'un manche et facile à tenir à la main. Il faut, pour éclairer l'œil avec cet instrument, diriger les plaques de verre transparent du côté du foyer lumineux placé près du malade et au niveau de son œil; les rayons lumineux qui viennent frapper ces verres seront réfléchis dans l'intérieur de l'œil, et de là ils reviendront, comme je vous l'ai dit, suivant le même trajet. Ils traverseront alors les lames de verre transparent pour arriver dans la direction de l'œil qui regarde à l'extrémité ouverte de l'appareil, et pour la raison que je vous ai indiquée déjà, on place de ce côté une lentille biconcave, qui rend distincts les détails de la portion de la surface rétinienne éclairée par l'image lumineuse de la flamme.

Avec cet instrument vous apercevrez donc distinctement l'image de la flamme à la surface de la rétine, et si vous promenez cette image tour à tour sur les différents points de cette surface, vous pourrez les observer successivement. Mais ce mode d'éclairage, qui est assez limité, ne suffit pas aux besoins de la pratique chirurgicale;

(1) Nous engageons le lecteur à prendre d'abord connaissance de la leçon consacrée à la réfraction et à l'accommodation de l'œil, pour bien saisir toute la théorie de cette expérience et des suivantes.

on ne peut obtenir ainsi qu'un éclairage insuffisant, et il fallait trouver un autre procédé pour éclairer la rétine sur une étendue plus grande que celle de l'image rétinienne d'une flamme. Ce moyen consiste simplement à projeter sur la surface de la rétine un cercle de diffusion dont la grandeur, variable suivant le mode d'examen, permet d'éclairer un champ rétinien plus ou moins étendu.

Je vous ai parlé, messieurs, d'une expérience par laquelle M. Brücke parvenait à éclairer largement le fond de l'œil, mais je vous ai dit que cet habile anatomiste ne s'était pas bien rendu compte de ce qui se passait alors. Il fallait que M. Helmholtz vînt encore soumettre à une analyse scientifique l'observation tout empirique de M. Brücke, pour en tirer un nouveau principe d'exploration ophthalmoscopique, que j'appellerai *principe de l'éclairage par les cercles de diffusion*, pour le distinguer du *principe de l'éclairage par la projection d'images lumineuses*. Revenons donc à l'expérience de M. Brücke, analysons-la avec soin, et examinons en détail comment les choses s'y passent. Vous savez qu'on place à une petite distance devant l'œil observé un corps lumineux, la flamme d'une bougie, par exemple, et qu'on regarde sa pupille au-dessus d'un écran placé derrière cette flamme. On engage en même temps l'observé à projeter son regard à une distance assez éloignée. Une représentation schématique de cette expérience en rendra l'explication plus facile (fig. 11). Soient F un

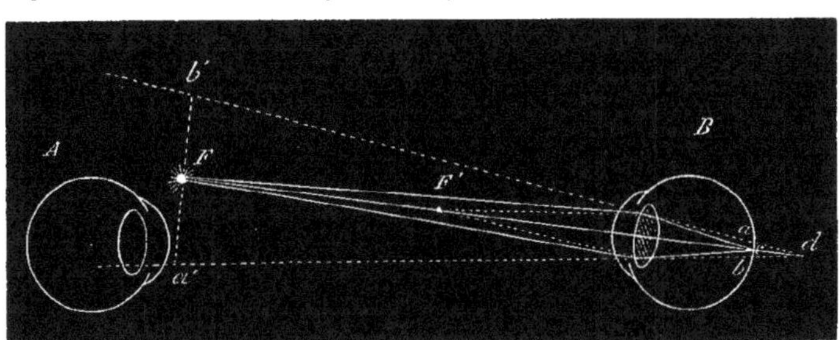

FIG. 11. — Théorie de l'expérience de M. Brücke sur le miroitement de l'œil.

point lumineux, B l'œil observé accommodé pour la distance BF du point lumineux, et *c* l'image de ce point sur la rétine de l'œil B. Les rayons lumineux réfléchis de l'œil B se réuniront en F, comme nous l'avons établi tout à l'heure, de sorte que l'œil observateur A, quoique placé tout près de F, verra en noir la pupille de l'œil observé B. Mais si, comme l'a indiqué M. Brücke, nous engageons le malade à regarder fixement un objet situé au delà du point lumineux, ou bien, si en conservant toujours le même état d'accommodation de l'œil B pour la distance BF, nous reportons le point lumineux de F en F', alors les rayons lumineux ne feront plus foyer sur la rétine, mais se réuniront en d, en arrière de cette membrane, sur laquelle ils formeront un cercle de diffusion, ab. Comme l'œil est accommodé pour la distance BF, c'est-à-dire que son état de réfraction est tel que les rayons lumineux partis d'un point de la rétine se réunissent à cette distance, il en résulte que chacun des points du cercle de diffusion ab renvoyant des rayons lumineux au dehors, ceux-ci iront former à la distance BF une image $a'b'$ de la partie de la rétine éclairée par le cercle de diffusion ab. Par conséquent, l'œil de l'observateur placé en A, en arrière et un peu au-dessus du foyer lumineux F', recevra une partie de la lumière réfléchie de ab, et tant qu'il sera placé entre les points a' et b', le fond de l'œil B lui paraîtra éclairé.

Cette expérience de M. Brücke, dont je vous avais déjà parlé plusieurs fois, mais dans l'analyse de laquelle je n'étais pas entré complétement, montre comment la surface de la rétine peut être éclairée par un cercle de diffusion. Cependant les images ainsi extériorées des parties de la rétine comprises dans le cercle de diffusion ne donnent qu'une notion fort incomplète des détails utiles à connaître pour le médecin. En effet, ces images, qui se font à une assez grande distance de l'œil, sont larges, confuses, et comme, de plus, elles doivent être vues à la distance de la vision distincte de l'observateur, celui-ci est obligé de se placer assez loin du malade pour les apercevoir. Toutes ces conditions nuisant à la netteté du phénomène, il fallait arriver à obtenir une image réduite, plus lumineuse, et plus rapprochée de l'œil du malade, de façon que le chirurgien ne fût pas obligé de s'en éloigner autant. C'est ce qu'a fait M. Helmholtz, et dans un second travail publié dans les *Archives* de Vierordt (1), il nous

(1) *Ueber eine neue einfachste Form des Augenspiegels* (Sur une nouvelle forme très simple d'ophthalmoscope) *Vierordt's* (*Archiv.*, 1852, II, 827).

a donné le moyen de voir avec une netteté parfaite l'état des membranes profondes de l'œil.

Ce moyen consiste tout simplement à placer une lentille bi-convexe à court foyer devant l'œil observé. Cette lentille oblige les rayons lumineux émanés du cercle de diffusion de la rétine à converger vers un point connu à l'avance, puisqu'il est le foyer connu de la lentille, et il se forme ainsi à une petite distance de l'œil une image nette, vivement colorée, qui peut être examinée à la distance de la vision distincte de l'observateur, sans que l'observateur et l'observé soient trop éloignés l'un de l'autre.

Voici, messieurs, la marche à suivre pour répéter cette nou-velle expérience. L'observateur et l'observé se placent dans une chambre obscure, près d'une table, l'un devant l'autre, de façon que leurs visages soient distants d'un pied environ, et qu'un coin de table se trouve interposé entre eux. Si l'observateur doit regar-der avec son œil droit, il s'arrange de telle sorte que la table soit à son côté gauche, et *vice versâ*. Il place juste devant lui, sur le coin de la table, une bougie dont la flamme est sur le même niveau que son œil et celui de l'observé ; il pose ensuite un écran sombre entre la flamme et son œil, puis il regarde près du bord de l'écran et le plus près possible de la partie la plus claire de la flamme, vers l'œil observé, qui doit être fixé sur un point de la pro-fondeur de la chambre, situé par conséquent derrière l'observa-teur. Celui-ci aperçoit alors la pupille qui brille, et d'autant mieux, qu'il est plus près du bord de la flamme. Aussitôt qu'il est arrivé à ce résultat, il place une petite lentille biconvexe d'un pouce et demi à deux pouces de foyer, et d'un demi-pouce de diamètre, juste devant l'œil observé ; et après quelques tâtonnements, il ne tarde pas à donner à celle-ci une position telle que le champ lumineux en occupe toute la surface. C'est alors qu'il commence à apercevoir les vaisseaux rétiniens, dont l'image se trouve au foyer de la lentille, car l'œil de l'observé étant accommodé pour des objets éloignés, et par conséquent pour des rayons sensiblement paral-lèles, les rayons lumineux qui traversent l'œil en venant du cercle de diffusion, seront presque parallèles en tombant sur la lentille et se réuniront à son foyer principal. L'image rétinienne sera donc située à un pouce et demi ou à deux pouces de la lentille, entre elle et l'observateur. La figure ci-jointe vous fera bien comprendre la disposition de cette expérience; elle nous représente une coupe verticale de toutes les parties. Supposons que F soit la flamme, A l'œil de l'observateur, B celui de l'observé, S un écran séparant

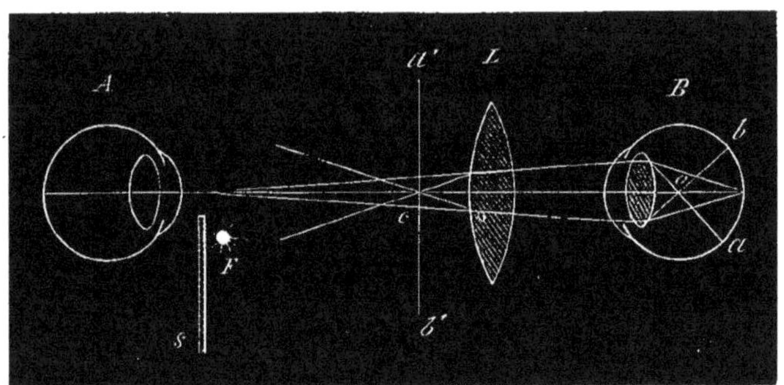

FIG. 12. — Expérience de M. Brücke modifiée par M. Helmholtz.

la flamme de l'œil de l'observateur, et L une lentille biconvexe de longueur focale LC. Les rayons qui émergent d'un point de la flamme F, en passant à travers la lentille L, sont rendus convergents; grâce à ce premier degré de convergence, ils sont réunis par l'appareil dioptrique de l'œil, accommodé pour l'éloignement, c'est-à-dire pour des rayons parallèles, plus ou moins en avant de la rétine, en o, et ils arrivent sur la rétine B, en formant un cercle de diffusion ab. Les rayons émanant de ce cercle de diffusion sortent alors de l'œil à peu près parallèles, puisque l'œil est dans un état de réfraction tel que des rayons parallèles feraient foyer sur la rétine. Mais ces rayons parallèles, émergents de l'œil B, sont rassemblés par la lentille L pour former à son plan focal une image $a'b'$ renversée et agrandie de ab, et si l'œil A de l'observateur accommode son œil pour la distance AC, il peut voir en $a'b'$ une image nette et renversée d'une partie de la rétine éclairée.

Mais il ne faut pas se dissimuler les difficultés d'une pareille expérience, et le diagnostic ophthalmoscopique n'aurait sans doute pas fait de grands progrès, si l'on avait été réduit à ce mode d'examen des parties profondes de l'œil. Il fallait donc construire un miroir oculaire qui permît de produire facilement,

avec rapidité et surtout avec un éclairage suffisant, des cercles
de diffusion sur la rétine. C'est par l'emploi des miroirs concaves,
plans ou convexes, que cet heureux résultat a été obtenu, et les
figures ci-jointes vont vous le faire comprendre facilement.

Supposons qu'au lieu de placer devant l'observé une bougie
et un écran, nous mettions (fig. 13) devant notre œil A un miroir concave M d'une certaine longueur focale, et près de l'œil
observé B une flamme F, séparée de cet œil par un écran S; les
rayons lumineux partis de F, et qui tomberont sur le miroir concave M, seront réfléchis vers l'œil observé, et traversant la lentille
L, seront rendus encore plus convergents; par conséquent ils
se réuniront en un point quelconque *o* en avant de la rétine,
sur laquelle ils formeront un cercle de diffusion *ab*. L'image de la
partie de la rétine éclairée par le cercle de diffusion se fera, comme
je vous le disais il y a un instant, au plan focal de la lentille L du
côté du miroir concave; et si maintenant nous avons à la partie

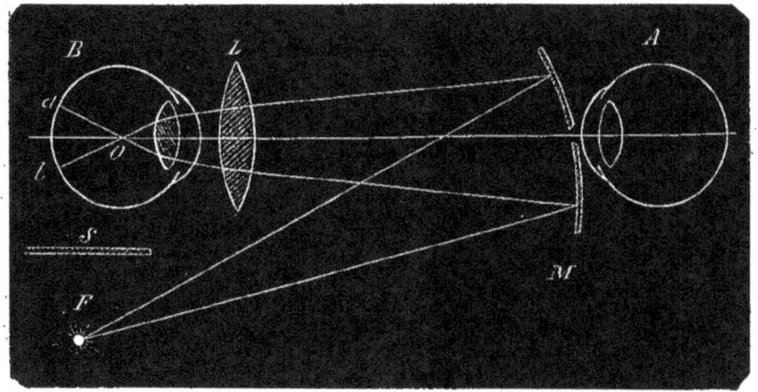

FIG. 13. — Éclairage par les miroirs concaves.

centrale du miroir M une ouverture située au-devant de notre œil,
placé en A, nous pourrons voir cette image de la rétine. Rien
n'est changé à l'expérience de M. Brücke, modifiée par M. Helmholtz; c'est le même principe, seulement l'observateur ne regarde
plus l'image rétinienne presque à travers la flamme, et c'est de
la lumière convergente qui se dirige vers l'œil de l'observé, avant
même d'avoir traversé la lentille.

Il y a bien d'autres combinaisons de miroirs pour obtenir une
cercle de diffusion sur la rétine : ainsi vous pouvez combiner une

lentille biconvexe avec un miroir convexe ou un miroir plan, et vous arriverez à projeter aussi sur la rétine un cercle de diffusion d'une plus ou moins grande étendue. Jetez les yeux sur les deux figures ci-jointes et vous comprendrez facilement la chose.

Dans la figure 14, nous avons un miroir convexe M; employé seul, il perdrait trop de lumière par suite de la trop grande divergence des rayons lumineux émanés de F, et n'envoyant à l'œil B que des rayons très divergents, ceux-ci se réuniraient à une petite distance en arrière de la rétine, puisque l'œil de l'observé est disposé pour les rayons parallèles. Mais si l'on place entre le miroir et la lumière une lentille biconvexe à une distance du miroir moindre que sa distance focale, les faisceaux réfléchis arrivent à l'œil en convergeant, et après leur convergence

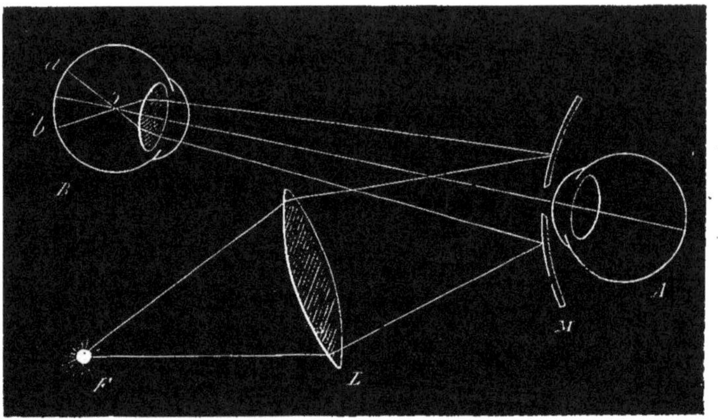

Fig. 14. — Éclairage par les miroirs convexes associés à une lentille biconvexe.

aux environs du centre optique *o*, ils forment un cercle de diffusion *ab* d'une certaine étendue à la surface de la rétine.

Dans la figure 15, vous voyez un miroir plan M associé à une lentille convexe L. Comme dans le cas du miroir convexe, le miroir plan seul laisserait perdre un grand nombre de rayons lumineux, et ceux qui traverseraient la pupille ne formeraient qu'un petit cercle de diffusion sur la rétine; tandis qu'en associant à ce miroir une lentille convexe placée à une distance du miroir moindre que sa distance focale, on évite la perte de rayons lumineux, et l'on rend ceux qui traversent la pupille de l'œil B assez convergents pour produire sur la rétine un cercle de diffusion *ab*.

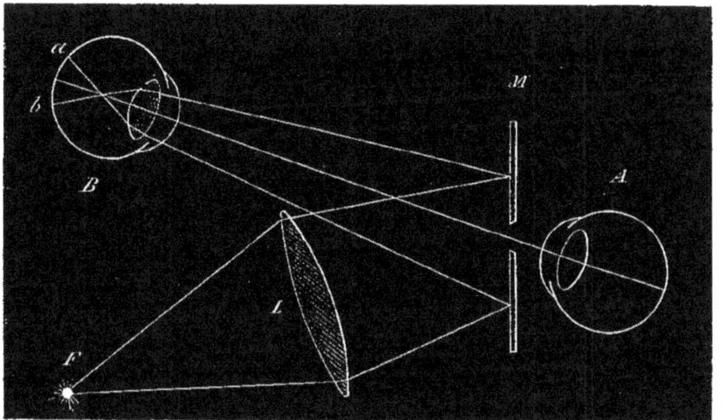

Fig. 15. — Éclairage par les miroirs plans associés à une lentille biconvexe.

Résumons maintenant en peu de mots tous les termes de ce difficile problème. Quand on projette dans l'œil, par les moyens que nous venons d'indiquer, une certaine quantité de rayons lumineux qui vont éclairer la surface rétinienne, deux cas peuvent se présenter : dans l'un, l'image de la flamme vient se faire sur la rétine comme sur un écran, et vous l'apercevez renversée ; dans l'autre, et cette condition est préférable, le foyer se fait en arrière ou en avant de la rétine, et une plus ou moins grande largeur de cette membrane est éclairée par un cercle de diffusion. C'est cette dernière condition qu'il faut surtout remplir ; on doit chercher à éclairer la rétine par un cercle de diffusion, et cet éclairage obtenu, le problème est réduit à sa plus simple expression, car on peut alors, pour la démonstration physique, ne tenir compte ni du foyer originel de la lumière, ni même de la présence du miroir. En effet, la rétine peut alors être considérée comme une surface qui envoie de la lumière dans toutes les directions : c'est un nouveau centre lumineux placé derrière une lentille, et qui rayonne vers l'extérieur à travers les milieux réfringents de l'œil. Faisons maintenant abstraction du foyer de lumière originelle et de l'ophthalmoscope, considérons seulement le cercle de diffusion formé à la surface de la rétine, et voyons ce que les choses deviennent. C'est là, messieurs, un autre mode de démonstration de ce problème ; mais je ne crains pas de revenir sous une autre forme sur des choses déjà dites, afin de bien faire pénétrer dans vos esprits les données théoriques de l'éclairage de l'œil par l'ophthalmoscope.

Les rayons lumineux émanant d'un point quelconque du cercle de diffusion sur la rétine iront donc faire foyer en un autre point, à la distance de la vision distincte de l'œil observé, c'est-à-dire à une distance qui variera suivant les divers degrés de myopie ou de presbytie. Ce qui est applicable à un point l'est aussi à une étendue plus ou moins grande de la rétine, et il y aura ainsi formation au dehors de l'œil d'une image réelle, renversée et agrandie (1).

Pour voir nettement cette image aérienne de la rétine éclairée, l'observateur doit se placer sur le trajet des rayons lumineux et à une distance de cette image égale à celle de sa vision distincte. Mais l'impression que l'on reçoit ainsi est dépourvue de netteté, elle est un peu vague, et il n'est guère possible de s'en servir pour le diagnostic ophthalmoscopique. De plus, quand l'image aérienne est grande, et par conséquent éloignée de l'œil d'où elle émane, ses parties périphériques n'envoient pas de rayons lumineux à la cornée de l'observateur. Les faisceaux qui en sortent sont trop peu inclinés sur l'axe commun des deux yeux, et l'on ne peut voir qu'une très petite portion de l'image ; c'est alors qu'on a dû modifier l'image primitive par des lentilles biconvexes ou biconcaves : de là deux procédés auxquels on a donné les noms de *procédé par l'image renversée*, et *procédé par l'image droite*.

Le *procédé par l'image renversée* (fig. 16) est celui dans lequel on modifie l'image primitive *ab* à l'aide d'une lentille biconvexe D : c'est l'expérience de M. Brücke modifiée par M. Helmholtz. Cette lentille rapproche de l'œil du malade l'image réelle, aérienne, renversée de la rétine ; en même temps elle la rapetisse, la rend plus nette et plus facile à observer.

(1) Par suite de la convergence que le miroir concave et la lentille biconvexe impriment aux rayons lumineux, ceux-ci se réuniront encore en avant de la rétine, et formeront sur cette membrane un cercle de diffusion, quoique l'œil ne soit pas accommodé pour des rayons parallèles, et que l'observé regarde fixement un objet situé à la distance de sa vision distincte.

Suivez sur la figure 16 la marche des rayons lumineux, et vous comprendrez bien l'action de cette lentille. Soit ab une surface éclairée de la rétine de l'œil observé A ; les rayons lumineux qui en sortent iraient faire leur foyer en $a'b'$, si l'on ne plaçait pas sur leur trajet une lentille convergente. Mais si l'on met à une petite distance de l'œil une lentille D, elle aura pour effet de faire converger les rayons lumineux, de telle sorte que ceux qui partent du point a, au lieu d'aller converger en a', convergeront à une distance plus rapprochée de l'œil, en a'' ; il en sera de même de b, b', b'', et l'image $a''b''$ renversée comme $a'b'$, mais plus petite et plus nette, sera vue directement par l'observateur B placé derrière cette image et regardant à travers le trou du miroir C.

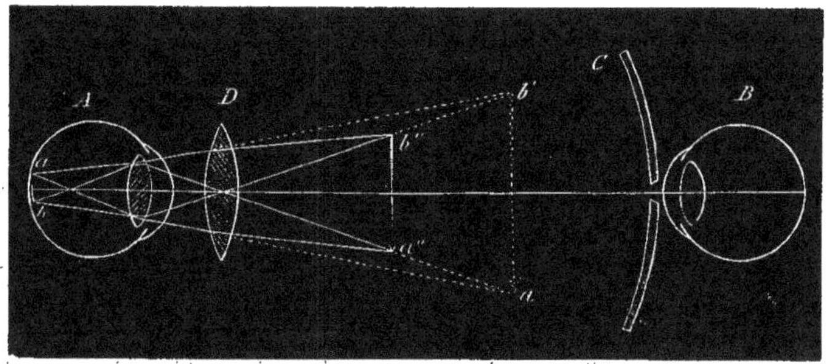

Fig. 16. — Procédé par l'image renversée.

On peut, messieurs, employer une loupe pour grossir un peu cette image réduite et nette $a''b''$, mais il faut alors disposer la lentille biconvexe agissant comme loupe, de façon que l'image $a''b''$ tombe entre le foyer principal de la loupe et sa surface. C'est la condition fondamentale pour qu'une lentille biconvexe fasse office de loupe. Dans ce cas, l'image perçue restera renversée par rapport au fond de l'œil, et sera agrandie par rapport à l'image aérienne primitive.

Le *procédé par l'image droite* (fig. 17) modifie, à l'aide de verres biconcaves, la marche des rayons lumineux sortant de l'œil. C'est un mode d'examen qu'il est utile de connaître, car on y a assez souvent recours pour étudier avec la plus grande exactitude certains détails de la surface rétinienne. Dans ce procédé, la lentille biconcave et le cristallin de l'observé font un système analogue

à la lunette de Galilée, comme vous pouvez le voir sur la figure
ci-contre.

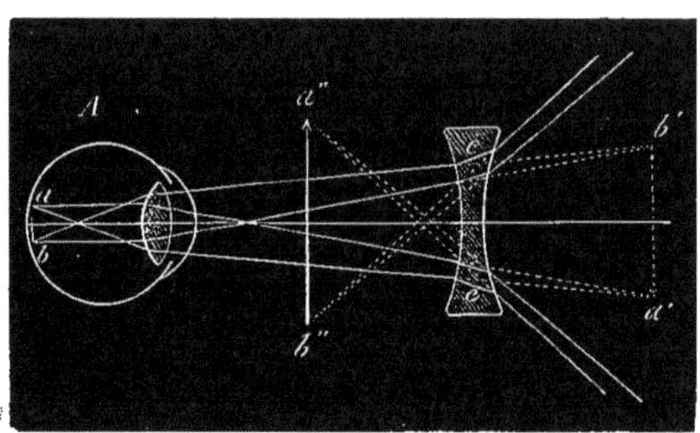

FIG. 17. — Procédé par l'image droite.

Soit *ab* une partie de la surface rétinienne éclairée par un
cercle de diffusion, nous aurons, comme nous l'avons déjà dit,
en *a'b'* une image réelle, renversée et agrandie, de cette surface.
Si l'on interpose entre l'œil observé et cette image une lentille
biconcave *cc*, dont le foyer principal tombe en dedans de *a'b'*, dès
lors les rayons lumineux, de convergents qu'ils étaient vers *a'b'*,
sont rendus divergents, et l'image *a'b'* ne se produit plus ; mais
nous obtenons au lieu d'elle une image *a"b"* virtuelle, redressée
et agrandie. Il y a ici deux conditions à remplir pour que l'image
virtuelle *a"b"* se forme nettement : il faut que, comme dans la
lunette de Galilée, le foyer de la lentille biconcave *cc* se trouve
toujours en dedans du point correspondant à l'image *a'b'*, et en
second lieu on doit modifier la position de la lentille biconcave,
de manière que son image virtuelle *a"b"* se forme à la distance
de la vision distincte de l'observateur.

On peut examiner encore l'œil en se servant du cristallin
comme d'une loupe. Pour cela, on se rapproche du malade, qu'on
engage à regarder un objet très éloigné, afin que la surface rétinienne éclairée soit au foyer principal, puisqu'elle ne peut être
en avant de celui-ci, à moins que l'œil ne présente cet état de la
réfraction particulier, qu'on a désigné sous le nom d'hypermétropie, et dans lequel le foyer des rayons parallèles se fait en
arrière de la rétine ; mais par ce mode d'examen, on ne voit que
des détails peu étendus de la surface rétinienne.

Ce procédé, qui consiste à se servir du cristallin comme d'une loupe, est mieux indiqué pour examiner les objets situés dans le corps vitré, car nous sommes ici tout à fait dans les conditions nécessaires pour l'examen à la loupe ; car, comme vous pouvez le voir sur la figure 18, l'objet à examiner AB placé dans le corps vitré se trouve situé entre la lentille et son foyer principal F, situé sur la rétine, si l'œil est accommodé pour la vision d'objets éloignés. Aussi l'œil observateur placé en avant de F′ verra-t-il en *ab* une image réelle et agrandie de AB.

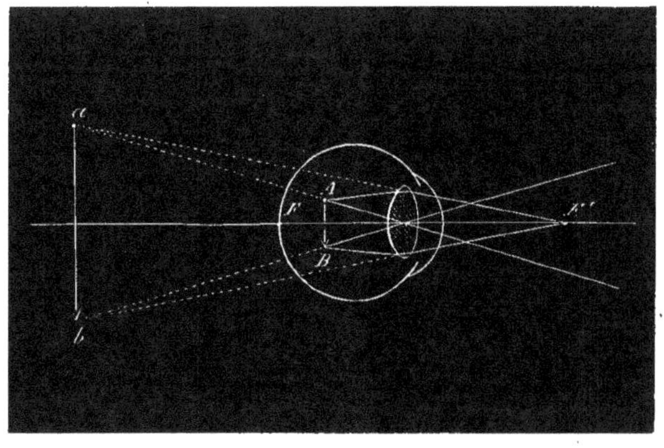

Fig. 18. — Examen par l'image droite, le cristallin fonctionnant comme loupe.

Maintenant, messieurs, que je vous ai exposé les principes généraux sur lesquels repose la théorie de l'examen de l'œil par l'ophthalmoscope, il me reste à vous parler des appareils qui ont été construits pour remplir ces conditions théoriques. Il me faudrait un grand nombre de leçons pour vous décrire tous les ophthalmoscopes qui ont vu le jour depuis la découverte de M. Helmholtz, et qui, hélas ! sont allés où vont tant d'inventions nouvelles, tant de nouvelles pinces à ligature, de nouvelles aiguilles à cataracte, tant de porte-caustique et de spéculum, etc. Heureusement le temps me fait défaut pour cela, car si le temps ne me manquait pas, je serais saisi d'un véritable effroi à la pensée de décrire devant vous tant de choses inutiles ou enfantines, absolument défectueuses, compliquées à plaisir, et souvent faites dans le seul but d'attacher un nom à un instrument. Comme il ne faut pas tenter des inutilités, je ne vous parlerai que d'un petit nombre d'ophthalmoscopes; et après vous avoir décrit surtout les instruments dont on fait le plus souvent usage, je vous entretiendrai des dispositions que doivent prendre l'observateur et l'observé.

Il y a, en effet, dans tout examen ophthalmoscopique, à considérer trois choses :

1° La disposition mécanique des appareils, et, sous ce titre, j'étudierai la disposition du réflecteur de la lumière, les diverses sortes de lentilles ou de prismes destinés à modifier la marche des rayons lumineux qui doivent arriver à l'œil du médecin; enfin le mode de support des miroirs, ce qui me conduira à vous parler des ophthalmoscopes fixes, qui rendent de si grands services quand il s'agit de faire examiner un malade à un grand nombre d'élèves.

2° La disposition de l'œil observé, son état de réfraction ou d'accommodation, sa sensibilité, l'état de dilatation ou de resserrement de sa pupille.

3° La disposition de l'œil de l'observateur, sa puissance réfringente ou d'accommodation, etc.

I. — Les réflecteurs les plus simples sont les miroirs concaves, qui sont, du reste, le plus généralement employés en Allemagne et en France. Je me sers ordinairement d'un miroir concave de verre (fig. 19), de 25 centimètres de foyer, étamé dans toute son étendue, à l'exception de son centre, où l'étamage a été enlevé dans un cercle de 4 millimètres de diamètre. Ce miroir *a* est porté sur un cadre qui est vissé sur un manche *b*. Derrière ce miroir est un cercle dans lequel on peut déposer et fixer, à l'aide de tiges mobiles, des lentilles biconvexes ou biconcaves.

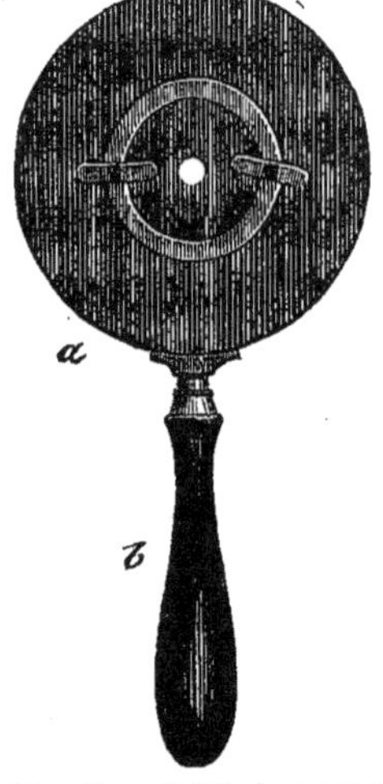

Fig. 19.—Ophthalmoscope mobile à miroir concave.

J'emploie aussi un ophthalmoscope derrière lequel se trouve un disque mobile sur son centre et portant six petites lentilles, dont trois concaves et trois convexes, qui peuvent venir se placer successivement en arrière de la partie centrale détamée du miroir, et sont destinées à modifier la marche des rayons lumineux arrivant à l'œil de l'observateur.

Au lieu de miroirs de verre étamé, on a fait des miroirs métalliques; mais je donne la préférence aux premiers, qui l'emportent sur les autres par la quantité de lumière réfléchie et la conservation de leur pouvoir réfléchissant. Les miroirs de verre ont bien l'inconvénient de donner pour chaque rayon incident deux rayons réfléchis, l'un par la surface métallique, l'autre par la surface du verre; mais ce fait, qui pourrait être un grave inconvénient dans de délicates expériences d'optique, est ici sans importance.

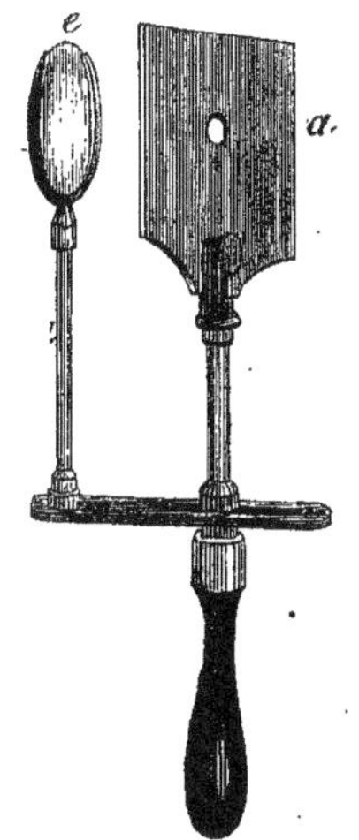

Fig. 20.— Ophthalmoscope de Coccius.

On peut se servir, vous ai-je dit, de réflecteurs formés par un miroir plan ou convexe sur lequel on projette un faisceau de rayons lumineux concentrés par une lentille. M. Coccius a fait construire un ophthalmoscope (fig. 20) à miroir plan *a*, associé à une lentille biconvexe *e*; mais à l'aide de ce réflecteur, il est moins facile d'éclairer l'œil du malade qu'avec les miroirs concaves, car il faut faire passer par le centre de la lentille les rayons lumineux qui doivent converger vers le miroir.

M. Zander a donné son nom à un ophthalmoscope dans lequel le réflecteur est formé par un miroir convexe associé à une lentille biconvexe; mais le reproche que j'adressais à l'ophthalmoscope de M. Coccius, de compliquer sans profit le manuel opératoire, s'applique encore mieux à l'instrument de M. Zander.

On a aussi employé comme réflecteurs des lentilles biconvexes étamées sur une de leurs faces, excepté en un point qui correspond au centre de la lentille : tel est l'ophthalmoscope de M. Burow. On s'est ainsi proposé d'employer le réflecteur comme une lentille de correction. Le rayon de courbure des surfaces de la lentille, l'indice de réfraction du verre, doivent être étudiés pour déterminer exactement la direction des rayons lumineux qui traversent cet ophthalmoscope, aujourd'hui à peu près complétement abandonné.

Enfin on a construit des réflecteurs à l'aide de prismes, mais il n'y a eu que peu d'ophthalmoscopes établis d'après ces données. C'est M. Ulrich (de Gœttingue) qui songea, le premier, à utiliser la réflexion totale des prismes pour éclairer le fond de l'œil. Son ophthalmoscope, qui consiste en deux prismes adossés, vous donnera une bonne idée de ces instruments, et je vais vous dire deux mots du principe sur lequel il repose. Soit F (fig. 21) une

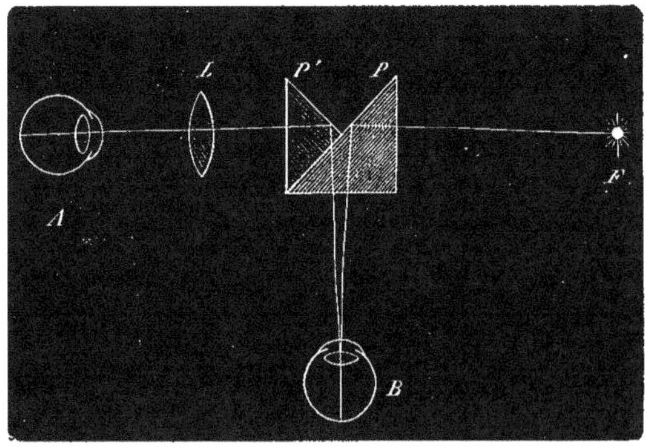

Fig. 21. — Ophthalmoscope à prismes réflecteurs.

flamme envoyant des rayons lumineux sur la surface hypoténusienne d'un premier prisme P, ces rayons lumineux subiront là une réflexion totale, et viendront éclairer la rétine de l'œil observé B. Les rayons de retour arriveront sur la surface hypoténusienne d'un autre prisme P', qui les dirigera du côté de l'œil de l'observateur A. Ces deux prismes sont montés dans un tube de cuivre qu'on tient à la main, et l'on modifie par une lentille biconvexe L la marche des rayons lumineux émanés de l'œil observé. Quoique la réflexion totale de la lumière par les prismes puisse être bonne pour éclairer le fond de l'œil, l'emploi des ophthalmoscopes à prismes offre plus d'inconvénients que d'avantages. Ces instruments sont d'un prix élevé, leur maniement est difficile, et par les recherches successives qu'on est obligé de faire pour explorer toute l'étendue de la rétine, en changeant le prisme de place, cet examen devient fatigant.

Je vous ai dit, messieurs, que l'action des réflecteurs est aidée par des lentilles convergentes ou divergentes. Quand on veut rétrécir l'image rétinienne extériorée, la rendre plus nette sur les bords, plus lumineuse, il suffit de placer entre le point où elle se fait et l'œil observé une lentille biconvexe à court foyer; cette lentille ramènera l'image à son foyer, et comme nous le connaissons déjà, nous saurons quel point cette image occupe dans l'espace. Il est facile de comprendre que plus la lentille est convergente, plus l'image est petite et rapprochée de la lentille; aussi, quand vous voudrez augmenter la grandeur des images, vous devrez vous servir de lentilles à foyer plus long. Ce serait donc une grosse erreur de croire que les lentilles biconvexes ainsi placées entre l'œil observé et l'image extériorée de la rétine agissent comme une loupe, et que pour obtenir un fort grossissement, il faut une lentille à très court foyer. C'est cependant ce qu'un oculiste de profession semble croire en parlant toujours du *verre grossissant* qu'on place devant l'œil; dans le cas actuel, c'est *verre rapetissant* qu'il faudrait dire.

Vous devrez avoir à votre disposition plusieurs sortes de lentilles biconvexes et biconcaves. Je vous conseille d'employer habituellement, pour le *procédé par l'image renversée*, une lentille biconvexe de 3 pouces; puis, quand vous voudrez obtenir une image plus grande, vous vous servirez de lentilles de 3 pouces et demi à 4 pouces de foyer.

Quant aux lentilles biconcaves dont on fait usage pour le *procédé par l'image droite*, elles devront être plus nombreuses, mais je vous engage à garder surtout dans vos trousses d'ophthalmoscope les n°ˢ 8, 15 et 20.

Les médecins qui ont fait des démonstrations ophthalmoscopiques n'ont pas tardé à éprouver le besoin d'instruments qui permissent, une fois l'œil du malade convenablement placé, de montrer, en peu de temps, à un grand nombre d'élèves les lésions profondes de l'œil; de là est née l'idée des ophthalmoscopes fixes. Ces ophthalmoscopes, posés sur un pied, sont aussi très utiles pour les études prolongées, fines, et les dessins ophthalmoscopiques. Ils ont encore un autre but, un but scientifique que vous ne soupçonnez pas sans doute, mais qu'ont bien compris tous ceux qui ont commencé ici, depuis quelques années, des démonstrations ophthalmoscopiques. Il s'est rencontré des médecins qui ont nié la possibilité de voir les parties profondes de l'œil, et qui ont considéré l'ophthalmoscope comme aussi mensonger que le microscope, dans lequel on voyait, disaient-ils, tout ce qu'on voulait. Je ne prendrai pas la peine de répondre à de semblables objections, mais je peux dire que les ophthalmoscopes fixes nous ont permis de lever tous les doutes des personnes qui se défiaient des résultats obtenus par ce mode d'examen, et n'avaient pas l'habitude des ophthalmoscopes mobiles.

Il y a un certain nombre d'ophthalmoscopes fixes. M. Cusco, M. Liebreich, M. Ruete, etc., en ont construit, et celui que je vous montre ici a été disposé par M. Nachet fils et par moi. C'est un instrument qui m'a rendu les plus grands services pour la démonstration ophthalmoscopique, et il me paraît répondre à toutes les nécessités de cet examen. Il se compose (fig. 22) d'un corps formé de deux tubes de cuivre A qui se meuvent l'un sur l'autre à l'aide d'une crémaillère f et d'un piton à engrenage c; à l'une des extrémités de ce corps est placé un miroir concave a, de 25 centimètres de foyer, étamé, excepté à son centre, et mobile autour d'un de ses diamètres, de manière à pouvoir varier ses inclinaisons; à l'autre extrémité de ce corps est placée une lentille biconvexe b. Par suite du mouvement des deux tubes, le miroir et la lentille peuvent être éloignés ou rapprochés l'un de l'autre. Le corps de l'instrument, garni de diaphragmes à son intérieur, peut tourner sur son axe, ce qui permet d'aller chercher la lumière dans toutes les directions. Ce corps de l'appareil est supporté par une tige gg pouvant être élevée ou abaissée à l'aide d'une crémaillère h, et fixée par un écrou y à une table i. De la partie inférieure de cette tige verticale part une tige horizontale ll qui supporte à l'autre extrémité une seconde tige verticale nn, mobile, terminée par une plaque concave k sur laquelle l'observé pose son menton. Sur le corps de l'instrument est adaptée une tige articulée *d*, mobile, terminée par une boule *e*, qui sert à diriger l'œil du malade. Enfin, dernièrement, j'ai fait placer entre la tige verticale qui supporte le corps de l'instrument et celui-ci une petite tige articulée en genou, de manière à pouvoir imprimer au corps de l'appareil des mouvements de haut en bas. Le chirurgien peut, à l'aide de cette petite tige articulée, plonger, pour ainsi dire, dans l'œil du malade, et examiner les lésions profondément situées sur la partie inférieure de la rétine.

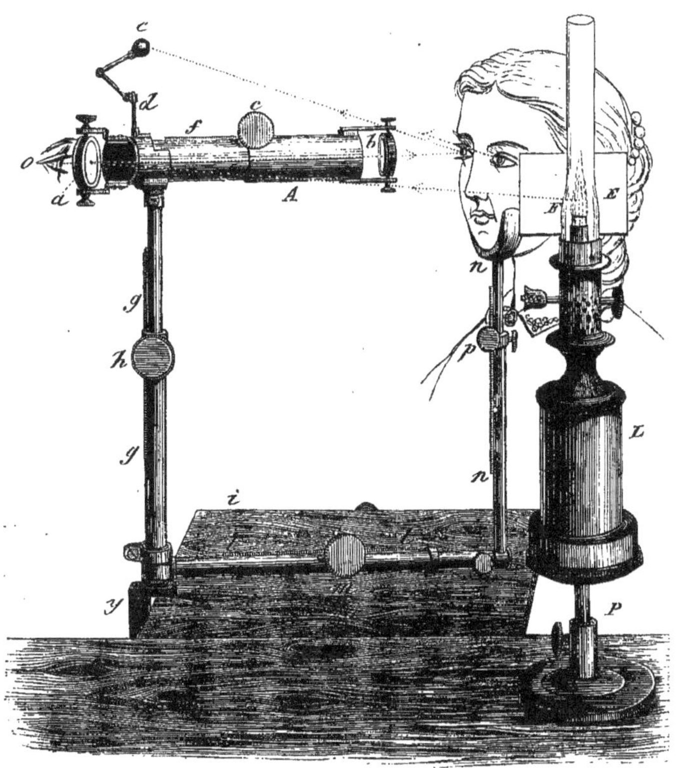

Fig. 22. — Ophthalmoscope fixe de MM. Follin et Nachet.

L'ophthalmoscope fixe de M. Liebreich diffère de celui que je viens de vous décrire ; la lentille n'est plus mobile, mais le miroir se déplace. C'est là, selon moi, une disposition qui offre quelques inconvénients; de plus l'appareil du médecin allemand jouit d'une telle mobilité, que le plus petit mouvement du malade imprime à tout l'ensemble de l'instrument des déplacements qui nuisent à la nette perception des images.

L'ophthalmoscope de M. Cusco consiste en un miroir et une lentille pouvant s'éloigner et se rapprocher à l'aide d'une vis de rappel, et réunis par une tige, au lieu de l'être par deux tubes de cuivre, comme dans les instruments dont jé viens de vous parler. C'est le moins compliqué, et partant le moins cher de tous les ophthalmoscopes fixes.

Tels sont, messieurs, les appareils qui servent en général aux démonstrations ophthalmoscopiques; mais pour des études minutieuses, pour de fines recherches, et encore dans un autre but, on s'est servi de cèrtains accessoires : je vais donc vous dire quelques mots de l'ophthalmo-microscopie, de la micrométrie ophthalmoscopique, et de l'application de la photographie à la reproduction des lésions profondes de l'œil.

L'ophthalmo-microscope est très facile à établir ; il suffit de placer derrière le trou du miroir l'extrémité objective d'un microscope à long foyer, à travers lequel on examine l'image aérienne et renversée du fond de l'œil, comme on examine un objet quelconque par transparence. M. Coccius a construit un ophthalmoscope de ce genre, et rien ne serait si simple que de disposer la même chose sur mon grand ophthalmoscope fixe. On aurait là toutes les conditions d'immobilité qu'exigent les examens microscopiques. Dans quelques cas fort rares, l'examen ophthalmo-microscopique peut rendre certains services, et permettre d'apercevoir des détails d'une finesse extrême ; mais il faut dire tout de suite que l'agrandissement obtenu par l'examen des yeux à l'aide de l'image droite suffit à tous les besoins de la pratique. D'ailleurs les merveilles qu'annonçait à son début l'ophthalmo-microscopie ne se sont pas réalisées, et ce mode d'examen n'a servi qu'à conduire à des erreurs assez plaisantes dont je vous parlerai plus tard.

La micrométrie, qui s'est annoncée sous des apparences plus pratiques, n'a pas donné des résultats plus sérieux. On peut mesurer la grandeur des images rétiniennes de plusieurs manières ; mais il n'est guère permis de conclure de la grandeur de l'image à la grandeur réelle de l'objet. Parmi les procédés de micrométrie qui visent à la précision, il faut citer celui de M. Liebreich. Cet oculiste a imaginé de placer dans l'intérieur de son ophthalmoscope fixe un micromètre. Cet instrument consiste simplement en une lame de verre transparent, divisée par des traits au diamant en petits carrés d'une étendue déterminée. On peut voir alors combien l'image de la papille du nerf optique occupe de ces petits carrés, et déterminer approximativement l'étendue de cette image. Mais nous ne croyons pas à la valeur absolue de cette mensuration ; c'est en effet un problème très compliqué que de mesurer d'après son image la grandeur réelle d'une partie du fond de l'œil. Il faut, en effet, tenir compte de plusieurs conditions : la grandeur de l'image variera d'abord suivant le numéro de la lentille ; puis, les propriétés réfringentes des milieux de l'œil varieront suivant la distance pour laquelle l'œil sera accommodé ; enfin, la réfraction absolue de l'œil variant suivant les individus myopes ou hypermétropes, les images du fond de l'œil produites avec les mêmes lentilles n'auront plus la même grandeur. D'autre part, comment chez des amaurotiques, où il serait utile de connaître les dimensions de la papille, déterminerez-vous la puissance réfringente, et comment saurez-vous si dans l'amaurose l'œil est à l'état de repos ou d'adaptation ? En résumé, messieurs, si nous croyons qu'il soit possible avec le micromètre de conclure de la grandeur de l'image à la grandeur de l'objet, du moins est-il un certain nombre de questions qu'il faudra résoudre avant d'arriver à ce résultat, et encore nous fera-t-il défaut dans les circonstances où il nous serait le plus intéressant de le connaître, c'est-à-dire dans les amauroses par suite d'altérations papillaires.

Vous savez, messieurs, que la photographie a fait invasion dans le domaine des sciences médicales, mais jusqu'alors les résultats obtenus n'ont pas été brillants. Les photographies de pièces anatomiques, de préparations microscopiques, affichent la prétention d'être exactes, mais elles sont de beaucoup inférieures à ce que nous donne le crayon de nos habiles dessinateurs. Si la représentation photographique d'objets qu'on a sous la main présente des difficultés, combien doit être plus difficile encore la photographie du fond de l'œil. Cependant M. Liebreich a annoncé à l'Institut de France qu'il avait photographié le fond de l'œil en adaptant l'extrémité objective d'une chambre obscure au trou large de 5 lignes d'un miroir métallique concave et à court foyer ; ce miroir pouvait s'éloigner et se rapprocher de la chambre obscure, et l'on disposait l'appareil de façon à recevoir l'image du fond de l'œil sur une plaque sensible. La chose paraît ainsi assez simple, et cependant les épreuves obtenues par ce moyen ont été si fugaces, si peu nombreuses, qu'on a fini par nier l'utilité de ces photographies ophthalmoscopiques qui devaient servir à démontrer l'image renversée, à mesurer très exactement le fond de l'œil, enfin qui étaient destinées à remplacer tout à fait les dessins ophthalmoscopiques.

Pour terminer ce que j'ai à vous dire de l'instrumentation ophthalmoscopique, il me reste à vous parler du mode d'éclairage dont vous devrez faire usage. C'est chose très importante d'étudier la nature de la lumière qu'on emploie et ses propriétés plus ou moins irritantes pour l'œil, car vous n'ignorez pas que l'irritation de l'œil peut être la conséquence d'un examen ophthalmoscopique trop prolongé et fait avec un mauvais foyer de lumière. Ce fut même là, il y a quelques années, une grave objection contre l'emploi de l'ophthalmoscope, mais cette objection est réduite aujourd'hui à sa juste valeur.

Lorsque vous examinerez certaines parties de l'œil, que je vous indiquerai plus tard, vous n'aurez besoin que d'un très faible éclairage, et l'observé n'accusera aucune gêne. Mais pour d'autres affections, il est nécessaire d'employer une lumière assez vive ; or, qui dit lumière vive, avec nos procédés usuels d'éclairage, dit lumière pénible, irritante. Et pour vous bien faire comprendre la nature de ce principe irritant, je vous demande la permission d'entrer dans quelques détails sur la composition de la lumière.

Vous connaissez, messieurs, la célèbre expérience de Newton, par laquelle il fixa la composition de la lumière, en faisant passer à travers un prisme un faisceau de rayons lumineux. Il décomposa ce faisceau de lumière blanche en rayons colorés d'inégale réfrangibilité. Après cette décomposition, les rayons rouges occupent la partie supérieure, et les rayons violets la partie inférieure de cet ensemble de rayons colorés qui constituent le spectre solaire visible. Mais outre ces rayons colorés, il existe encore dans la lumière blanche d'autres rayons, ainsi que le démontre l'expérience suivante. Si l'on prend un thermomètre, et si on le place un peu au-dessous des rayons violets du spectre, on commence à percevoir des traces de chaleur sensible. En élevant le thermomètre, la chaleur va en augmentant depuis le violet jusqu'au rouge ; et là où le spectre cesse, au-dessus du rouge, le thermomètre accuse encore la présence de rayons de chaleur jusqu'à une distance du rouge presque égale à celle qui sépare le rouge du violet. Il y a donc dans le spectre, outre les rayons lumineux, un grand nombre de rayons de chaleur obscure.

Si l'on examine le spectre solaire, au point de vue de son action sur les substances chimiques impressionnables à la lumière, on reconnaît que c'est vers la partie inférieure, dans les rayons indigo, violet et plus bas encore, dans la région dite des rayons ultra-violets, que se manifeste, avec le plus d'énergie, l'action photographique.

Substituons maintenant notre œil au thermomètre, il n'éprouvera aucune fatigue dans la région des rayons bleus et verts, et la pupille sera dilatée ; mais lorsque l'œil arrivera dans la région des rayons jaunes, orangés, une certaine irritation se manifestera, et elle atteindra son maximum dans les rayons rouges, en même temps que la pupille se resserrera. Si l'œil monte ensuite dans la région de la chaleur obscure, cette irritation disparaît et la pupille se dilate de nouveau. Toute la chaleur, comme l'a démontré M. Janssen, est absorbée par les milieux de l'œil ; ce n'est donc pas elle qui nuit lorsque nous projetons dans l'œil une certaine quantité de lumière. Il ne pénètre du reste dans cet œil que la chaleur qui accompagne les rayons colorés, et dans une lampe modérateur ordinaire, cette chaleur des rayons colorés n'est que la douzième partie de la chaleur totale envoyée par la flamme.

Si nous descendons l'œil dans la région des rayons ultra-violets, cet organe ne tarde pas à percevoir une sensation toute particulière de cuisson, de gêne, de malaise, et si la lumière est abondamment chargée de rayons ultra-violets, l'œil devient phosphorescent, ce que nous pourrons constater en regardant l'œil dans un miroir, au milieu d'une chambre peu éclairée. C'est donc dans la partie verte du spectre et dans celles qui l'avoisinent, que nous trouvons les rayons lumineux les mieux appropriés à notre vision.

Si maintenant nous recherchons dans quelle proportion tous ces rayons se trouvent dans nos différentes lumières, nous arrivons à ce résultat : la lumière des lampes contient $\frac{11}{12}$ de chaleur obscure, et les rayons lumineux sont surtout rouges et orangés ; la lumière du gaz est plus riche en rayons bleus et violets, mais elle contient encore une forte proportion de rayons rouges et orangés ; enfin, la lumière électrique possède une forte proportion de rayons violets et ultra-violets.

Frappés des inconvénients produits par l'emploi d'une lumière trop chargée de rayons rouges et orangés, nous nous sommes demandé, M. Janssen et moi, s'il n'était pas possible de modifier cette lumière de façon à la rendre moins pénible à l'œil de l'observé ; et après avoir étudié cette question, nous sommes arrivés à la résoudre aussi complétement que possible. Voilà deux ans que j'emploie les moyens que nous avons indiqués, et je m'en suis toujours très bien trouvé, tant pour l'observateur que pour l'observé, dont la pupille ne se contracte pas aussi énergiquement que lorsqu'elle reçoit de la lumière chargée des rayons nuisibles dont je viens de vous parler. Voyons maintenant quels sont ces moyens.

Des expériences sur la composition de la lumière que je vous ai rappelées, il y a un instant, nous pouvons tirer cette conclusion assez remarquable, savoir : que c'est dans la partie verte du spectre et celles qui l'avoisinent, que nous trouvons les rayons qui paraissent le mieux appropriés aux conditions de notre vision, et qu'au fur et à mesure que les rayons lumineux s'éloignent de ceux-là, ils perdent de plus en plus cette appropriation.

Il fallait donc épurer la lumière en absorbant les rayons nuisibles au moyen de verres convenables. Or, comme les lampes dont nous nous servons pour l'examen ophthalmoscopique sont surtout riches en rayons rouges, jaunes, orangés, ce sont ces rayons qu'il fallait éteindre à l'aide de verres légèrement verts ou teintés de bleu par le cobalt, qui conviennent parfaitement pour arriver à ce résultat.

L'appareil destiné à tamiser la lumière peut s'appliquer aussi bien sur la lampe figurée ci-contre que sur toute autre lampe.

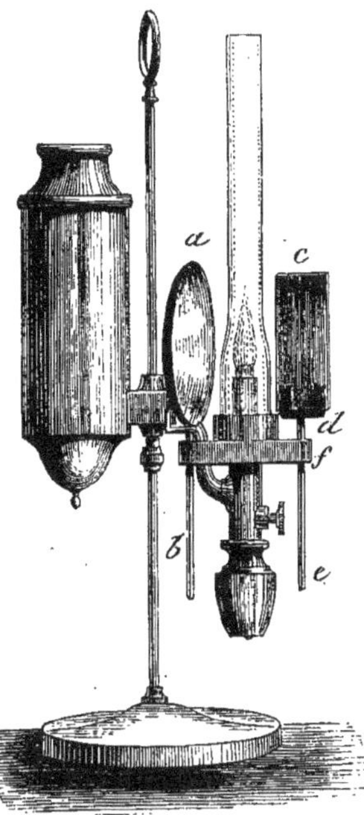

Fig. 23. — Appareil pour modifier la lumière.

Il se compose d'un anneau de cuivre *f*, qui supporte deux tiges : l'une *b*, surmontée d'un miroir concave, *a*; l'autre *e*, qui se termine en *d*, par une double pince à pression continue, destinée à recevoir des verres bleus *c*, de teintes variées. Les deux tiges *b* et *e* glissent de haut en bas et de bas en haut dans l'anneau, et peuvent toujours être placées de façon que le centre du miroir corresponde bien à celui de la flamme de la lampe.

Le miroir a pour fonction de renvoyer un grand nombre de rayons lumineux, qui, sans lui, s'irradieraient en pure perte pour l'observateur. La tige *ed* sert à supporter toutes sortes de verres colorés, depuis ceux qui sont légèrement bleus jusqu'à ceux qui sont fortement teintés en bleu. Afin de ne pas mêler la lumière tamisée par ces verres avec les rayons lumineux renvoyés par la surface jaune de la lampe de cuivre, nous avons le soin, en outre, d'entourer tout l'appareil d'un cylindre de carton percé seulement au niveau de la flamme. Nous n'employons, dans l'examen ophthalmoscopique habituel, que des verres bleus de teinte variable, parce que la lumière dont nous nous servons est peu riche en rayons chimiques; mais si l'on voulait purifier davantage cette lumière de tous ses rayons irritables pour l'œil, on pourrait la tamiser encore à l'aide d'un verre coloré par l'oxyde d'urane, et on la dépouillerait ainsi de tous ses rayons chimiques. A cet effet, il suffirait de mettre dans la pince d, à côté d'un verre bleu, une lame mince d'un verre coloré par l'oxyde d'urane. On obtient ainsi une lumière des plus agréables à l'œil, et que le chirurgien, comme le malade, peuvent regarder de près, sans en être fâcheusement éblouis.

Le petit appareil que nous venons de décrire a été construit par un habile opticien, M. Duboscq; il est d'un prix peu élevé, et peut s'adapter à toutes les lampes.

On arrive encore au même résultat en plaçant la lampe dans une boîte carrée rectangulaire dont une des faces est percée d'une ouverture au niveau de la flamme de la lampe. Un verre coloré en bleu bouche l'ouverture de la boîte et sert à tamiser les rayons lumineux; la lumière est toutefois moins intense, par suite de l'absence du miroir concave.

Les remarques précédentes peuvent s'appliquer aussi bien à l'emploi de la lumière qui doit servir à l'ophthalmoscope qu'au choix souvent si irrationnel des verres de conserves.

II. — Maintenant, messieurs, que nous avons déterminé le mode d'éclairage auquel il faut donner la préférence dans l'examen ophthalmoscopique, il nous reste à nous occuper de la position à prendre par l'observé et par l'observateur. Avant de commencer votre examen, vous vous assurerez de l'état de la pupille, et si elle est trop étroite, vous produirez sa dilatation artificielle à l'aide des mydriatiques, que vous emploierez selon les indications que je vous ai données dans la leçon précédente. Quoiqu'on puisse, à la rigueur, se passer de cette dilatation, surtout si l'observé est jeune, car à cet âge la dilatation pupillaire est normalement assez considérable, je vous conseille cependant, lorsque vous voudrez faire un examen ophthalmoscopique sérieux, d'agrandir préalablement l'ouverture pupillaire. C'est, en effet, seulement après l'emploi des mydriatiques, que vous pourrez reconnaître certaines cataractes commençantes; les stries opaques sont alors très petites, n'occupent encore que la circonférence du cristallin ; et si la pupille n'est pas dilatée, ces stries seront masquées par l'iris.

Parmi les conditions qui facilitent l'examen ophthalmoscopique, une des plus essentielles est de se placer avec le malade dans un endroit obscur. On distingue mieux les images aériennes qui, sans cette précaution, paraîtraient peu brillantes et dont on ne pourrait saisir tous les détails.

Vous ferez ensuite asseoir votre malade en face et un peu au-dessous de vous, et vous disposerez la lumière de telle sorte, que la flamme et l'œil du malade soient à peu près sur le même plan.

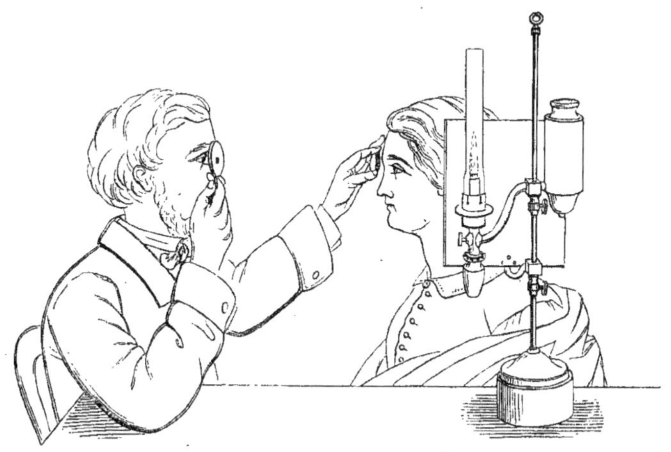

Fig. 24. — Examen ophthalmoscopique. Position de l'observateur et de l'observé.

Un écran sera placé entre la lampe et la tête du sujet observé, afin d'empêcher les rayons lumineux de frapper son visage, qui reste ainsi dans une région obscure.

Il serait tout à fait urgent, dans un grand nombre de cas, de pouvoir fixer l'œil du malade, mais on ne peut pas songer à agir directement sur le globe oculaire. Si le malade y voit encore, vous pouvez diriger ses yeux suivant les différents points de votre visage; mais quand l'individu est tout à fait amaurotique, vous n'avez plus cette ressource. On peut alors diriger l'œil suivant une position donnée à la main de l'observé. Vous placez son membre supérieur dans une certaine direction, puis vous l'engagez à porter ses regards de ce côté, et instinctivement son œil se meut dans la direction donnée. La papille du nerf optique se trouvant en dedans et un peu au-dessous du pôle postérieur du globe, lorsque vous voudrez l'examiner, vous engagerez le malade à diriger l'œil qu'on examine en dedans et un peu en haut, vers votre oreille droite par exemple, si vous examinez l'œil droit, puisque le malade est assis en face et un peu au-dessous de vous.

III. — Après avoir ainsi disposé le malade, vous prendrez de la main droite le manche de l'ophthalmoscope, et en même temps que vous dirigerez un peu vers la tempe la surface du miroir, vous vous arrangerez de façon que les rayons lumineux incidents sur ce miroir aillent se réfléchir dans l'axe de la pupille observée. Cette manœuvre exige toujours quelques tâtonnements, mais peu à peu on arrive à bien trouver du premier coup l'inclinaison qu'il convient de donner au miroir pour éclairer l'espace pupillaire. Si vous employez quelques-uns de ces ophthalmoscopes à miroir plan, munis d'une lentille biconvexe destinée à faire converger les rayons lumineux de la lampe sur le miroir (ophthalmoscope de Coccius), il vous sera moins facile que dans le cas précédent d'éclairer l'œil de votre malade. En effet, il faudra faire passer par le centre de la lentille les rayons lumineux qui doivent converger vers le miroir, et il y a là une petite complication qu'on supprime en faisant usage du simple miroir concave.

Nous savons déjà que le chirurgien doit regarder à la distance de sa vision distincte une image réelle ou virtuelle : réelle, s'il fait usage de lentilles biconvexes; virtuelle, s'il emploie le procédé par l'image droite. Dans le cas d'image réelle, on connaît à peu près la place de cette image par rapport à la lentille ; mais cette distance variera suivant l'état réfringent de l'œil de l'observé. En effet, cette image, devant se faire en l'absence de toute lentille à une distance de l'œil égale à la distance de sa vision distincte, se fera nécessairement à une distance moindre pour le myope que pour l'hypermétrope; l'observateur devra donc, lorsqu'il examinera un myope, placer la lentille à une distance plus rapprochée de l'œil du malade, et se tenir peu éloigné de celui-ci, puisqu'il doit regarder cette image très rapprochée du malade à la distance de sa vision distincte. Si l'observé au contraire est hypermétrope, la lentille devra être placée à une distance plus grande de son œil, et le chirurgien devra être, lui aussi, plus éloigné du malade que dans le cas précédent.

L'observateur peut lui-même être myope ou hypermétrope, alors il armera son œil de verres concaves ou convexes d'un numéro approprié, pour corriger ces défauts de la vision et ramener les images à la distance normale de la vision distincte.

Dans tout ce que je vous ai dit jusqu'alors, j'ai supposé que le médecin procédait à l'examen ophthalmoscopique à l'aide d'un seul œil, cependant il serait préférable de se servir des deux yeux. Cela permettrait d'éviter quelques-unes des difficultés qu'éprouvent les commençants lorsqu'il s'agit de diriger exactement la lumière sur l'œil observé, et pourrait encore causer moins de fatigue à l'œil de l'observateur, donner une plus grande étendue à son champ de vision, enfin lui faire voir en relief, ou avec une très exacte appréciation des distances, les exsudats qu'on trouve dans différents plans des membranes de l'œil.

Déjà quelques instruments d'optique sont binoculaires, les stéréoscopes par exemple, et l'on a même construit sous cette forme des microscopes ; mais il devait paraître difficile de soumettre à l'examen des deux yeux l'image ophthalmoscopique, lorsqu'on songe que les rayons lumineux sortent de l'œil par le même chemin qu'ils ont déjà parcouru pour y pénétrer.

M. Giraud-Teulon, malgré ces difficultés, a abordé ce problème, et l'a résolu d'une façon très satisfaisante. Il a d'abord recherché pourquoi on ne peut pas apercevoir aussi bien avec les deux yeux qu'avec un seul œil les rayons lumineux qui partent en divergeant de l'image aérienne produite entre l'observateur et la lentille biconvexe, dans le procédé d'examen par l'image renversée. Il trouva un premier obstacle dans la distance considérable à laquelle l'observateur devrait se trouver pour pouvoir saisir en même temps avec deux yeux, écartés l'un de l'autre en moyenne de 2 à 2 pouces et demi, le faisceau de rayons divergents sortis de l'image réelle aérienne. Il démontra ensuite

par le calcul que si la pupille de l'observé offrait une dilatation
de 1 ligne, cette distance devait être de 5 pieds, et de 20 pouces
seulement si la pupille avait 3 lignes de diamètre.

Pour mettre à profit cette dernière indication, il prit d'abord
un miroir concave, un peu plus grand que celui qu'on emploie
dans les ophthalmoscopes habituels, mais de même longueur
focale (environ 30 centimètres), qui, au lieu d'un trou était muni
d'une fente horizontale ayant en hauteur le diamètre de la cornée,
6 à 7 millimètres, et dont la largeur correspondait à l'écartement des deux pupilles, 7 centimètres environ. Il constata bientôt que si, après avoir dilaté la pupille du sujet en observation,
on éclaire son œil en y projetant à l'aide de ce miroir concave et
d'une lentille biconvexe la lumière d'une lampe placée au-dessus
et derrière sa tête, on voit briller la papille du nerf optique de
l'œil gauche, par exemple, sur le côté droit de la fente horizontale ;
puis subitement l'œil gauche de l'observateur aperçoit aussi la
papille du nerf optique droit, et distingue alors deux images se
choquant par leurs bords.

Chacune de ces images a une grande tendance à s'effacer très
rapidement, et l'observateur devra s'être habitué à faire converger
fortement ses axes optiques pour amener les deux images à se
fusionner, de manière à produire l'impression d'une seule
image. Cette expérience démontre, d'une part, la diplopie qui se
produit dans la vision binoculaire d'une image ophthalmoscopique, et de l'autre la possibilité de faire fusionner par la seule
action des muscles oculaires la double image en une seule. Mais
si la solution théorique de ce problème était donnée, il restait
à faire passer la chose dans la pratique, et voici comment
M. Giraud-Teulon est arrivé à ce résultat dans son ophthalmoscope binoculaire :

Soient (fig. 25) deux rhomboèdres de verre MNPQ, M'NP'Q',
réunis par un de leurs angles en N, derrière le miroir concave
de l'ophthalmoscope. Prenons maintenant en avant d'eux
un point lumineux A qui fait partie de l'image ophthalmoscopique *ab* formée par la lentille biconvexe C. Le rayon AB émané
de ce point arrivera sur la surface NP du rhomboèdre gauche et

dans une direction telle, qu'il y subira une réflexion totale, et atteindra la surface MQ du rhomboèdre où une même réflexion le conduira dans la direction CD; là l'œil gauche de l'observateur recevra ce rayon réfléchi, et de la sorte verra le point A suivant le prolongement de cette ligne, en A'. Supposez un autre rayon lumineux AB', émané du point A, il suivra la même marche, et si l'observateur a un œil en D et l'autre en D', il verra en A' et en A" deux images du point A. Mais il faut maintenant fusionner facilement, sans fatigue des yeux, ces deux images en une seule : pour cela il suffit de placer sur le trajet de chacun des rayons CD et C'D' un prisme à base tournée en dehors ; le rayon CD subira en passant à travers ce prisme une déviation qui le rapprochera de la base du prisme, et par conséquent il se continuera suivant la direction DE. Or, l'œil placé en E verra alors le point A suivant le prolongement de la ligne DE, c'est-à-dire en A. Faites-en autant pour le côté opposé, et vous rapporterez les deux images A'A" au point A. L'observateur qui aura ses yeux placés l'un en E, l'autre en E', verra donc une seule image du point A.

L'ophthalmoscope de M. Giraud-Teulon est construit d'après ces données. Les deux rhomboèdres dont je viens de vous parler, et qui servent à la première déviation des rayons lumineux, sont situés derrière le miroir, de façon que le trou de celui-ci corresponde au point N. Les prismes correcteurs qui contribuent au fusionnement des images doubles sont aussi placés derrière les rhomboèdres et à leur côté externe : l'examen de la figure 25 fait bien voir une coupe transversale de l'instrument.

M. Giraud-Teulon assure que l'image ainsi obtenue fait relief, que la rétine se montre dans toute son épaisseur, que les vaisseaux qui sortent de la papille ne paraissent pas comme des points, mais comme de vrais troncs dont les rameaux s'étendent sur la surface rétinienne antérieure; enfin que la papille apparaît avec sa forme réelle, plane, concave ou convexe.

Pour l'examen avec l'ophthalmoscope binoculaire, la lampe doit être placée à 10 centimètres environ au-dessus de la tête de l'observé, car les mouvements du miroir se font seulement suivant un axe horizontal. L'éloignement de l'image réelle de

l'observateur est diminué, dans ce mode d'exploration, de la
moitié de la distance des deux yeux. On peut, à cause de cette
circonstance, diminuer d'autant le foyer du miroir, et par suite
entreprendre l'examen à une moindre distance qu'avec les
ophthalmoscopes monoculaires.

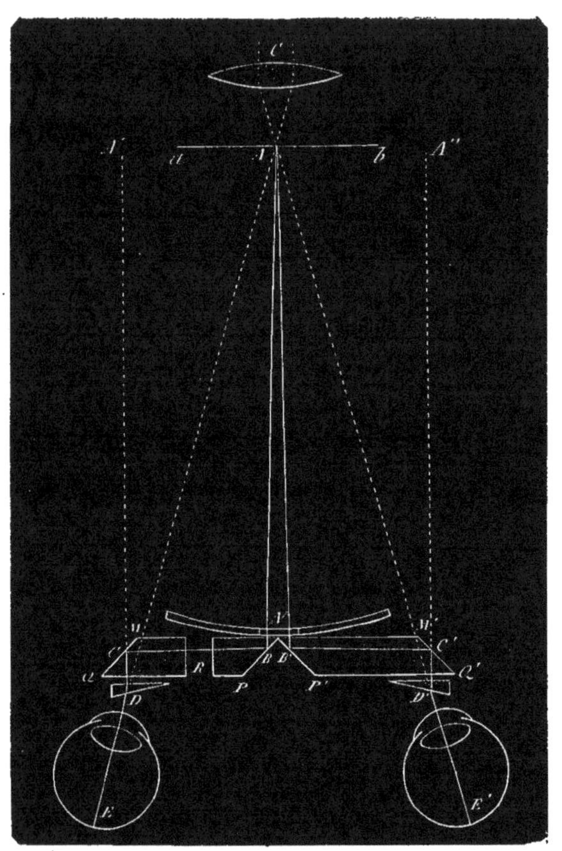

FIG. 25. — Théorie de l'ophthalmoscope binoculaire.

Pour fusionner en une seule les deux images, il suffit pour les
myopes de prismes de 7 à 8 degrés, tandis que les presbytes
devront se servir de verres convexes décentrés de 1 centimètre
de foyer environ ; ces derniers verres produisent, outre le fusionnement, un grossissement notable des images.

Dans l'examen à l'image droite, on rapproche l'ophthalmoscope de l'œil de l'observé, et l'on fait usage de verres concaves des numéros 6 à 10. Ces verres sont décentrés et placés derrière l'instrument devant chacun des yeux de l'observateur, de façon que leur bord épais soit tourné d'un côté en dedans, de l'autre en dehors.

L'ophthalmoscope binoculaire s'est heurté devant d'assez grandes difficultés pratiques; et, parmi celles-ci, je dois vous signaler la nécessité de varier la distance qui sépare les rhomboèdres suivant les individus, à cause de la différence dans l'écartement des yeux. Cette difficulté a été vaincue de diverses façons; premièrement en inclinant les faces externes des rhomboèdres sous un angle supérieur à 45 degrés; deuxièmement en ajoutant à ces rhomboèdres des prismes de réfrangibilités variables. Mais le procédé qu'on emploie aujourd'hui pour remédier à cet inconvénient est beaucoup plus simple. Les prismes D et D' (fig. 25) présentent la même réfrangibilité et sont inclinés à 45 degrés; seulement le rhomboèdre MNPQ, d'un côté, est divisé en deux moitiés qui peuvent s'écarter à l'aide d'une vis; dans ce mouvement, le prisme D suit la moitié externe du rhomboèdre et s'éloigne ainsi du prisme du côté opposé D'. L'intervalle R qui existe alors entre les deux moitiés du rhomboèdre étant très minime, on peut considérer comme insignifiante la déviation qui en résulte dans la marche des rayons lumineux.

Pour terminer, messieurs, ce qui a rapport aux instruments destinés à l'exploration de l'œil à l'aide de la lumière artificielle, je veux vous dire quelques mots d'un appareil très ingénieux, imaginé par M. Coccius pour voir sa propre rétine, et qu'il a décrit dans un opuscule portant le titre assez plaisant d'*Autopsie de l'œil par l'ophthalmoscope*. Ne craignez pas toutefois de voir s'ajouter à l'arsenal du chirurgien un nouvel ophthalmoscope; l'appareil de M. Coccius est un joli instrument d'optique physiologique, mais il n'est pas destiné à rendre plus de service que l'autolaryngoscope. La difficulté de l'expérience ne le mettra, du reste, que dans les mains d'un petit nombre de médecins rompus aux examens ophthalmoscopiques, à moins cependant que M. Nachet, qui a déjà résolu pratiquement plus d'un problème de haute optique, ne parvienne à réduire à des termes plus simples cette recherche autopsique de l'œil. Jusque-là l'expérience de M. Coccius n'est d'aucune importance au point de vue de la pratique chirurgicale.

L'appareil de M. Coccius (fig. 26) se compose d'un petit tube de lorgnette ordinaire, long de 5 pouces, et portant à l'une de ses extrémités une lentille biconvexe, obscurcie sur toute la partie de la surface qui est ombrée dans la figure ci-contre, et de 4 pouces de longueur focale. L'autre extrémité du tube est fermée par un miroir plan, percé à son centre d'une ouverture égale à celle des ophthalmoscopes ordinaires. Pour se servir de cet instrument, on place une lumière en L, et l'observateur regarde dans le miroir plan l'image de son œil. Mais il faut d'abord éclairer le fond de son œil, et cela se fait de la façon suivante : les rayons lumineux traversant la lentille, qui a 4 pouces de foyer, sont très convergents, se croisent peu de temps après avoir traversé l'ouverture du miroir, pénètrent dans l'œil et forment un cercle de diffusion sur la rétine de l'observateur. Pour la simplicité de la démonstration, je remplace le cercle de diffusion par un point p. L'œil étant ainsi éclairé, les rayons lumineux renvoyés en p traversent les milieux de l'œil et rencontrent le miroir en p', je suppose. Ils seront de nouveau réfléchis, traverseront encore les milieux de l'œil,

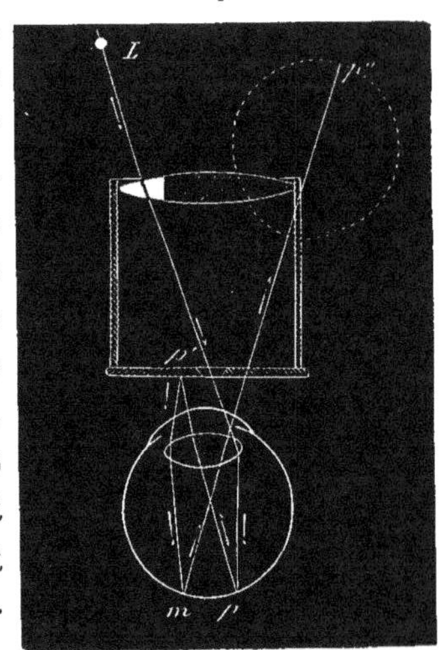

Fig. 26. — Auto-ophthalmoscope de Coccius.

et viendront impressionner la rétine en m. En ce point, se fera donc une image du point p, que l'observateur verra dans la direction mp'', passant par le centre optique. Si maintenant p, au lieu d'être un point, comme je l'ai supposé, est une surface, l'observateur verra cette partie de sa propre rétine, et, en déplaçant graduellement son œil, pourra étudier successivement les différents détails de cette membrane.

L'examen de sa propre rétine à l'aide de l'appareil de Coccius ne laisse pas que de présenter de grandes difficultés, et il n'est guère permis d'arriver à un résultat satisfaisant du premier coup. Cet examen a déjà été rendu plus facile par une modification que M. Nachet a apportée dans la construction de l'instrument. Cette modification consiste à substituer un miroir convexe au miroir plan dans lequel l'observateur regarde son œil. Cependant je dois dire que, malgré cette modification, le maniement de l'instrument est encore entouré d'assez grandes difficultés.

TROISIÈME LEÇON.

1º Étude de l'œil normal avec l'ophthalmoscope. — Papille du nerf optique. — Vaisseaux rétiniens. — Battements dans les veines et les artères. — Examen de la rétine. — Vaisseaux et couche pigmentaire de la choroïde.
2º Application de l'ophthalmoscope au diagnostic des maladies de l'œil. — Lésions de la cornée, de l'iris, du cristallin et du corps vitré : cataracte. — Synchysis simple et étincelant. — Lésions de la choroïde : choroïdite congestive, exsudative, atrophique, scléro-choroïdite postérieure. — Hémorrhagie choroïdienne.

Messieurs,

Avant de vous servir de l'ophthalmoscope pour l'exploration des lésions profondes de l'œil, il faut vous initier à ce que cet instrument permet de voir dans l'œil normal. Cette étude préliminaire est indispensable, car elle nous donne un point de comparaison pour les différents phénomènes morbides que nous allons étudier plus tard.

Je suppose d'abord pour cette description que vous examinez un œil normal avec l'ophthalmoscope à miroir concave et en plaçant devant l'œil une lentille biconvexe, c'est-à-dire par le procédé de l'image renversée. Vous apercevrez d'abord dans l'espace pupillaire un fond rougeâtre ou rose sur lequel vous ne tarderez pas à voir se dessiner quelques ramifications vasculaires ; mais c'est la papille du nerf optique qu'il faut tout d'abord rechercher, car quand vous l'aurez trouvée, elle vous servira à vous diriger avec précision dans la cavité oculaire.

Or, pour trouver facilement la papille du nerf optique, vous vous rappellerez que l'axe prolongé du nerf n'atteint pas la cornée dans son milieu, mais dans son tiers externe ; et quand vous êtes placé en face du malade, vous devez, pour amener sa papille devant vous, l'engager à diriger son œil en haut et en dedans. Si, avant d'apercevoir la papille du nerf optique, on reconnaît sous l'ophthalmoscope un des vaisseaux rétiniens, on peut suivre ce canal vasculaire dans le sens où son diamètre augmente, car cela mène sûrement à la surface de la papille. Vous aurez dans quelques cas une certaine difficulté à trouver la papille du nerf optique ; vous devrez quelquefois vous élever au-dessus du malade et diriger la lumière obliquement de haut en bas dans son œil ; mais un exercice pratique de quelques jours vous aura bientôt familiarisés avec ce genre de recherches.

La papille du nerf optique apparaît le plus souvent comme une tache blanchâtre de forme arrondie, rarement tout à fait circulaire, fréquemment oblongue, apparence souvent due à cet état particulier de la réfraction, connu sous le nom d'*astigmatisme*, sur lequel j'aurai l'occasion de revenir dans le cours de ces leçons ; elle peut encore être ovale dans la direction verticale ou bien anguleuse, ainsi qu'on l'observe chez presque tous les individus atteints d'un fort strabisme convergent.

On voit assez souvent la papille entourée d'un cercle ou d'un demi-cercle noirâtre ; cela dépend d'une accumulation de pigment choroïdien en ce point, et n'a aucune signification pathologique.

La couleur générale de la papille est d'un blanc brillant, quelquefois jaune rougeâtre ou plus ou moins bleuâtre. On a comparé cette couleur à celle du tendon, mais cette comparaison n'est pas exacte, du moins pour la papille normale. L'âge des individus, le mode de distribution des vaisseaux rétiniens, l'éclairage et la coloration du fond de l'œil environnant sont, du reste, autant de circonstances qui ne sont pas sans quelque influence sur les différentes colorations que peut offrir la papille du nerf optique. Chez les individus dont la choroïde possède une couche pigmentaire abondante, chez ceux dont la circonférence de la papille est limitée par un cercle noir, elle paraît plus blanche que chez les individus blonds. Dans ce dernier cas où les yeux sont moins pigmentés, la papille paraît moins éclatante, elle n'est pas aussi bien limitée sur les bords et présente une coloration plus rosée.

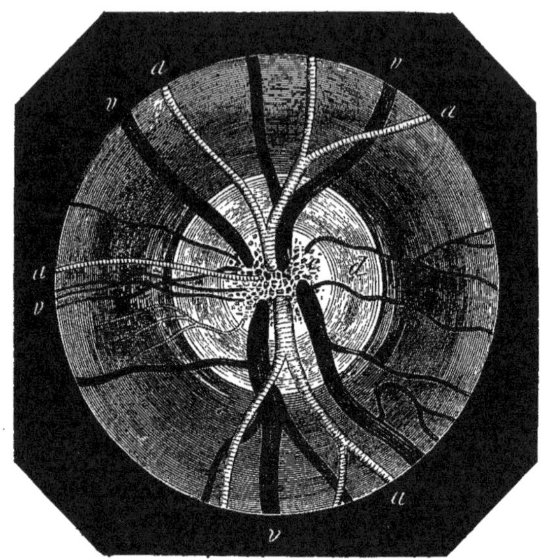

FIG. 27. — Papille normale avec les trois cercles concentriques :
a, artères ; *v,* veines ; *c,* lame criblée.

Du reste, la coloration de la papille n'est pas uniforme. On y voit, en effet, assez souvent trois cercles concentriques diversement colorés. Le cercle externe ou limitant, d'un blanc clair, est dû à la réflexion des rayons lumineux par la tunique du nerf optique, lorsque celle-ci abandonne le nerf pour se continuer avec la sclérotique. Ce cercle est limité par l'ouverture que présente la choroïde pour laisser passer le nerf optique. Le cercle interne, d'un blanc brillant, paraît dû à ce que les faisceaux nerveux ont perdu en ce point leurs contours obscurs ; enfin, le cercle intermédiaire est brunâtre, et cette coloration est produite par les faisceaux nerveux qui remplissent les mailles éclatantes de la *lamina cribrosa.*

Dans les cas où ces cercles concentriques ne sont pas aussi nettement séparés, on remarque encore sur le disque que forme la papille des taches grisâtres ou bleuâtres ponctuées, et par lesquelles s'accroît l'intensité lumineuse. Situées quelquefois à la périphérie, elles existent le plus souvent à la partie centrale, surtout autour des vaisseaux, dont le point d'émergence présente alors un éclat brillant particulier. Jaeger a essayé de donner l'explication de ces taches par la différence de réflexion des mailles de la *lamina cribrosa* et des tubes nerveux. Quoi qu'il en soit, les détails de cette disposition s'observent facilement, soit par le procédé de l'image renversée, en faisant usage d'une lentille biconvexe faible, afin d'avoir un grossissement assez considérable, soit par le procédé de l'image droite qui donne aussi des images agrandies. On peut encore les apercevoir en éclairant l'œil non plus par la projection de cercles de diffusion, mais par la projection de l'image d'une flamme très lumineuse sur la papille du nerf optique.

La grandeur de la papille sur le cadavre est, en général, la même des deux côtés, et n'atteint que 1 à 2 lignes, tandis qu'elle paraît être de 3 à 5 lignes dans l'examen ophthalmoscopique avec une lentille de 3 pouces; ces différences de diamètre dépendent aussi de la puissance réfringente des milieux et du pouvoir d'accommodation. Ainsi la papille semble plus grande chez les myopes que chez les presbytes.

La papille paraît quelquefois bombée, et dans quelques atlas ophthalmoscopiques, on voit un certain nombre de papilles représentées avec cette apparence. Mais c'est là souvent une illusion d'optique due simplement à une distribution accidentelle de lumière et d'ombre. Cette papille, qui ordinairement se continue directement avec la rétine sans différence de niveau, nous semble quelquefois excavée; ces excavations de la papille se rencontrent si souvent, que je crois nécessaire d'appeler votre attention sur elles, car elles existent sans troubles de la vue. Elles sont congénitales, et consistent, soit en un enfoncement superficiel et partiel de la papille, sans changement de rapport dans les vaisseaux rétiniens, soit en un enfoncement complet de toute la papille avec une certaine disposition en crochet des vaisseaux, comme dans le glaucome. Il y a aussi des excavations apparentes qui sont dues à un éclat plus considérable dans la couleur du centre de la papille, dont la périphérie est moins transparente.

Il faut vous habituer de bonne heure à reconnaître ces excavations physiologiques, car elles peuvent être prises pour des lésions graves, tandis qu'elles existent souvent avec une grande intégrité de la vue.

Quand votre œil sera bien accommodé pour voir la papille, vous distinguerez aussitôt les vaisseaux qui prennent origine à sa surface. Ces vaisseaux sont l'artère et la veine centrales de la rétine. Ils sortent de la surface blanche de la papille le plus souvent à sa partie interne, très rarement en dehors, quelquefois à la partie centrale, et s'étendent sur le fond de l'œil en s'irradiant. L'artère donne une branche supérieure et une branche inférieure, et chacun des deux troncs se subdivise en deux branches secondaires qui gagnent le haut et le bas de l'œil. Les veines correspondantes à ces deux branches secondaires, au nombre de quatre, se réunissent à angle aigu en un tronc commun, situé plus profondément dans la masse du nerf optique. Ces vaisseaux présentent des variations dans leur forme, leur nombre et leur volume.

Les artères et les veines ont quelquefois un point d'émergence différent; dans d'autres cas, la division des vaisseaux a lieu plus profondément dans l'épaisseur du nerf optique, et chacune des branches sort isolément à la surface de la papille. Outre ces troncs principaux, on voit parfois sortir de la papille des vaisseaux d'un moindre diamètre, et qui se terminent presque à sa circonférence.

Quoiqu'il y ait une certaine ressemblance dans la coloration des deux systèmes vasculaires, il est le plus souvent possible de distinguer facilement l'artère de la veine, surtout si l'on fait usage d'un grossissement assez considérable, soit par le procédé de l'image droite, soit par le procédé de l'image renversée, en se servant de lentilles biconvexes de numéros faibles. Les artères sont plus minces et d'une couleur rouge plus transparente que les veines; leur trajet est en outre plus direct de leur origine à la périphérie de la papille. Leur diamètre varie de $\frac{1}{40}$ à $\frac{1}{20}$ de ligne. Les veines, au contraire, plus volumineuses, d'une couleur plus foncée, sont moins régulièrement calibrées et suivent un trajet plus sinueux. M. Helmholtz avait cru pouvoir reconnaître les artères des veines au double contour de leurs parois, dû à une augmentation de la réflexion lumineuse par celles-ci; mais cette assertion n'a pas été vérifiée.

Les vaisseaux dont je vous parle peuvent être le siége de pulsations, et ce pouls rétinien est assez facilement constaté par l'ophthalmoscope. Je vous parlerai tour à tour du *pouls veineux* et du *pouls artériel*.

Le *pouls veineux* spontané peut se voir, à l'état normal, dans tous les yeux; mais il est très différent en intensité et en étendue. Si l'on dispose l'ophthalmoscope de façon à bien examiner à un fort grossissement pendant quelques instants la papille du nerf optique, on s'aperçoit assez souvent que les branches veineuses qui s'y ramifient ne conservent pas pendant tout l'examen le même volume, ni la même coloration. Ainsi les veines que nous supposons distendues par le sang perdent peu à peu leur coloration rouge et s'effacent; leur trajet n'est plus alors représenté que par une ligne légèrement rosée; puis elles se dilatent de nouveau et reprennent avec leur turgescence leur coloration rouge brun. Ces alternatives de plénitude et d'effacement, qui se reproduisent tour à tour et à de courts intervalles, se voient surtout dans les veines aplaties et qui se terminent en pointe. Le rétrécissement du vaisseau est rapide, marche du centre à la périphérie pour la partie de la veine qui s'étend à la surface de la papille, et correspond à la systole du cœur; la dilatation, au contraire, marche en sens inverse et s'effectue lentement au moment de la diastole cardiaque. Le rétrécissement de la veine fait diminuer ce vaisseau de 1/4 à 1/3 de son diamètre. Cette pulsation veineuse n'est pas continue, mais dure souvent de trois à cinq minutes sans s'arrêter, puis disparaît quelquefois pendant quinze minutes.

On observe bien ce phénomène là où il y a une stase du sang dans les veines rétiniennes immédiatement en dedans des courbures du vaisseau, au point d'origine des veines, vers le centre du nerf optique. On voit alors comme un noyau sanguin se mouvoir en avant et en arrière, et cette disposition permet de bien apprécier les changements qui se passent dans le courant sanguin.

On aperçoit surtout ces pulsations sur l'œil des personnes dont la circulation a été accélérée par la marche, l'ascension vers un lieu élevé, etc. ; mais on les produit toujours facilement par la pression au moyen du doigt placé au côté externe du bulbe. Chaque fois que vous comprimerez l'œil d'une façon brusque, vous verrez les veines se rétrécir, puis se dilater aussitôt que la compression cessera. Si vous exercez une pression douce et continue, il se produira des pulsations évidentes ; mais si, au contraire, la pression est progressivement croissante, tout mouvement du sang finira par disparaître dans le vaisseau veineux. Lorsque pendant longtemps l'œil aura été le siége d'une pression mesurée, les veines se dilateront beaucoup si celle-ci cesse subitement, mais le phénomène disparaîtra en quelques instants, et au bout d'une minute il ne sera plus permis de le constater. La dilatation des veines se produit en outre dans une forte expiration, tandis que les vaisseaux se vident si l'observé fait une inspiration profonde.

Le *pouls artériel* spontané n'existe pas dans des yeux normaux comme le pouls veineux ; il est pathologique ou provoqué par la pression. Ce pouls est caractérisé par une dilatation uniforme, saccadée, de la partie de l'artère rétinienne située au devant de la papille, et il coïncide avec la systole du cœur. On n'observe pas là, comme dans les veines, une stase sanguine au niveau d'une courbure du vaisseau, mais une simple dilatation d'environ un tiers du diamètre de l'artère. Cette dilatation se produit subitement dans toute l'étendue de l'artère qui correspond à la papille ; le rétrécissement qui lui succède se fait au contraire lentement, et le moment du repos se voit alors que l'artère a atteint son maximum de dilatation. La dilatation des artères répond naturellement au collapsus des veines.

On a fait des observations très intéressantes sur la disposition des vaisseaux rétiniens chez les différents animaux, mais il ne m'est pas possible de traiter avec vous ce sujet curieux ; je veux seulement appeler votre attention sur deux conditions qui se rencontrent dans l'œil du lapin et dans celui du bœuf, parce que les faits qu'on y observe ne sont pas sans analogie avec ce qu'on voit chez l'homme. Chez les lapins, deux faisceaux de fibres nerveuses blanches, disposées en éventail et réfléchissant fortement la lumière, partent de la papille à droite et à gauche. Les vaisseaux rétiniens, qu'on voit dans les profondeurs du nerf optique, se divisent aussi en deux rameaux qui accompagnent les faisceaux blancs des fibres nerveuses, sur la disposition desquelles je reviendrai plus tard. Dans l'œil du bœuf, Henri Müller a rencontré une tache plus ou moins blanche qui paraît être un reste de l'artère capsulaire, étendue, comme vous le savez, à travers le canal hyaloïdien, de la papille à la capsule cristalline postérieure.

Après avoir examiné tous les détails que présente le champ papillaire, vous devrez étudier la rétine proprement dite.

Recherchons d'abord sous quelle couleur nous apparaît cette membrane, car c'est là un sujet sur lequel tout le monde n'est pas d'accord. La rétine n'a pas toujours la même teinte, et cela doit influer notablement sur la coloration du fond de l'œil. Elle est en général transparente, comme je m'en suis assuré dans des recherches entreprises sur des animaux dont j'examinais la rétine immédiatement après leur mort; mais dans quelques cas cette transparence n'est pas parfaite, et l'on peut dire que la rétine est alors simplement translucide. Du reste, l'aspect de la membrane nerveuse, et avec lui la coloration du fond de l'œil, varient suivant la couleur propre de la choroïde sous-jacente. Si la couche pigmentaire de la choroïde est peu foncée, la rétine paraît très transparente, s'aperçoit à peine, et le fond de l'œil se montre très rouge, tandis que, plus la choroïde est riche en pigment, mieux on aperçoit la rétine, qui offre alors l'aspect d'une membrane très légèrement grisâtre. La rétine, en effet, éteint les couleurs sous-jacentes d'autant mieux qu'elles sont plus sombres, tandis qu'elle se laisse traverser par les rayons lumineux de coloration claire. Pour rendre la chose plus évidente, Coccius a indiqué l'expérience suivante : Placez du papier blanc mouillé sur un fond rouge vif et sur un fond brun, disposés l'un à côté de l'autre; et la transparence incomplète ou la translucidité du papier se manifestera bien mieux sur le dernier fond que sur le premier. Il en est de même pour la rétine : quand elle repose sur un fond très sombre, elle paraît moins complétement transparente que lorsqu'un fond rouge lui est sous-jacent. Il résulte

donc de tout ceci que la rétine se détache mieux de la choroïde
chez les individus bruns dont l'œil est très pigmenté que chez
les individus blonds et les albinos. L'âge et la constitution ont
encore une certaine influence sur l'aspect de la rétine.

Il faut tenir également compte des conditions optiques pour la
perception de la rétine. Cette membrane en effet se distinguera
d'autant mieux que l'éclairage sera plus intense.

Chez les individus peu pigmentés, on reconnaîtra parfois la
rétine à des stries fines et claires qui partent de la papille et
marchent vers la périphérie. Ces stries, qui dépendent de la
couche fibreuse de la rétine, diminuent à mesure qu'on s'éloigne
de la papille ; aussi la rétine offre-t-elle une transparence plus
grande à sa périphérie qu'à la partie centrale.

Cette couche fibreuse est la seule couche de la rétine qu'il
soit permis de reconnaître à l'examen ophthalmoscopique. Elle
paraît fournir entièrement la coloration sous laquelle se montre
parfois la rétine, et en particulier cette apparence de voile grisâtre, qui semble flotter en avant de la choroïde dans les yeux
bruns, ou bien encore ce miroitement graisseux qu'on observe
chez les jeunes sujets.

Ces stries fines qui partent de la papille sont une atténuation de
ce que je vous ai déjà signalé chez le lapin, où existent deux bandes
fibreuses blanches transversales. On a aussi observé une disposition analogue chez l'homme, et M. Virchow a représenté quelque
chose de semblable dans un cas où des bandes blanches formées
de stries blanchâtres et radiées partaient de quatre points de la
papille. Cela était dû alors à ce que des fibres nerveuses à moelle
s'étaient développées jusque dans la rétine, et donnaient lieu aux
bandes opaques que nous constations sous la forme indiquée ci-
dessus.

Les vaisseaux qui s'étalent sur la rétine sont la continuation
de ceux qui sortent du nerf optique, et ils vont en diminuant
vers la périphérie. On les aperçoit très nettement, alors même
qu'ils sont d'une grande finesse ; mais les plus petits ramuscules
finissent par se perdre sur le fond rouge de l'œil, et ne se voient
bien que quand ils sont situés au devant d'une plaque d'atrophie

choroïdienne ou qu'il existe des exsudats blancs à la surface de la choroïde. La richesse du réseau vasculaire rétinien devient alors très apparente, et cela pourrait même induire en erreur et faire croire à un développement anomal des vaisseaux.

La rétine subit des changements séniles qui n'ont pas encore été bien étudiés. Les fibres nerveuses deviennent par l'âge un peu troubles, et la membrane finit par présenter cette teinte blanchâtre, opaline, que nous trouvons très developpée dans l'altération cadavérique. Enfin, sous l'influence de l'âge, on observe la dégénérescence athéromateuse des vaisseaux rétiniens.

Il reste encore, pour terminer l'exploration de la rétine, à rechercher à sa surface la *tache jaune* et le *pli transversal* qui la supporte. Cette recherche est toujours difficile ; mais on aura plus de chance d'arriver à un résultat satisfaisant, si l'on observe un sujet jeune et à large pupille. La tache jaune apparaît alors sous forme d'une petite tache obscure, plus ou moins arrondie, au centre de laquelle on aperçoit un point brillant, qui n'est autre chose que la fosse centrale de la rétine. On a conseillé différents procédés pour arriver à voir la tache jaune plus facilement que par les procédés usuels d'observation ophthalmoscopique : c'est ainsi qu'on emploie avec avantage un miroir plan derrière lequel on place une lentille biconcave. L'œil observé fixe alors dans le miroir un point de l'image de la flamme et accommode son œil pour la distance de cette image. La fosse ovale de la rétine qui correspond à l'axe de l'œil, est donc le point de réunion des rayons lumineux émanés de la partie de l'image que fixe l'observé, et il se fait, sur la rétine de celui-ci une image de la flamme, image plus petite et renversée que devra examiner l'observateur. Cette seconde image sera donc exactement située sur la tache jaune, et le point de celle-ci correspondant au point de l'image réfléchie par le miroir que fixe l'observé, présentera un éclat relativement brillant dû à la réflexion de la lumière par la fosse centrale de la rétine. Mais cette réflexion est trop faible pour être saisie sur-le-champ ; aussi est-il nécessaire d'engager l'observé à fixer successivement les différents points de l'image réfléchie à la surface du miroir.

Coccius se guide, pour trouver plus facilement la fosse centrale de la rétine, sur l'image de la flamme qui se fait à la surface antérieure de la cornée (image cornéenne de l'expérience de Purkinje). L'image qui se produit alors sur la tache jaune est peu éloignée en dedans ou en dehors de l'image cornéenne.

La tache jaune est située à une distance de la papille presque égale au double du diamètre de celle-ci, en dehors d'elle et souvent dans une direction horizontale; elle paraît quelquefois plus profondément située que la papille. Dans l'examen ophthalmoscopique ordinaire, c'est-à-dire par la projection d'un cercle de diffusion à la surface de la rétine, elle ne se distingue pas en général du reste de cette membrane. Cependant, à cause d'un plus fort dépôt de pigment dans l'épithélium et le stroma de la choroïde à ce niveau, il peut bien arriver qu'avec un faible éclairage du fond de l'œil, le pourtour de la *macula lutea* présente une teinte plus sombre qui permette de la reconnaître. On ne voit en ce point aucune réunion de gros vaisseaux.

Si l'on examine la tache jaune avec un fort grossissement, on voit à son centre un petit point brillant entouré d'une auréole, couleur de rouille, chez les sujets dont le fond de l'œil est d'un rouge brun ; mais chez ceux dont le fond de l'œil est d'un rouge clair, cette auréole qui entoure la fosse centrale paraît si blanche, qu'on pourrait la confondre avec les restes d'un exsudat rétinien. Le diamètre de cette auréole est quelquefois à peine visible, tandis que dans certains cas il occupe le tiers environ de la tache jaune.

Je vous ai exposé, dans tous ses détails, le mode d'examen de la rétine normale, j'arrive maintenant à l'exploration de la couche sous-jacente, la choroïde; mais avant d'aborder cette étude, j'ai besoin de vous rappeler en quelques mots la disposition anatomique de cette membrane.

La choroïde est formée de deux parties : l'une externe, vasculaire, qui est la choroïde proprement dite, et l'autre interne, de couleur noire, qui constitue la couche pigmentaire.

La première couche peut être subdivisée en trois couches secondaires : 1° une couche externe, lamelleuse, de couleur brune, dans laquelle cheminent les nerfs ciliaires et les artères ciliaires longues, et qui est unie en avant au muscle ciliaire ; 2° une couche moyenne moins colorée et renfermant les gros troncs artériels et veineux ; 3° une couche interne, ou membrane chorio-capillaire. Tous ces réseaux vasculaires sont soutenus par un stroma élastique.

Quant à la seconde couche de la choroïde, ou couche pigmentaire, elle est formée par des cellules régulièrement hexaédriques de $0^{mm},014$ à $0^{mm},018$ de hauteur et de $0^{mm},009$ d'épaisseur, revêtant toute la surface de la couche vasculaire depuis le nerf optique jusqu'à l'*ora serrata*, et chargées de granulations pigmentaires.

La couche vasculaire reçoit le sang des artères ciliaires courtes postérieures, au nombre de vingt, qui perforent la sclérotique plus ou moins près du point d'entrée du nerf optique dans le globe oculaire. Ces artères fournissent trois sortes de branches : *a.* des rameaux postérieurs, qui, après s'être divisés un certain nombre de fois, deviennent très ténus, et se continuent directement avec les *venæ vorticosæ ; b.* des rameaux internes, qui constituent par leurs subdivisions la membrane chorio-capillaire; *c.* des rameaux antérieurs, qui se jettent dans l'iris et le corps ciliaire. Les capillaires du réseau chorio-capillaire ont $0^{mm},009$ de diamètre, et les mailles de ce réseau de $0^{mm},005$ à $0^{mm},01$.

Après avoir traversé les capillaires, le sang passe dans les *vasa vorticosa*, situés dans la couche moyenne, et qui forment, comme vous le savez, quatre tourbillons, deux supérieurs et deux inférieurs.

Cette structure si vasculaire de la choroïde et la transparence de la rétine sont la véritable cause de cette coloration rosée du fond de l'œil, qui vous frappera au début de vos recherches ophthalmoscopiques. Cette coloration rouge est le résultat de la lumière réfléchie par toutes les tuniques du segment postérieur de l'œil, et principalement par la couche vasculaire de la choroïde.

Il y a des différences dans la coloration du fond de l'œil chez

les divers individus : les causes de ces différences sont le mode
d'éclairage, l'âge des individus, la transparence de la rétine, enfin
et surtout la plus ou moins grande quantité de pigment déposée
à la surface interne de la choroïde. Avec un fort éclairage, on
distingue mal le degré de transparence de la couche pigmentaire,
tandis que si la lumière est moins intense, on peut s'apercevoir que
cette couche va en s'affaiblissant de la partie centrale à la périphérie. Suivant l'âge de l'individu, la coloration est encore différente ; on la voit d'un rouge plus éclatant chez les jeunes gens
que chez les vieillards : mais la cause la plus importante de ces
différences de coloration, c'est la teinte originelle plus ou moins
noire de la couche pigmentaire. Cette couche est peu noire chez
les individus blonds ; le fond de l'œil est alors d'un rouge très
clair, et l'on peut même voir, dans le voisinage de la *macula lutea*,
les artères ciliaires courtes postérieures se ramifier, suivre un
trajet fortement sinueux, et venir enfin se rendre dans les *vasa
vorticosa*, qui suivent un trajet plus direct. Les dernières branches
se réunissant toujours à des rameaux veineux plus volumineux,
il est facile de les suivre jusqu'à ce qu'elles disparaissent dans un
rameau plus sombre vers les régions équatoriales du bulbe. On
voit aussi converger, vers le même point, des veines qui viennent
de la partie antérieure du globe, et appartiennent au même
vortex. On reconnaît aussi quelquefois, mais avec peine, les
rameaux antérieurs des artères ciliaires. L'œil d'un lapin albinos
convient à merveille pour se familiariser avec l'observation de ces
différentes particularités. Comme il n'existe pas chez cet animal
de couche pigmentaire à la face interne de la choroïde, il est facile
de constater tous ces détails, et l'on aperçoit en outre un grand
nombre de taches grisâtres qui sont dues à l'image des points
où les artères ciliaires courtes postérieures traversent la sclérotique.

La couche pigmentaire peut être assez épaisse pour masquer les
veines même dans la région équatoriale du bulbe ; mais le plus souvent il est possible de voir ces vaisseaux ; seulement, à la couleur
rouge des vaisseaux se mêle une teinte jaune-grisâtre claire, qui
va quelquefois jusqu'à la couleur brune. Le fond de l'œil pré-

sente alors, par suite des fines mailles de la couche chorio-capillaire, un aspect granuleux particulier qui s'observe surtout à un
fort grossissement. Cette épaisseur de la couche pigmentaire se
rencontre chez les sujets à iris brun; mais il arrive quelquefois
que la couche pigmentaire est assez mince, et que le pigment est
déposé dans le stroma entre les veines choroïdiennes. Cette dernière disposition, qui peut également se rencontrer chez les
individus à iris bleu, facilite l'examen. On voit bien alors les
vaisseaux choroïdiens, mais les mailles du réseau qu'ils forment
sont remplies plus ou moins de taches sombres, grisâtres, dont
la teinte va quelquefois jusqu'au violet.

Il y a enfin des cas rares, dans lesquels la choroïde est si noire,
que la pupille brille à peine dans l'examen ophthalmoscopique.
Le fond de l'œil alors n'est ni rouge ni brun rougeâtre, mais très
sombre, avec une teinte bleuâtre qui est due à la réflexion de la
lumière par la rétine.

La couche pigmentaire n'est pas toujours disposée régulièrement. On trouve, en effet, dans beaucoup d'yeux normaux, des
taches noires isolées, et formées par une accumulation en ce
point de cellules épithéliales complétement noires. Ces amas de
pigment se rencontrent surtout au niveau de la tache jaune, autour de la papille du nerf optique et au voisinage de l'*ora serrata*.

On peut quelquefois, à l'aide d'un très fort grossissement,
distinguer sous forme de points les cellules épithéliales, surtout
au voisinage de l'équateur du globe oculaire. Il est inutile de
vous dire que les yeux absolument sombres ne conviennent pas
pour cet examen.

Les vaisseaux choroïdiens se distinguent des vaisseaux rétiniens
par leur situation en arrière et au-dessous de la couche pigmentaire, leur trajet sinueux, leur entortillement, leur volume
plus considérable, enfin leurs divisions fréquentes et leurs anastomoses.

Dans tout ce qui précède il n'a été question que des gros
troncs artériels et veineux de la choroïde. Mais peut-on voir
également bien la membrane chorio-capillaire? On l'a prétendu,
mais cette assertion n'a point été confirmée. Si vous vous rappelez

ce que je viens de vous dire sur le diamètre des très fins capillaires de la couche chorio-capillaire, vous comprendrez facilement que le doute cartésien, si permis dans l'examen des questions scientifiques, doive trouver ici son application.

Pour bien apercevoir les troncs des *vasa vorticosa*, on doit faire regarder l'œil observé très fortement en haut ou en bas, et en même temps un peu sur la droite ou sur la gauche. M. Donders a constaté des pulsations dans les veines choroïdiennes de lapins blancs, et M. Liebreich a signalé le même fait chez l'homme, lorsque la couche pigmentaire est extrêmement mince. Si alors on comprime le globe oculaire, on voit, dit-on, le tronc de ces veines choroïdiennes pâlir et se resserrer.

Tels sont, messieurs, tous les détails que l'exploration de l'œil normal, à l'aide de l'ophthalmoscope, vous fera constater. Vous n'apercevrez pas la sclérotique, à moins d'altération des membranes profondes; cependant, chez les individus peu pigmentés, l'éclat vif du fond de l'œil nous est en partie fourni par la surface blanche de la sclérotique; et chez l'albinos, l'examen ophthalmoscopique nous permet même de distinguer des taches grisâtres correspondant aux points de la sclérotique traversés par les artères ciliaires courtes postérieures.

Quant aux milieux de l'œil, ils ne doivent révéler leur présence à l'observateur, à l'état normal, que par les modifications qu'ils impriment dans leur direction aux rayons lumineux qui les traversent; leur transparence doit être parfaite.

Je viens, messieurs, d'insister longuement sur les différentes particularités que l'ophthalmoscope fait découvrir dans l'œil normal; mais ces données physiologiques étaient indispensables aux démonstrations qui vont suivre. Car vous ne serez jamais mieux préparés à donner votre avis sur des yeux malades qu'après avoir longtemps étudié l'œil sain à l'aide des miroirs oculaires. Cette étude, poursuivie avec persévérance, vous fera de plus en plus reconnaître avec quelle grande précision on peut scruter toutes les profondeurs de l'œil. Je vous engage donc à ne commencer l'étude de l'œil pathologique qu'après vous être bien rendu compte de tout ce qu'on voit dans cet organe à l'état normal.

J'aborde maintenant, messieurs, la partie de ces leçons dans laquelle je me propose de vous montrer les très nombreuses ressources que nous fournit l'ophthalmoscope dans le diagnostic des maladies de l'œil, non-seulement des lésions profondes, mais aussi des affections superficielles de cet organe. En effet, vous allez bientôt vous convaincre avec moi que, pour l'examen de la cornée, de l'iris, du cristallin, le miroir oculaire rend de très grands services, et complète utilement l'examen à la lumière naturelle dont je vous ai déjà entretenu. On peut assurément reconnaître à l'œil nu quelques-unes des lésions dont je vais vous parler, mais l'ophthalmoscope les rend si distinctes, qu'on aurait certes grand tort de se priver de ce secours. Cet instrument, manié comme je vais vous le dire, vous empêchera de méconnaître de très délicates lésions qui échappent souvent à l'œil nu.

Examinons d'abord ce que l'ophthalmoscope peut nous donner quant à l'examen de la *cornée* et de l'*iris*.

Lésions de la cornée. — On peut employer ici le miroir oculaire de deux façons différentes : ou bien on s'en sert comme je l'ai déjà indiqué, en projetant directement d'arrière en avant des rayons lumineux dans l'œil; ou bien on en fait usage selon un autre procédé, connu sous le nom d'*éclairage latéral*.

L'éclairage latéral consiste à envoyer obliquement sur l'œil observé, avec le miroir de l'ophthalmoscope, une certaine quantité de lumière; mais le chirurgien, au lieu de regarder par le trou du miroir, se place un peu sur le côté de l'œil du malade, de manière à recevoir les rayons lumineux obliquement réfléchis par celui-ci; il distingue ainsi très bien les détails de la surface cornéenne. C'est là une modification du procédé qui consiste à examiner la surface de la cornée à l'aide d'une bougie promenée devant l'œil, mais c'est là une modification utile. Vous allez tout de suite en voir l'application.

On rencontre assez souvent dans la pratique une lésion de la cornée qui échappe à un bon nombre d'observateurs : c'est une véritable altération de nutrition de cette membrane, quelque chose d'analogue à ce qu'on observe dans d'autres tissus non vasculaires. La cornée, sous l'influence de ce trouble nutritif, perd son poli, semble moins tendue et présente une surface comme pointillée. Tout cela est ordinairement dominé par un trouble plus général dans la nutrition.

Il est assez difficile de bien distinguer ces lésions à leur début, si l'on ne fait pas usage de l'éclairage latéral et de la loupe ; mais, par ces moyens combinés, on découvre sur la cornée une foule de petites dépressions pointillées qui donnent à cette membrane l'aspect d'une surface travaillée par le burin.

Il n'est certes pas dans ma pensée de vous dire que cette altération de la cornée ne se distingue pas à l'œil nu, mais je veux seulement établir que par le procédé de l'éclairage latéral vous la reconnaîtrez d'une façon plus nette et à son début, lorsque quelques personnes ne la soupçonneront pas encore.

Il est, en effet, d'une haute importance de pouvoir découvrir de bonne heure ce trouble dans la nutrition de la cornée, car il exige un traitement général, avec toutes les ressources de la médication tonique. J'ai vu plus d'une fois cette affection grandir sous l'influence de collyres irritants ; je l'ai vue, assez souvent aussi, confondue avec l'amaurose : et c'est pour prévenir de semblables méprises que j'insiste sur un procédé qui vous conduit avec facilité au diagnostic de la maladie en question.

Notre savant maître, M. Laugier, a depuis longtemps recommandé un mode d'examen de la cornée qui se rapproche beaucoup de celui dont je vous entretiens maintenant, car nous faisons avec le miroir de l'ophthalmoscope ce que le professeur de l'Hôtel-Dieu obtient en promenant une bougie allumée devant un œil atteint de *kératite ulcéreuse*. Les moindres détails de ces ulcérations deviennent alors très évidents.

Vous devrez, pour bien voir la surface pointillée de la cornée, vous servir d'une bonne loupe, et, dans ce cas, je vous conseille d'employer celle que je vous ai déjà décrite sous le nom de loupe de Brücke. Elle peut donner, à une distance de 8 à 10 centimètres, un grossissement de trois à huit fois, ce qui vous permettra de voir les choses très distinctement, sans trop vous approcher de la figure du malade.

On peut encore voir les érosions superficielles de la cornée, si l'on emploie l'éclairage direct au lieu de l'éclairage latéral, mais alors ces lésions paraissent sous la forme de légères taches noirâtres qui font ombre sur le champ éclairé du fond de l'œil; l'éclairage latéral nous les montre au contraire avec leur aspect normal, parce que leur surface réfléchit la lumière dans l'œil de l'observateur. Vous verrez aussi très bien, par l'éclairage latéral, les plus fins dépôts plastiques de la cornée et de petits corps étrangers déposés dans son épaisseur.

Il est quelquefois difficile de reconnaître les corps étrangers implantés à la surface de la cornée, lorsqu'ils sont d'un très petit volume et d'une couleur peu tranchée : tels sont, par exemple, des aiguillons de guêpes, des fragments d'aiguille, des barbes de végétaux, dont le séjour prolongé dans la plaie finit souvent par produire des accidents graves. A la lumière naturelle, même avec une loupe, on ne distingue pas toujours ces corpuscules; l'éclairage oblique les montre au contraire très facilement, et je vous engage à l'employer lorsque vous aurez quelque incertitude sur la nature et sur le siége de ces corps étrangers.

Lésions de l'humeur aqueuse et de l'iris. — Tout ce qui se trouve dans l'humeur aqueuse et à la surface antérieure de l'iris reçoit, par l'éclairage latéral, une si grande quantité de lumière, qu'aucune lésion de ces parties ne saurait échapper à un œil exercé. Vous reconnaîtrez donc ainsi très facilement les corps étrangers dans la chambre antérieure, les exsudats à la surface de l'iris, les condylomes du bord pupillaire, etc., etc.

Lésions du cristallin. — Il faut maintenant nous arrêter à l'étude ophthalmoscopique des lésions qui attaquent la lentille oculaire. C'est un point d'autant plus important à examiner, que ces lésions, par leur fréquence et par certains signes assez obscurs de leur début, méritent de fixer toute l'attention du chirurgien.

Il n'est pas besoin, pour diagnostiquer la cataracte confirmée, d'avoir recours à l'ophthalmoscope, et ce n'est point de ces cas évidents pour tous que je veux vous entretenir ici; mais quand la cataracte débute, elle s'annonce souvent par un ensemble de symptômes qu'on voit aussi dans certaines amauroses, et le chirúrgien peut être assez embarrassé pour formuler une opinion précise sur le cas qui lui est soumis.

En effet, messieurs, quand l'opacité du cristallin commence à se faire, elle amène un trouble assez considérable dans l'accommodation de l'œil, et la vision est souvent alors plus mauvaise que ne le ferait supposer l'état du cristallin. Dans quelques cas même, ce trouble provoqué par le début de la cataracte diminue peu à peu à mesure que la maladie fait des progrès; la vue devient meilleure, malgré le développement plus grand de l'opacité; l'œil s'accommode à cette sorte de vision, et vous rencontrerez ainsi dans votre pratique un certain nombre de ces cataractés qui, les premiers mois de leur cataracte écoulés, distinguent mieux les objets qu'au début de leur affection.

Il y a donc dans l'existence de ces troubles fonctionnels vagues une première cause d'erreur pour le chirurgien; mais la difficulté dans le diagnostic augmente encore par la ténuité et le siége des lésions primitives dans le cristallin. Ces altérations sont d'abord si légères, qu'elles peuvent échapper très facilement à l'œil nu. Pour toutes ces raisons vous verrez assez souvent de pauvres cataractés subir pendant quelques mois le traitement rigoureux qu'on impose aux amaurotiques.

Aujourd'hui, messieurs, le diagnostic des affections du cristallin par l'emploi de l'ophthalmoscope a acquis une précision si grande, qu'il n'est pas possible de confondre une cataracte avec une lésion rétinienne, si l'on veut faire usage des miroirs oculaires. Les ressources offertes par l'ophthalmoscope sont d'autant plus précieuses ici, que c'est au début de la cataracte que cette erreur est possible, à un moment où les autres signes différentiels nous font défaut.

Vous pouvez examiner le cristallin par l'éclairage latéral et par l'éclairage direct. Le premier de ces procédés permet de bien apprécier la surface de la lentille; mais, pour compléter l'examen, il faut toujours avoir recours à l'éclairage direct. A l'aide de ces deux moyens il vous arrivera de reconnaître dans le cristallin des lésions qui auraient sûrement échappé à l'œil nu.

Le cristallin, messieurs, est parfaitement transparent chez les jeunes gens, mais par les progrès de l'âge il prend une légère teinte ambrée qui laisse moins facilement passer la lumière réfléchie par le miroir. La pupille s'éclaire alors un peu moins, mais cela ne ressemble en rien aux altérations que je vais vous décrire.

Parmi ces altérations il en est une excessivement commune, mais qui n'apporte pas en général de trouble dans la vision, je veux parler de ces petits dépôts de pigment qui se font à la face antérieure de la capsule du cristallin. Ce sont des granulations pigmentaires qui se détachent de l'uvée : isolées et peu nombreuses, elles ne gênent point la vue ; mais, en s'accumulant sur la capsule, elles peuvent amener enfin quelques troubles visuels.

Ces dépôts pigmentaires sont très variables dans leur forme, mais il est une disposition que j'ai rencontrée quelquefois, et que je dois vous signaler. Lorsque après une iritis la pupille contractée se dilate, soit naturellement, soit artificiellement, un cercle de pigment correspondant à l'ouverture pupillaire se dépose noirâtre quelquefois à la surface de la capsule antérieure. Ce cercle est à peine visible à l'œil nu ; mais l'ophthalmoscope, même sans lentille grossissante, le fait découvrir de la façon la plus nette.

Une autre lésion encore assez fréquente, c'est la formation d'exsudats plastiques sur la capsule antérieure du cristallin. Ces petites fausses membranes qui succèdent souvent à une iritis sont tantôt libres sur la cristalloïde, tantôt fixées au bord pupillaire de l'iris. Elles se voient très bien avec l'ophthalmoscope, soit qu'on emploie l'éclairage direct, soit qu'on ait recours à l'éclairage latéral, qui montre alors nettement, avec leur coloration blanche, les moindres détails de leur surface.

Les cataractes capsulaires se reconnaissent exactement par le même moyen. Elles apparaissent comme des points noirs qui se détachent très nettement sur la surface rouge du fond de l'œil, quand on emploie l'éclairage direct, et comme des taches blanches, chagrinées, souvent un peu saillantes, si l'on éclaire l'œil obliquement.

Mais c'est surtout dans l'étude des altérations commençantes de la substance propre du cristallin, que l'ophthalmoscope peut rendre des services ; grâce à cet instrument, il nous est désormais possible de reconnaître avec la plus grande exactitude l'état du cristallin dès les premiers débuts de la cataracte.

C'est en général sous la forme de stries que se montrent d'abord dans le cristallin les altérations graisseuses qui donnent lieu à la cataracte. Ces stries, qu'on ne voit pas à l'œil nu lorsqu'elles sont encore peu développées, affectent deux formes. Tantôt, au nombre de trois, elles partent du centre du cristallin, et constituent la cataracte à trois branches que vous connaissez tous ; tantôt elles sont disposées à la circonférence du cristallin sous forme de rayons qui s'avancent plus ou moins vers le centre (voy. pl. II, fig. 5).

Quand ces stries opaques seront encore peu nombreuses, vous ne les distinguerez pas à l'œil nu ; mais prenez alors le miroir oculaire et projetez directement de la lumière dans l'œil, vous reconnaîtrez bientôt ces lésions à des lignes noirâtres situées derrière la pupille, et partant soit du centre, soit de la circonférence du cristallin. C'est le plus souvent à sa circonférence que l'on observe ces stries qui convergent alors vers le centre. Il faut donc, pour bien les voir, que la pupille soit largement dilatée, car avec un anneau pupillaire étroit, vous n'éclairerez que la partie centrale du cristallin qui n'est point encore envahie par l'opacité.

Ces stries noirâtres sont parfois au nombre de deux ou trois, et ne gênent pas notablement la vision ; mais qu'importe, le fait n'en est pas moins acquis : c'est le début d'une cataracte qui subira plus tard son évolution.

Ces stries siégent tantôt sur le segment antérieur, tantôt sur le segment postérieur du cristallin. M. Desmarres a indiqué un procédé ingénieux pour reconnaître si elles occupent l'un ou l'autre des segments de la lentille. Voici en quoi il consiste : Quand les stries siégent sur la face antérieure du cristallin, elles ne disparaissent point si, pendant qu'on examine l'œil, on engage le malade à porter fortement la tête en arrière. Mais si elles occupent la face postérieure de la lentille, elles se cachent sous l'ombre portée de l'iris quand le malade incline la tête en arrière. C'est là, messieurs, une chose de simple curiosité, et sans importance pour le malade. Quelle que soit leur position sur l'une ou l'autre des faces du cristallin, ces stries se voient très distinctement sous la forme de traînées d'un gris noirâtre qui tranchent par leur couleur sur le fond rose de l'œil.

Pour l'examen de la substance propre du cristallin, l'éclairage direct vous servira souvent mieux que l'éclairage oblique. Je dois aussi vous recommander de faire usage d'une lumière peu intense. Servez-vous alors d'une bougie ou d'une lampe qui éclaire faiblement ; car si vous projetez dans l'œil une grande quantité de lumière, elle traversera les fibres du cristallin encore peu opaques, et vous ne reconnaîtrez plus les stries obscures qu'elles constituent.

Lésions du corps vitré. — Le corps vitré, parfaitement transparent à l'état normal, devient fréquemment le siége de troubles morbides. Ces lésions ne sont pas propres à ce milieu, elles ne sont le plus souvent que la conséquence de désordres dans les membranes profondes de l'œil, et en particulier d'une inflammation très commune, l'irido-choroïdite.

Les lésions qu'on observe ordinairement dans le corps vitré sont le ramollissement, des exsudats de différentes sortes et des corps étrangers.

Le ramollissement simple du corps vitré (synchysis) ne peut guère être reconnu par l'examen ophthalmoscopique, s'il ne se trouve pas dans ce milieu liquéfié de petits corpuscules noirâtres qui flottent et se déplacent avec rapidité. Mais cette dernière condition se rencontre si fréquemment, qu'elle nous servirait, dans la plupart des cas de synchysis, à faire le diagnostic, si le tremblotement de l'iris ne nous fournissait pas un signe caractéristique de cette curieuse affection.

C'est qu'en effet, messieurs, on trouve très souvent dans le corps vitré des exsudats de différentes sortes. Les plus fréquents sont ces corpuscules fibrino-albumineux qu'on voit se produire à la suite des irido-choroïdites, et qui, au milieu de la vitrine liquéfiée, sont d'une mobilité extrême. Parfois, cependant, ils paraissent, quoique très mobiles, fixés par un point de leur circonférence. Dans les deux cas, ils représentent une variété de ce que l'on connaît sous le nom générique de *mouches volantes ;* car, comme je le dirai plus tard, il y a des phénomènes analogues qui paraissent tenir à des impressions subjectives et exister *sine materia.*

Le récit des malades atteints de ces lésions doit déjà vous mettre sur la voie de ce que l'ophthalmoscope vous montrera plus tard. Ils vous diront : Lorsque je remue rapidement la tête ou les yeux, ma vue se trouble, j'aperçois de petits corpuscules noirâtres qui s'agitent et m'empêchent de distinguer nettement les objets ; puis, lorsque mon œil garde quelques instants le repos, ces corpuscules gagnent lentement la partie inférieure du globe et disparaissent. Comparez alors ce récit des malades avec l'observation faite par l'ophthalmoscope, et vous y trouverez la plus frappante analogie. Le miroir oculaire, seul ou aidé de la lentille biconvexe, fait apercevoir dans le corps vitré une grande quantité de corpuscules noirâtres de formes très variées, de différents volumes, corpuscules qui sont mobiles, montent et descendent dans tous les mouvements de l'œil, enfin viennent plus tard se cacher derrière l'iris, quand la partie est en repos.

On soupçonnait bien autrefois l'existence de ces corpuscules flottants dans le corps vitré, chez les individus atteints de mouches volantes, mais on n'en avait pas la certitude physique que donne l'ophthalmoscope.

Les corpuscules flottants du corps vitré sont quelquefois si nombreux et si ténus, qu'ils troublent le fond de l'œil et ne laissent pas distinguer facilement la papille. Au lieu de la coloration rosée normale de la rétine, on aperçoit alors une surface d'un rouge jaunâtre, et l'on a donné à cet état le nom de *corps vitré jumenteux,* pour exprimer une certaine analogie avec l'urine colorée et trouble des chevaux.

Les malades atteints de ces lésions ont une vue très affaiblie ; mais il ne faut point désespérer de cet état, car on l'a vu s'améliorer au bout de quelques mois par la résorption ou l'agglutination de ces corpuscules.

Les exsudats qui flottent dans le corps vitré sont souvent plus volumineux et de formes plus distinctes. On les voit prendre l'aspect de filaments, de toiles d'araignée, etc., etc.

Ces corps flottants de l'humeur vitrée ne peuvent pas être confondus avec les opacités cristallines dont je vous ai parlé. Ces dernières se déplacent dans le sens du mouvement qu'éprouve l'œil, tandis que les exsudats du corps vitré s'agitent sans direction déterminée, de la façon la plus irrégulière.

Vous rencontrerez quelquefois dans le corps vitré une autre espèce de corps flottants, c'est dans la maladie connue sous le nom de *synchysis étincelant*. Cette singulière affection est caractérisée par la présence, dans le corps vitré liquéfié, de cristaux de cholestérine, cristaux aplatis, anguleux sur leurs bords, et qui, dans les mouvements de l'œil, se déplacent et étincellent de mille façons différentes. L'ophthalmoscope ne permet pas de confondre ces lamelles de cholestérine avec les exsudats dont je vous ai déjà parlé ; car, sous les rayons lumineux projetés dans l'œil, ces cristaux brillent comme une pluie d'or ou comme des paillettes d'un blanc d'argent. Si les malades atteints de synchysis étincelant viennent à agiter brusquement leur tête, on voit ces cristaux monter et descendre, et dans ces rapides mouvements se présenter, soit par leurs faces, soit par leurs bords, en renvoyant vers l'œil observateur des feux d'une lumière aux brillantes couleurs.

Le tremblotement de l'iris et la perception de quelques mouches volantes sont souvent les deux phénomènes qu'on observe en dehors des résultats fournis par l'ophthalmoscope. Mais, d'ailleurs, ces cristaux de cholestérine ne persistent pas indéfiniment, et parfois, au bout d'un temps variable, on ne les aperçoit plus. J'ai eu dans mon service à la Salpêtrière une malade atteinte de synchysis étincelant, et dont l'observation a été publiée il y a une vingtaine d'années ; aujourd'hui il est impossible de trouver chez elle la moindre trace de cholestérine.

Une autre altération qui ne paraît pas rare dans le corps vitré, c'est l'épanchement sanguin, que l'ophthalmoscope seul fait reconnaître. On doit soupçonner cette lésion quand l'individu a perdu subitement la vue, mais le miroir oculaire peut seul transformer cette présomption en certitude.

Je dois, messieurs, vous communiquer ici quelques expériences que j'ai entreprises pour apprécier le mode de formation des épanchements sanguins dans le corps vitré, et vous en tirerez sans doute cette conclusion, que le sang ne s'infiltre pas dans le corps vitré normal aussi facilement qu'on le suppose. Voici d'ailleurs comment j'ai été amené à cette opinion : j'ai, sur plusieurs lapins, déchiré avec une aiguille à cataracte la choroïde et la rétine à la partie postérieure de l'œil, de façon à ouvrir quelques vaisseaux. L'œil, examiné immédiatement après cette déchirure, laissait voir à l'ophthalmoscope une suffusion sanguine profonde et générale. Si, cette expérience faite, on sacrifiait l'animal, il était facile de constater qu'un épanchement sanguin s'était produit sous la rétine et sous la choroïde, mais presque aucunement dans le corps vitré. Si l'on ne faisait cet examen que cinq à huit jours après l'expérience, on trouvait déjà l'épanchement sanguin en bonne voie de résorption sous la rétine comme sous la choroïde, et l'on ne voyait guère de traces sanguines dans le corps vitré. Il semble donc résulter de cette expérience que l'humeur vitrée ne s'infiltre pas facilement par le sang versé dans son voisinage. Mais nous devons nous rappeler qu'il s'agit ici d'un corps vitré normal, consistant ; quand cette partie est le siége d'un ramollissement, les conditions sont tout à fait différentes, et il est facile de concevoir que le sang s'y infiltre très vite.

Quand on a pu observer un simple épanchement sanguin abondant dans le corps vitré, on a vu d'ordinaire le sang s'amasser dans la partie inférieure de l'œil, derrière le cristallin, mais toute la vitrine restait profondément colorée et la papille ne se distinguait plus.

On peut, en dirigeant de divers côtés la lumière, arriver à éclairer vivement ces caillots sanguins, situés derrière le cristallin ; puis peu à peu le sang se résorbe, la papille se montre de nouveau, et l'on a même pu reconnaître sur les vaisseaux qui en sortaient un point noirâtre, trace évidente de la rupture vasculaire.

Cette résorption s'achève complétement, et, à moins de phénomènes d'irido-choroïdite, il ne reste plus dans le corps vitré d'exsudats noirâtres d'origine sanguine.

Enfin, messieurs, l'examen de l'œil à l'ophthalmoscope a mis hors de doute la possibilité d'y reconnaître facilement les cysticerques qui se développent dans le corps vitré : c'est M. de Graefe qui a le premier, à l'aide de ce moyen, aperçu ces helminthes, qui se sont montrés avec leurs caractères zootaxiques distinctifs. Vous pouvez voir ici (pl. II, fig. 4) un dessin qui vous donnera une très bonne idée de ces cysticerques intra-oculaires. Vous apercevez en *b* une masse arrondie, comme un sac distendu, c'est le corps de l'animal; vient ensuite une partie rétrécie et allongée, c'est le cou, qui se termine par une figure pyriforme qui est la tête. Toute cette masse, nettement dessinée dans quelques cas, moins distincte dans d'autres, à cause de quelques exsudats concomitants, est d'un gris bleuâtre qui tranche assez bien sur le fond éclairé de l'œil ; elle masque plus ou moins, selon son volume, la papille du nerf optique *a* et les vaisseaux de la rétine. On la voit persister ainsi en conservant sa forme pendant un grand nombre de mois. On n'a guère pu étudier encore les changements que subissent dans l'œil ces curieux helminthes, mais on sait qu'ils effectuent avec lenteur quelques mouvements, et par une observation attentive on a vu certaines parties de leur corps se déplacer.

Les cysticerques du corps vitré s'accompagnent assez souvent d'exsudats qui prennent dans ce milieu différentes positions. On a vu, par exemple, les vers vésiculaires plus ou moins masqués par ces exsudats, sorte de voiles jetés entre l'observateur et le cysticerque sous-jacent. Dans un cas que j'ai pu observer, on voyait sur le corps du cysticerque une plaque noirâtre très distincte.

Le diagnostic des cysticerques du corps vitré, impossible avant la découverte d'Helmholtz, se fait aujourd'hui avec une remarquable facilité. En effet, dans cette affection, les malades se plaignent d'un affaiblissement progressif de la vision, leur pupille est dilatée et peu mobile, le fond de l'œil n'a point changé de couleur; tous signes ne portant avec eux aucun caractère pathognomonique des désordres qui doivent tôt ou tard amener la perte de la vue.

Tout ce qui précède vous fera facilement comprendre que l'ophthalmoscope doit être encore d'un précieux usage pour reconnaître dans le corps vitré des corps étrangers venus du dehors et des cristallins abaissés. Il est possible, par ce moyen, de rechercher dans l'œil un corps étranger et de conduire sur lui l'instrument qui doit servir à l'extraire.

L'application de l'ophthalmoscope à l'examen des membranes superficielles et des milieux de l'œil nous a déjà fourni des résultats très importants ; mais c'est par l'étude des lésions profondes de cet organe qu'il est possible de mieux saisir encore l'utilité de ce moyen d'investigation. En effet, les maladies de la choroïde et de la rétine, qui échappaient naguère à un examen direct, sont reconnues aujourd'hui avec la plus grande facilité, et nous pouvons ainsi débrouiller l'histoire naguère encore si confuse des affections de l'œil qu'on a réunies sous le nom générique d'*amaurose*.

Ce mot *amaurose* (d'ἀμαυρόω, j'obscurcis) exprime seulement un symptôme, la perte plus ou moins complète de la vision, sans rien indiquer des altérations physiques que peuvent présenter les membranes et les milieux réfringents de l'œil. On attribua pendant longtemps la maladie dont je vous parle à une prétendue paralysie du nerf optique, et tout sembla dit avec cette hypothèse. Plus tard on s'aperçut que cette paralysie du nerf optique n'expliquait pas grand'chose. On dut reconnaître alors deux grandes variétés dans le groupe des amauroses, et l'on distingua celles qui tenaient à des lésions cérébrales de celles qui provenaient de désordres oculaires. Mais cette distinction vraie ne pouvait être utilisée dans la pratique, et prendre véritablement place dans la science qu'au moment où l'on trouverait le moyen de reconnaître sur le vivant les troubles matériels des membranes internes de l'œil. En l'absence de ce moyen, on entra facilement dans le domaine des hypothèses, on admit en foule et sans raison probante différentes espèces d'amauroses. Ainsi naquirent les amauroses abdominale, ganglionnaire, irritative, etc., qui ont disparu maintenant du cadre nosologique.

7

Sur quelles données, en effet, pouvait-on établir ces distinctions subtiles? C'était sur des symptômes fonctionnels très souvent mal déterminés ou sur quelques signes physiques ·assez
vagues, comme la congestion des vaisseaux sous-conjonctivaux, etc.
Mais tout cela était véritablement insuffisant, et la découverte
d'Helmholtz devait, dans ce coin de la pathologie oculaire, substituer à des suppositions sans fondement la certitude de l'examen
physique.

Avant l'invention de l'ophthalmoscope, on avait senti le besoin
d'éclairer par l'anatomie pathologique l'histoire des amauroses,
et nous possédions déjà quelques bonnes études sur les maladies
de la choroïde et de la rétine. Mais il restait à étendre ces recherches à un plus grand nombre de cas, à dissiper ce qu'elles
laissaient encore d'obscur, enfin à bien saisir sur le vivant les
rapports de ces lésions avec les signes fournis par l'éclairage
de l'œil.

Depuis quelques années, messieurs, un grand nombre de travaux ont été entrepris dans cette direction, tant en France qu'à
l'étranger, et nous ont fourni une masse considérable de faits
sur lesquels la critique doit maintenant exercer son contrôle. Ce
sera là un travail assez compliqué, mais qui n'infirme en rien la
valeur des recherches ophthalmoscopiques; car il est déjà possible
de faire sortir de tous ces matériaux un certain nombre de données incontestables, vérifiées par des milliers d'observateurs, et
qui permettent désormais de rattacher telle variété d'amaurose
à une lésion physique nettement déterminée.

Je viens d'établir que l'anatomie pathologique et les recherches
ophthalmoscopiques avaient désormais rendu incontestable l'existence de deux ordres d'amauroses : 1° les unes dans lesquelles la
cécité provient d'une lésion cérébrale; 2° les autres où la perte
de la vue tient à une lésion oculaire. On s'est bientôt aperçu, en
poursuivant ces études, que les lésions oculaires étaient les plus
communes, et qu'il était possible d'en distinguer sur le vivant
plusieurs espèces bien isolées les unes des autres. L'ophthalmoscope nous a donc mis sur la voie de certaines localisations anatomiques qui font disparaître le mot *amaurose* pour lui substituer

une dénomination plus en rapport avec la nature fondamentale de l'affection.

C'est en poursuivant les études sur les altérations de l'œil dans le groupe des amauroses, qu'on est arrivé à découvrir qu'un très grand nombre de ces affections tenaient à des lésions de la choroïde. Aussi vais-je d'abord vous parler des lésions choroïdiennes.

Lésions de la choroïde. — La choroïde joue dans l'œil un rôle pathologique immense, et sur lequel on n'insiste pas assez selon moi. Beaucoup d'altérations de la rétine, du corps vitré, de l'iris, du cristallin, ne sont en effet que des altérations consécutives à quelque lésion primitive de la tunique vasculaire de l'œil. C'est ce dont vous vous convaincrez dans la suite de ces leçons. Il faut donc porter toute notre attention sur les phénomènes morbides qui se passent de ce côté. Les plus communs sont de nature inflammatoire, et je vais vous parler d'abord de la choroïdite et de ses principales variétés.

La phlegmasie de la choroïde se montre le plus souvent à l'état chronique, et, sous cette forme, il est possible d'en distinguer plusieurs variétés dont trois au moins doivent fixer notre attention. Ce sont : 1° la *choroïdite congestive*, affection curable ou dont on peut du moins pallier les principaux accidents, caractérisée par une injection plus ou moins considérable de la couche vasculaire de la choroïde, et qui répond à l'affection que vous désignez souvent sous le nom d'amblyopie congestive, sans attacher à ces mots une signification anatomique bien déterminée ; 2° la *choroïdite exsudative*, affection d'une nature plus grave, car ses conséquences sont très souvent irrémédiables, caractérisée par des exsudats plastiques entre la choroïde et la rétine, exsudats qui compriment cette dernière membrane, y détruisent la sensibilité visuelle, et subissent encore quelques modifications secondaires dont le dernier terme consiste dans l'ossification de la fausse membrane ; 3° enfin, on peut rattacher à la choroïdite cette affection qu'on distingue sous le nom de *scléro-choroïdite postérieure*, et qui, dans son expression générale, serait mieux désignée sous le nom de *choroïdite atrophique*.

Je dois, avant de vous exposer les signes ophthalmoscopiques de ces différentes phlegmasies choroïdiennes, vous dire
d'abord quelques mots sur les symptômes généraux des différentes
formes de choroïdite. Ce seront, vous le comprendrez facilement, des indications très sommaires sur ce point, car ces leçons n'ont pour but que de vous montrer les ressources que
l'ophthalmoscope fournit au chirurgien dans l'exploration de l'œil
malade; mais ces indications me semblent indispensables pour
vous conduire utilement au diagnostic ophthalmoscopique. Quand
il s'est agi de lésions apparentes à l'extérieur, je me suis dis-
pensé de vous parler des symptômes de ces lésions. Mais ici
les choses sont différentes, et, du reste, ces indications seront
des plus brèves, car on n'aperçoit pas, à l'extérieur de l'œil
des individus atteints de choroïdite commençante, de signes
physiques qui permettent d'établir un diagnostic précis. Ces
malades accusent seulement certains troubles fonctionnels, mais
ce sont là des signes qui n'ont rien de caractéristique. Ils se
plaignent surtout d'un affaiblissement notable de la vue. Il leur
semble qu'un certain brouillard est placé entre leurs yeux et
l'objet qu'ils examinent. Ce voile est d'une épaisseur variable,
suivant le degré de compression de la rétine. Tantôt c'est un léger
nuage qui masque les contours nettement arrêtés des objets,
tantôt c'est quelque chose de plus obscur, et dans ce cas il n'est
pas rare d'entendre les malades dire qu'ils voient tous les objets
d'une couleur très sombre.

Ces troubles visuels s'accompagnent assez souvent de mouches
volantes, de phantasmes lumineux, d'une certaine tension dans
le globe, et quelquefois d'élancements assez douloureux. Le malade éprouve une gêne dans l'œil, dont tous les mouvements sont
un peu pénibles.

Si l'on examine les membranes extérieures de l'œil, on découvre
dans le tissu cellulaire sous-conjonctival, et selon la direction des
muscles droits, quelques vaisseaux rares et tortueux qui forment
des anastomoses en arcade à 2 ou 3 millimètres de la cornée.
A mesure que la maladie fait des progrès, la pupille se dilate,
devient paresseuse par la compression que subissent les nerfs

ciliaires; le globe oculaire acquiert de la dureté et se déforme, etc.

Vous voyez, messieurs, que les signes généraux de la choroïdite fournis par l'examen extérieur de l'œil sont peu nombreux, peu concluants, et que les signes fonctionnels n'ont pas une valeur plus grande. Dans l'examen particulier des différentes variétés de choroïdite, les choses ne sont pas plus claires, et c'est en définitive à l'ophthalmoscope qu'il faut avoir recours pour trancher la question.

1° La *choroïdite congestive* est une affection très commune; elle atteint un grand nombre d'individus qui, sans être aveugles, voient mal et présentent de grandes alternatives dans leurs facultés visuelles. Ainsi chez l'hémorrhoïdaire, chez la femme mal réglée, chez l'individu fortement constipé, là où la choroïdite congestive n'est pas rare, la compression de la rétine varie d'un jour à l'autre, suivant le degré de la congestion choroïdienne, et les individus atteints de cette affection passent promptement d'une vue assez nette à une vue obscurcie, nuageuse. Les choses peuvent rester en cet état pendant un temps très long, mais peu à peu on voit aussi se produire des lésions plus graves, irrémédiables, qui compromettent définitivement la vue.

Si l'on éclaire avec le miroir concave seul les yeux des malades atteints de choroïdite congestive, on voit le fond de l'œil revêtir, au lieu d'une teinte rosée, une coloration d'un rouge très foncé, uniforme, permanente pendant toute la durée de l'examen, et offrant exactement l'aspect d'une portion de conjonctive très enflammée. C'est là un fait qui frappe tout d'abord l'observateur. On peut bien, en examinant longuement un malade, arriver à faire rougir vivement la surface rétinienne, mais on n'obtient jamais une coloration rouge brun permanente, comme lorsqu'il s'agit d'une choroïdite.

Mais, à l'examen par l'image renversée ou l'image droite, on découvre mieux les détails de cette coloration foncée de l'œil. On voit alors une couche de vaisseaux tortueux, inégaux, gorgés de sang, et qui figurent à merveille une injection très fortement réussie de la couche vasculaire de la choroïde. Vous aurez souvent occasion de constater ce que j'avance ici, car la choroïdite congestive est une affection très fréquente, et avec quelque habitude de l'examen ophthalmoscopique on ne tarde pas à reconnaître cet engorgement vasculaire permanent de la choroïde.

Quand la couche pigmentaire de la choroïde est très épaisse, comme chez les sujets très bruns, cela peut gêner dans l'examen ; mais si le malade est blond, ou arrivé à la vieillesse, époque de la vie où disparaît un peu le pigment, celui-ci se laisse facilement traverser par la lumière, et l'on voit alors de la façon la plus distincte l'engorgement vasculaire dont je vous parle.

2° *Choroïdite exsudative.* — La choroïdite peut rester congestive pendant un temps considérable sans se modifier ; mais, dans d'autres cas, la nature de la phlegmasie change ; elle devient exsudative. C'est là encore une forme très commune de la choroïdite, et il faut ajouter que c'est une forme très grave, car les lésions en sont à peu près incurables, à moins toutefois qu'elles ne soient sous l'influence de la syphilis constitutionnelle.

Les exsudats qui se font au-dessous de la choroïde, entre cette membrane et la rétine, sont de deux sortes ; ce sont des *exsudats solides de lymphe plastique* ou des *exsudats séreux* analogues aux accumulations de sérosité produites dans d'autres régions du corps. Je vous parlerai plus loin des épanchements séreux à propos des décollements de la rétine, et je veux m'occuper seulement ici des exsudats plastiques.

Il se dépose le plus souvent entre la choroïde et la rétine une mince lamelle de lymphe coagulable qui s'étend comme un voile à la surface interne de la choroïde et se laisse apercevoir à travers la rétine transparente. Dans d'autres cas, l'exsudat est moins général ; il se localise sur certains points, c'est une sorte d'exsudation pointillée (pl. I, fig. 4, *a*).

Des exsudats plastiques, d'abord mous, diffluents, subissent promptement différentes transformations ; ils deviennent peu à peu plus solides et quelquefois même cartilagineux et osseux. On trouve alors entre la rétine et la choroïde, soit une coque de tissu cartilagineux, soit une calotte hémisphérique de tissu osseux, comme vous pouvez le voir sur la pièce que je vous montre ici. Pendant longtemps on a cru que ces ossifications du globe oculaire tenaient à une transformation de la rétine, et vous les trouverez décrites sous le nom d'*ossifications de la rétine*. C'est une erreur. La rétine ne s'ossifie pas, et sur cette pièce, comme sur beaucoup d'autres, vous pouvez facilement reconnaître la rétine en dedans et la choroïde en dehors de la fausse membrane ostéo-cartilagineuse. Certes, sous l'influence de ces productions nouvelles, la rétine et la choroïde subissent des altérations graves; elles sont souvent amincies, résorbées en partie, décollées l'une de l'autre, perforées sur certains points; la choroïde est atrophiée et dépourvue de vaisseaux, la couche pigmentaire a subi aussi une altération particulière; mais, quoi qu'il en soit, la lésion fondamentale existe entre la rétine et la choroïde.

La lésion de la couche pigmentaire à laquelle je fais allusion est facile à reconnaître à l'examen cadavérique de l'œil. Soulevez doucement la rétine, et vous apercevez sur certains points la choroïde à peu près dépourvue de pigment, tandis que sur d'autres, ces granulations noires sont accumulées en quantité plus grande qu'à l'état normal.

Je ne vous donne ici que des indications anatomo-pathologiques très sommaires sur ces altérations de la choroïde, mais vous en savez maintenant assez pour bien comprendre la signification des images ophthalmoscopiques dans la choroïdite exsudative.

Dans les formes les plus légères de la choroïdite exsudative, dans la choroïdite syphilitique par exemple, vous apercevez au fond de l'œil un nuage léger, opalin, qui part du pourtour de la papille et s'étend en s'affaiblissant du côté de l'*ora serrata*. On reconnaît avec la plus petite habitude de l'ophthalmoscope, que cet exsudat est post-rétinien et qu'on l'aperçoit à travers la rétine transparente. Je ne saurais, messieurs, trop insister sur cette transparence de la rétine; c'est là un fait capital dans l'étude des exsudats sous-choroïdiens.

Si l'on peut suivre sur un malade le développement de cette choroïdite exsudative, on voit l'exsudat sous-choroïdien devenir

plus opaque, plus épais, et l'affaiblissement de la vue augmenter
en proportion de l'épaisseur et de l'étendue de cet exsudat.

La choroïdite exsudative se manifeste aussi sous une autre forme
qu'on pourrait appeler la forme pointillée. On ne découvre plus
cette tache nuageuse ou d'un blanc opaque au-dessous de la
choroïde, mais une série de petits points, d'un blanc grisâtre, un
peu saillants, et qui, en se réunissant, finissent par recouvrir d'un
voile assez épais la face antérieure de la choroïde. Ces exsudats
plastiques d'un blanc opalin sont quelquefois rendus plus évidents
par une bordure noire, complète ou incomplète, de granulations
pigmentaires agglomérées. On reconnaît assez facilement que
ces exsudats forment une légère saillie à la surface de la choroïde, et pour cela il suffit d'incliner de divers côtés le miroir,
de façon à projeter la lumière obliquement sur l'exsudat. J'ai pu
reconnaître facilement cette disposition sur l'œil d'un infirmier
de l'hôpital Saint-Antoine. Cet homme avait depuis longtemps
perdu la vue d'un côté, et l'on voyait des exsudats très nombreux
sur la choroïde. On distinguait nettement les saillies que for-
maient ces exsudats, et elles contrastaient avec des dépressions
dans lesquelles le pigment s'était accumulé.

Cette maladie de la choroïde s'accompagne aussi de lésions
secondaires, dont je dois maintenant vous parler. Vous trouverez
à côté de l'exsudat plastique des taches brunes ou noirâtres formées par le pigment qui s'y est accumulé. C'est le résultat de
l'altération décrite par quelques ophthalmologistes sous le nom de
macération de pigment.

Quand le pigment subit cette modification pathologique, il
prend une teinte jaune orangé, au milieu de laquelle on voit
encore, sous la même couleur, les vaisseaux de la choroïde (pl. II,
fig. 2). Cette remarquable lésion peut s'étendre des divers points
de la membrane à toute sa surface, puis elle finit par disparaître
pour laisser à sa place des taches blanches, formées par la choroïde atrophiée et la surface sous-jacente de la sclérotique.

Quand le pigment s'altère sur certains points, il n'est pas rare
de le voir s'accumuler en excès sur d'autres. De là viennent ces
taches noirâtres par plaques, sans forme ou allongées, qu'on voit

souvent avec l'ophthalmoscope dans l'œil des malades atteints de choroïdite exsudative.

Enfin, messieurs, vous distinguerez encore entre ces exsudats plastiques, ou en arrière d'eux, une couche vasculaire très développée, et quelquefois des plaques hémorrhagiques, sur lesquelles je fixerai plus loin votre attention.

3° *Choroïdite atrophique* (*scléro-choroïdite postérieure*). — Je vais vous parler maintenant d'une dernière forme de la choroïdite bien étudiée, il y a longtemps déjà, par M. Sichel, mais sur laquelle la découverte d'Helmholtz a de nouveau appelé l'attention des observateurs : c'est la *scléro-choroïdite postérieure*, qu'on pourrait mieux désigner encore sous le nom de *choroïdite atrophique*, expression qui établirait tout de suite le caractère anatomique de la lésion fondamentale.

Depuis Scarpa, qui a fait connaître avec soin une des lésions ultimes de la choroïdite atrophique, il a été publié sur ce point de la pathologie oculaire un très grand nombre de travaux, parmi lesquels je veux seulement vous citer les mémoires d'Ammon, de Sichel, et plus récemment ceux de Ed. Jaeger, de Arlt, de Graefe. Ces derniers surtout ont jeté un jour tout nouveau sur l'histoire de la choroïdite atrophique, aujourd'hui bien connue, grâce aux cas très nombreux qu'on en a pu observer.

Les recherches qu'a sollicitées l'ophthalmoscope ont permis d'établir dans cette affection de l'œil une certaine concordance entre les lésions cadavériques et les signes observés sur le vivant. Aussi dois-je d'abord vous donner une idée sommaire de la maladie dont je vous parle et dont la fréquence est beaucoup plus grande qu'on ne le suppose, car sur un relevé de 1000 amblyopiques, on a trouvé 420 individus affectés de choroïdite atrophique.

La choroïdite atrophique reste souvent très longtemps à son plus faible degré, et, dans cet état, elle ne trouble guère la vue ou ne s'accompagne que d'une myopie faible ; mais dans d'autres cas bien plus graves la maladie s'accroît avec rapidité et s'annonce par une myopie progressive compliquée d'un certain degré d'amblyopie. Ces troubles visuels ne sont plus alors corrigés par l'emploi de verres concaves, comme cela aurait lieu pour un simple vice dans la réfraction de l'œil. Aussi le malade trouve-t-il que ses lunettes ne sont jamais bien disposées pour sa vue, et les change-t-il très fréquemment.

Bientôt l'œil se fatigue du moindre travail, et larmoie très facilement. Le malade ressent alors une certaine gêne, des cuissons, des élancements, quelquefois même une légère douleur dans le globe. Les choses peuvent rester dans cet état pendant un temps assez long, mais le plus souvent la maladie fait des progrès incessants. Le patient voit alors les objets d'une façon confuse, comme à travers un brouillard; son champ visuel diminue peu à peu, et pour bien distinguer ce qui est placé en face de lui, il est forcé de diriger son œil sur le côté. Il existe souvent aussi de la photophobie, et ce symptôme est proportionnel à certaines lésions dont je vais vous entretenir plus loin.

Si vous examinez avec soin les yeux des individus atteints d'une choroïdite atrophique déjà avancée, vous y constaterez quelquefois une certaine déformation du globe, connue sous le nom de *staphylôme de la sclérotique*. C'est en faisant tourner l'œil fortement en dedans, que vous apercevrez surtout cette saillie anomale dans la région postérieure et externe du bulbe. Ce staphylôme, formé par la sclérotique et la choroïde atrophiées en ce point, se présente parfois avec une couleur noirâtre, lorsqu'on aperçoit la couche pigmentaire de la choroïde à travers la sclérotique amincie. Cette déformation du globe oculaire s'accompagne d'un allongement dans l'axe antéro-postérieur de l'œil, condition fondamentale de la myopie.

Mais à mesure que le staphylôme postérieur augmente, la vision diminue et se trouble de plus en plus; les mouvements du globe deviennent de moins en moins faciles, et les malades finissent par ne plus pouvoir porter l'œil en dehors. Enfin, messieurs, aux derniers termes de cette lésion, la vue est très obscurcie, et le malade n'aperçoit que d'une façon très incertaine les objets les plus rapprochés. La sensibilité à la lumière est très vive et s'accompagne de phantasmes lumineux, d'éblouissements, de mouches noires, fixes ou volantes, d'une tension très sensible

dans l'œil, et souvent aussi d'un strabisme très convergent.
La pupille de ces malades est très dilatée, fort peu mobile et repoussée en arrière par le développement de la chambre antérieure.

Cette forme de choroïdite, messieurs, a déjà dans son développement et dans ses symptômes un cachet particulier qui en fait une forme à part d'amaurose, qu'on ne saurait aujourd'hui confondre avec les autres. Mais vous allez voir combien l'ophthalmoscope rend cette distinction facile et prompte. Je vais supposer dans ma description que nous examinons l'œil gauche d'un malade par le procédé de l'image droite (voy. pl. II, fig. 3).

Vous apercevrez alors, au premier degré de la maladie, une sorte d'agrandissement de la papille, mais en analysant mieux les choses, vous reconnaîtrez très bien que cet agrandissement est produit par une tache blanchâtre en forme de croissant, dont la concavité repose sur la demi-circonférence externe de la papille, et dont le sommet est dirigé vers la tache jaune. Les vaisseaux qui sortent de la papille ont jusqu'alors conservé toute la netteté de leurs contours.

Plus tard, dans ce qu'on peut appeler le second degré de la maladie, la tache blanche s'est agrandie transversalement : ce n'est plus un croissant, c'est un cône tronqué à sommet dirigé en dehors. Sa coloration d'un blanc nacré donne au fond de l'œil des reflets éclatants, et fait paraître la papille d'un gris mat. Quand la maladie marche très lentement, le bord externe de cette tache est limité par une courbe assez régulière ; mais quand les progrès du mal sont plus rapides, c'est par des déchiquetures que finit cette plaque blanche.

L'étendue plus grande de la lésion permet de distinguer avec une remarquable facilité les vaisseaux qui, au sortir de la papille, se ramifient sur cette tache nacrée. Ces altérations choroïdiennes peuvent exister avec des dépressions physiologiques ou pathologiques de la papille, mais elles donnent lieu aussi à un enfoncement apparent des vaisseaux au bord externe de la tache blanche. En réalité, ces vaisseaux ne changent pas de place, et cette illusion est due seulement à une différence tranchée entre la coloration de la tache morbide et celle de la rétine normale. Cette dernière, grâce à ces effets de couleur, paraît d'une coloration sombre; le réseau vasculaire n'y est pas aussi distinct qu'au niveau de la tache blanche, et il semble ainsi relégué sur un plan postérieur.

Je dois insister ici sur un fait remarquable : c'est qu'à ce degré de la maladie, les individus voient encore assez bien. Il ne paraît y avoir là qu'un simple élargissement du *punctum cœcum*. Mais lorsque la tache blanche a fait des progrès jusqu'au voisinage de la *macula lutea*, les malades aperçoivent souvent alors une tache sombre qui gêne la vision, surtout pendant la lecture ; ils voient aussi des reflets brillants et colorés, des phantasmes lumineux dus à une réflexion anomale de la lumière sur la plaque nacrée.

Enfin, au dernier degré de la maladie, la tache blanche *a* s'est étendue encore et a pris une forme ovalaire à grand diamètre transversal; elle dépasse aussi le point qui correspond à la tache jaune. Son pourtour est très déchiqueté, et ces déchiquetures sont bordées par des agrégats de pigment qui les font ressortir davantage. Il n'est pas rare, surtout si la maladie dure depuis longtemps, de voir du pigment de nouvelle formation sur cette plaque blanche.

On découvre assez souvent, à un certain moment de la maladie, une nouvelle tache blanche *b*, en croissant, sur la demi-circonférence interne de la papille, qui se trouve ainsi complétement isolée de la choroïde saine. Enfin, dans des cas plus avancés, on voit sur d'autres points de la choroïde des atrophies partielles qui sont représentées par de petits disques blanchâtres *c*, souvent réunis en groupes, et qui ressortent d'autant mieux que leur circonférence est souvent formée par une ligne de pigment.

J'ai voulu, messieurs, vous faire une description type de la choroïdite atrophique, mais je ne dois pas vous laisser ignorer les lésions secondaires qui en masquent souvent le cachet original, et qui contribuent pour la plupart à la perte de la vue. On connaît en effet des cas où la tache blanche seule était très étendue, passait au-dessous de la *macula lutea*, sans que la rétine fût altérée et que la vue fût abolie.

Ces lésions secondaires, qui deviennent alors le fait principal, sont de différentes sortes. C'est d'abord l'altération du pigment dont je vous ai déjà entretenus; ses éléments se dissocient, puis disparaissent sur certains points et s'accumulent sur d'autres. De là des taches, des bandes noirâtres sur divers points de la choroïde. Cette membrane, en dehors de la tache blanche, n'est plus aussi dans les conditions normales. Les vaisseaux engorgés sont d'une teinte rouge assez claire, les espaces intervasculaires sont devenus plus sombres par une accumulation de pigment, et les différentes parties de la choroïde présentent des teintes très variées. Vous constaterez quelquefois dans les choroïdites atrophiques une altération remarquable des vaisseaux choroïdiens. Les parois de ces vaisseaux subissent une métamorphose graisseuse; la circulation s'y arrête, et au lieu d'un lacis vasculaire tortueux, rouge, vous ne découvrez plus que des vaisseaux jaunâtres exsangues. J'ai souvent vu ces vaisseaux atrophiés prendre une teinte jaune très nette, et alors on aperçoit un réseau de vaisseaux qui semblent injectés par une matière colorante jaune (pl. II, fig. 2). Ces lésions étaient très marquées dans l'œil de plusieurs malades que j'observais dans mon service à l'hospice de la Salpêtrière.

La rétine éprouve très souvent des changements notables dans sa structure. Les vaisseaux rétiniens au niveau de la tache blanche s'effacent peu à peu et disparaissent; il se forme sur la rétine de petits exsudats grisâtres très faciles à distinguer par leur coloration, leurs rapports, etc.

Les milieux de l'œil, à la dernière période de la choroïdite atrophique, subissent des troubles profonds qui contribuent à la perte de plus en plus grande de la vision. Le corps vitré se liquéfie et se remplit de corpuscules et de filaments opaques qui flottent au milieu de ce liquide. Le cristallin n'échappe pas à ces altérations secondaires. Il se développe au pôle postérieur de l'œil une tache opaque que l'ophthalmoscope reconnaît facilement. Cette cataracte centrale postérieure à marche très lente a pu naguère en imposer sur la véritable nature du mal, mais aujourd'hui, grâce aux progrès de l'exploration physique de l'œil, cette erreur n'est plus possible.

Voilà, messieurs, des signes ophthalmoscopiques faciles à reconnaître; mais pour bien les interpréter, il faut que vous fassiez avec moi l'examen anatomique d'un œil atteint de scléro-choroïdite postérieure : de la sorte, vous arriverez à vous convaincre que la maladie dont je vous parle a un cachet particulier et est tout à fait différente de la choroïdite exsudative dont je vous ai déjà entretenus.

Si vous examinez un œil déjà malade depuis longtemps, vous constaterez qu'il est déformé à son pôle postérieur et qu'il mesure dans son diamètre d'avant en arrière un allongement variable. Ainsi, au lieu de $0^m,22$ à $0^m,24$, vous trouverez de $0^m,28$, à $0^m,32$. Cet agrandissement est surtout formé par un staphylôme postérieur, développé presque toujours au côté externe du nerf optique. Si le staphylôme est double, la saillie externe est primitive et la plus volumineuse. Vous serez frappés de la coloration bleuâtre de ce staphylôme, de sa faible consistance, car dans quelques cas les membranes sont si amincies en ce point, qu'on peut craindre leur rupture.

Après avoir ouvert le globe oculaire, vous apercevez à l'œil nu la tache blanche en croissant ou conique, limitée à la demi-circonférence externe de la papille ou la circonscrivant complétement, et vous pouvez constater qu'aucun des détails de cette tache n'a échappé à notre examen fait avec le miroir oculaire. Mais cette tache blanche ne correspond pas toujours à toute l'étendue du staphylôme.

Pour bien comprendre, messieurs, la structure de cette plaque blanchâtre, il faut isoler les unes des autres les membranes du globe oculaire. Vous trouverez d'abord la sclérotique très amincie et quelquefois devenue très transparente au niveau du staphylôme; puis, si, après avoir coupé circulairement la sclérotique, vous voulez vous assurer de l'état général de la choroïde, vous la trouverez souvent décolorée dans une assez grande étendue. Le pigment superficiel a subi un certain degré de macération; il a disparu sur certains points où la couche vasculaire paraît à nu; sur d'autres il s'est accumulé en plus grande quantité, ou bien il persiste seulement dans les espaces intervasculaires et donne à la choroïde un aspect tigré des plus manifestes, comme vous pouvez en voir un exemple (pl. II, fig. 2) ; enfin il disparaît quelquefois dans ces interstices vasculaires, et c'est un aspect inverse qui a lieu. Mais partout ailleurs qu'au niveau de la tache blanche, la couche vasculaire de la choroïde existe.

A mesure qu'on se rapproche de cette tache, on voit la choroïde s'amincir, et aux limites de la coloration blanche, on trouve qu'elle commence à adhérer à la sclérotique. Cette adhérence est marquée par la disparition des vaisseaux. En effet, messieurs, dans toute l'étendue de la tache blanche, la couche vasculaire de la choroïde a disparu et n'est plus remplacée que par un tissu cellulaire très fin. Ainsi ont fusionné les deux membranes, et l'on ne trouve entre elles *aucun exsudat, aucun dépôt plastique*.

A la circonférence de cette tache, il vous sera facile de découvrir de petites accumulations de pigment, reconnaissable à sa couleur et à sa structure.

Quand les lésions dans l'œil examiné ne sont pas anciennes, on trouve la rétine à l'état normal et complétement isolable de la choroïde, même au niveau de la tache blanche. Mais peu à peu, à mesure que l'œil devient staphylomateux, la rétine se distend et la tache jaune s'éloigne de la papille, quoique les vaisseaux conservent leur disposition normale. Enfin, plus tard encore, la rétine, très distendue, finit par contracter des adhérences avec la tache blanche ; elle se soude, se fusionne avec elle, et à la longue peut disparaître à son tour. Elle devient aussi le siége de lésions secondaires, d'exsudats, de décollements, etc.

Enfin, messieurs, vous trouverez aussi le corps vitré liquide et la lentille cristalline opaque dans son pôle postérieur. Mais j'en ai dit assez pour bien vous faire comprendre la nature et le développement de la tache blanche.

Cette tache blanche n'est, vous le comprenez maintenant, la conséquence d'aucun exsudat sous-choroïdien, comme on a pu le croire, mais elle est uniquement due à ce qu'on aperçoit la surface interne et nacrée de la sclérotique à travers la choroïde amincie ou effacée, et la rétine transparente ou atrophiée à son tour. La disparition du pigment, l'oblitération et la résorption de la couche vasculaire de la choroïde sont deux conditions essentielles pour la production de ce curieux phénomène pathologique.

Tous les faits dont je viens de vous entretenir sont aussi faciles à constater que ceux qui se rapportent à l'étude de la conjonctivite, de la cataracte, et vous n'aurez aucune difficulté à les vérifier, car les lésions de la choroïdite atrophique sont d'une fréquence extrême.

Je dois maintenant vous parler d'un accident qui souvent prend sa source dans l'état congestif de la choroïde, l'*hémorrhagie* produite par la rupture des vaisseaux choroïdiens. Les malades qui éprouvent cet accident vous racontent qu'après avoir eu pendant quelque temps de la lourdeur de tête, de la tension ou de la douleur dans l'œil, avec un affaiblissement momentané de la vision, ils ont en totalité ou en partie perdu subitement la vue du côté malade. C'est quelquefois le matin en se levant qu'ils s'aperçoivent de cette cécité subite, et cela peut survenir encore à la suite d'un violent effort, de vomissements opiniâtres, etc. Dans un grand nombre de cas, la vue n'est pas tout à fait éteinte, mais le malade a dans l'œil des taches noirâtres qui l'abolissent dans telle ou telle direction, ou qui masquent la moitié des objets.

Examinez ces yeux avec l'ophthalmoscope, et vous découvrirez que cette cécité subite est assez souvent la conséquence de quelque rupture des vaisseaux choroïdiens ou rétiniens : je ne parle ici que du premier cas. L'épanchement sanguin peut prendre plusieurs formes : tantôt une hémorrhagie en nappe se fait entre la choroïde et la rétine; tantôt un épanchement de sang soulève cette dernière membrane; ou bien enfin la rétine se perfore en un point, et par là le sang pénètre dans le corps vitré. Ce sont là trois variétés de l'épanchement sanguin que l'ophthalmoscope permet de distinguer.

Dans le premier cas, on s'aperçoit qu'en projetant de la lumière dans l'œil, on ne l'éclaire pas vivement comme à l'état normal, et, dès qu'on se sert du procédé par l'image renversée, on dé-

couvre sur un plan postérieur aux vaisseaux de la rétine une ou
plusieurs plaques rouges, opaques, concaves, uniformes, et qu'on
ne peut pas, avec un grossissement plus fort, décomposer en un
réseau vasculaire ; c'est enfin une nappe de sang aussi distincte
que celle que vous observez dans l'ecchymose sous-conjonctivale.

Quelquefois l'épanchement sanguin occupe toute l'étendue
de la choroïde, et par la compression qu'il exerce sur la rétine,
il peut abolir complétement la vue ; dans d'autres cas, l'épanchement est partiel, et dans l'intervalle des taches sanguines on
distingue nettement les vaisseaux choroïdiens ; enfin dans un cas
que j'ai observé, l'hémorrhagie était pointillée.

Dans d'autres conditions, ce n'est plus une simple infiltration
sanguine sous la choroïde ; le sang, épanché hors de ses vaisseaux,
décolle la rétine, la soulève en avant, et s'accumule à la partie
inférieure de l'œil. On reconnaît alors avec l'ophthalmoscope
une tache sombre, saillante, et cette saillie se manifeste par
l'impossibilité où l'on se trouve de l'éclairer complétement d'un
même jet de lumière. Il faut pour cela faire un peu varier la
position du verre convexe, et de cette façon on parcourt ainsi
toute la saillie de l'épanchement sanguin.

Enfin, messieurs, la rétine peut être perforée par l'épanchement de sang. On a pu constater ce délicat accident et suivre la
marche rétrograde de l'extravasat sanguin. Vous en trouverez
un exemple remarquable dans un cas observé par le professeur Esmarch, à Kiel (1). C'était sur une femme anémique
d'une quarantaine d'années. On voyait en dehors et au-dessus de
la papille une petite déchirure ovalaire de la rétine, et à travers
les deux lèvres de cette déchirure sortait une masse d'un rouge
brun, arrondie à son sommet, une forte goutte de sang dont on
a pu facilement suivre la résorption progressive jusqu'à ce qu'on
n'ait plus trouvé qu'une petite tache blanche sur la cicatrice de
la rétine.

Les simples épanchements sanguins sous la choroïde s'effacent
progressivement. Ces plaques ont à leur début une coloration

____

(1) *Archiv für Ophthalmologie*, vol. IV, p. 350.

d'un rouge intense, mais elles deviennent peu à peu plus pâles, et la vue du malade s'améliore dans la même proportion. Cependant cette résorption n'est presque jamais complète; à la place de la tache sanguine se fait une atrophie choroïdienne, et il reste une tache d'un blanc jaunâtre, dont un dépôt de pigment circonscrit les limites. Cette nouvelle tache et le cercle qui l'entoure sont désormais indélébiles.

Il existe encore, messieurs, quelques autres altérations de la choroïde qui peuvent gravement compromettre la vue; mais elles sont assez rares et assez peu étudiées. On y a vu, dit-on, des *tubercules;* on y a signalé une *dégénérescence colloïde* caractérisée par des boules brillantes, uniques ou disposées par groupes, toujours circonscrites par un anneau très foncé de pigment; mais les lésions dont je vous ai parlé en détail sont les plus communes, celles que vous rencontrerez journellement dans la pratique, et qui, à ce titre, méritent d'attirer toute votre attention.

QUATRIÈME LEÇON.

MESSIEURS,

Les maladies des membranes oculaires ne sont pas aussi bien
isolées dans la nature que dans les livres, et cela est vrai surtout
pour les lésions de la rétine, dont je vais vous parler aujour-
d'hui. En effet, dans un grand nombre de cas, cette membrane
n'est pas primitivement malade, c'est dans la choroïde que commencent les troubles organiques, et les altérations rétiniennes
sont secondaires. Cette proposition est souvent facile à vérifier
lorsque la rétine est encore transparente et laisse apercevoir les
moindres détails de la choroïde. Vous pourrez ainsi avoir reconnu
depuis longtemps des lésions de cette dernière membrane, lorsque la rétine commencera à s'altérer.

Si vous voulez étudier avec grand soin une rétine malade, il
faut d'abord, ainsi que je vous l'ai dit, découvrir la papille du
nerf optique, et partant de là, explorer successivement les divers
points de la surface rétinienne jusqu'au voisinage de l'*ora serrata*.
C'est par le procédé de l'image renversée qu'il faut faire d'abord
cette exploration générale ; puis vous reprendrez, soit à l'aide
d'une lentille convexe faible, soit par le procédé de l'image droite,
les divers points de la surface malade qui se montreront alors à
vous avec un grossissement considérable.

Vous rencontrerez parfois une certaine difficulté à trouver la papille, parce qu'elle n'occupe pas tout à fait sa position normale. Il faut alors, pour la bien mettre en lumière, faire regarder le malade dans une direction autre que celle que je vous ai indiquée. Cette anomalie, dans l'entrée du nerf optique, s'accompagne quelquefois d'un léger strabisme. Il y a ordinairement affaiblissement de la vue de ce côté, et le strabisme peut être la conséquence d'une vision monoculaire, ou bien être dû à la disposition des points identiques de la rétine qui ne se correspondent plus.

Congestion rétinienne, ou hypérémie de la rétine et de la papille du nerf optique. — Les lésions de la rétine les plus communes et les plus faciles à observer, sont des lésions vasculaires, et en particulier la dilatation et la multiplication des vaisseaux.

L'hypérémie de la rétine présente deux degrés : elle peut être partielle ou générale. Lorsque l'hypérémie est partielle, elle occupe d'ordinaire la papille ; celle-ci, au lieu d'être d'un blanc brillant, présente alors une coloration d'un rouge vif due à la présence de petits vaisseaux, situés à côté des vaisseaux centraux, d'un calibre moindre que ceux-ci, et qui, partis du centre de la papille, vont au delà de sa périphérie, se perdre dans la rétine. M. de Graefe a signalé deux modes de disposition des vaisseaux dans l'hypérémie de la rétine : dans l'un, ils forment par leur réunion un triangle à base tournée vers l'*ora serrata ;* dans l'autre, ils forment de petits îlots disséminés.

Si l'hypérémie est générale, le fond de l'œil est rouge, et la papille ne se reconnaît plus que par le point d'émergence des vaisseaux rétiniens, au milieu de la teinte uniforme de la rétine. Tout l'intervalle qui sépare ces vaisseaux est rouge, et à un grossissement un peu fort, on reconnaît que la rétine doit cette coloration à des rameaux vasculaires excessivement fins, qui vont en rayonnant de la papille vers l'*ora serrata.* Quand ces vaisseaux de la rétine sont très dilatés, on y constate manifestement le pouls veineux, phénomène que l'on n'observe à l'état normal que chez un certain nombre d'individus et dans certaines circonstances, où la circulation générale est accélérée, comme après une longue course, un effort, l'ascension rapide vers un lieu élevé. C'est seulement dans les veines qu'on observe ces battements, et encore ne les trouve-t-on pas toujours.

Dans cette affection, la vision d'objets rapprochés est promptement suivie de douleurs dans l'orbite, de tension du globe oculaire, d'éblouissements et de confusion dans les images. Si le malade s'obstine au travail, ces symptômes augmentent d'intensité, la lumière devient insupportable, et des traînées lumineuses ou des mouches volantes ne tardent pas à se montrer.

La cause la plus fréquente de la congestion rétinienne est le travail continu et prolongé sur de petits objets. On a assigné également comme cause de cette affection le travail prolongé à la lumière artificielle, la congestion cérébrale, la masturbation, les efforts en général, et en particulier ceux de l'accouchement. M. Métaxas (1) a constaté l'hypérémie de la rétine dans les hallucinations sous l'influence du haschisch. Enfin on peut encore provoquer artificiellement cette hypérémie, soit par la compression de l'œil, soit par un examen ophthalmoscopique trop prolongé.

Rétinite. — La congestion rétinienne dont je viens de vous parler n'est que le premier degré d'un état plus grave de la rétine, dans lequel le travail phlegmasique se caractérise d'une façon plus tranchée. Je veux parler ici de la rétinite qui présente deux formes, l'une particulièrement marquée par le développement des vaisseaux propres de la rétine et par la formation de vaisseaux nouveaux, l'autre qui tend à la production des exsudats et qu'on peut bien désigner sous le nom de *rétinite exsudative*.

Ces deux formes peuvent être considérées comme deux degrés différents d'une même affection. Je ne dois vous parler ici que de la forme chronique de cette maladie, car dans la rétinite aiguë, affection du reste fort rare, il nous serait entièrement impossible de faire usage de l'ophthalmoscope, procédé de diagnostic dont je me propose seulement de vous entretenir. Ce n'est

____

(1) **Métaxas,** *De l'exploration de la rétine, et des altérations de cette membrane visibles à l'ophthalmoscope,* thèse de Paris, 1861.

pas, en effet, avec l'horrible photophobie que provoque la rétinite aiguë qu'on pourrait songer à recourir à l'emploi de la lumière artificielle. Mais, dans les formes chroniques de ces lésions, il est absolument indispensable de se servir des miroirs oculaires, si l'on a le dessein de donner quelque exactitude au diagnostic. Cela est d'autant plus utile que les symptômes généraux de la rétinite paraissent à peu près les mêmes que ceux de la choroïdite, et cependant, au seul point de vue de la gravité, les lésions sont absolument différentes.

Ainsi dans la forme la moins grave de la rétinite, dans celle qu'on peut appeler la *rétinite congestive*, la faculté visuelle est assez bonne si le malade ne s'applique point à travailler sur des objets fins ou à une lecture trop prolongée; car, dans ces derniers cas, la vue ne tarde pas à se troubler par des nuages, des mouches volantes, etc., etc., et le malade distingue mal les fins détails; il éprouve de la chromatopsie; les lettres des livres sautillent devant ses yeux, perdent leurs formes nettes, changent de couleur, et finissent bientôt par ne plus être distinguées du tout. Assez souvent ces phénomènes s'accompagnent d'un véritable strabisme, provoqué par la nécessité où se trouve le malade, pour mieux voir, d'imprimer à ses axes optiques une direction anomale.

A ces troubles fonctionnels s'ajoutent fréquemment des troubles physiques perçus par le malade. Ainsi l'œil semble roide, engorgé, tendu, et ne roule pas facilement dans l'orbite; il est le siége de quelques élancements et même de douleurs assez vives; la pupille est contractée, et il existe dans l'épaisseur de la sclérotique, autour de la cornée, une rougeur tenace, qui annonce quelque phlegmasie des membranes internes.

On a désigné cette forme d'amblyopie sous le nom d'*amblyopie irritative;* mais les recherches faites avec l'ophthalmoscope autorisent à lui donner aujourd'hui un nom plus conforme à sa véritable nature. Dès que vous aurez adapté votre ophthalmoscope pour bien découvrir la papille du nerf optique, vous serez frappés, dans les cas dont il est question, par la grande quantité de vaisseaux qui la recouvrent. Souvent même l'injection vasculaire est si considérable, qu'on n'aperçoit plus la papille; on reconnaît seulement sa place à la disposition rayonnante des vaisseaux qui d'un point central se répandent sur tout le reste de la rétine. La papille est recouverte d'un pannus vasculaire, comme la cornée dans la kératite panniforme. Ce développement des vaisseaux, très marqué au niveau de la papille, se continue plus loin qu'elle, et l'on découvre une très forte injection de tous les vaisseaux rétiniens.

Jusqu'alors il ne s'agit que d'une rétinite congestive, et cet état peut coïncider avec une vision encore assez nette ; mais très souvent ces phénomènes prennent un caractère plus marqué de gravité, et le malade finit par devenir peu à peu aveugle. Ainsi la vision perd chaque jour de sa netteté ; les objets ne s'aperçoivent plus qu'à travers un épais brouillard, et le champ visuel se rétrécit de plus en plus. Le malade souffre davantage de la lumière, et, sous l'influence de toute cause excitante, comme un choc, quelques excès de table, il aperçoit des phantasmes lumineux, des étincelles brillantes, impressions subjectives qui le fatiguent et le tourmentent.

Mais à ces phénomènes qui annoncent une certaine excitabilité de la rétine succèdent bientôt des signes qui prouvent que cette sensibilité s'éteint peu à peu. Ainsi le malade découvre dans le champ de la vision des taches noires de plus en plus grandes et qui ôtent à la faculté visuelle ses dernières ressources. En même temps la pupille se dilate et devient immobile ; mais, à l'exception de ces deux derniers signes, l'œil en dehors des crises paraît à peu près normal.

Cette seconde phase de la rétinite est marquée par le dépôt d'exsudats fibrineux qui recouvrent une certaine étendue de la surface rétinienne, et vous allez reconnaître avec moi que l'examen avec l'ophthalmoscope est seul capable de vous donner la notion exacte de ces lésions.

Vous êtes d'abord frappés, en éclairant le fond de l'œil, de l'état trouble de la surface rétinienne, qui ne renvoie plus une aussi grande quantité de lumière qu'à l'état normal. La papille est plus ou moins rouge, plus ou moins recouverte d'une couche vasculaire ; mais ce qui frappe plus particulièrement votre attention, c'est la production d'une plaque blanchâtre, d'épaisseur variable, qui s'étend du pourtour de la papille dans la direction de l'*ora serrata*. Vous trouverez ici plusieurs variétés d'aspect. C'est tantôt un exsudat léger jeté entre les vaisseaux qui sortent du centre papillaire, tantôt une plaque blanche plus épaisse, saillante même, et qui cache tout à fait les branches vasculaires au devant desquelles elle se dépose. On peut assez souvent apercevoir des vaisseaux qui pénètrent dans l'intérieur de ces plaques exsudatives, s'y perdent pendant quelque temps et reparaissent plus loin. Sur une jeune fille, atteinte de cette maladie, et dont j'ai dessiné l'œil (pl. I, fig. 5, *a*), on voyait très nettement un vaisseau pénétrer dans un exsudat rétinien, rester visible quelque temps encore à travers la couche plastique, disparaître ensuite entièrement, puis se montrer de nouveau au delà de la tache blanche. L'exsudat accompagne quelquefois le vaisseau dans une certaine étendue, et on le distingue par deux lignes blanches de chaque côté du canal rouge.

Vous reconnaîtrez, à cette remarquable disposition des vaisseaux, qu'il ne s'agit pas d'exsudats choroïdiens, car ces derniers sont tout à fait sous-jacents aux vaisseaux rétiniens (pl. I, fig. 5, *b*). Il faut ajouter enfin que les exsudats rétiniens partent des divers points de la papille, qu'ils se montrent surtout en haut et en bas, suivant la direction des vaisseaux, et qu'en cela ils diffèrent encore des taches blanches formées par la choroïdite atrophique, taches qui sont en général disposées transversalement et non plus suivant la direction des vaisseaux (voy. pl. II, fig. 3).

Les exsudats rétiniens se recouvrent parfois d'une couche vasculaire nouvelle, et l'on distingue alors très nettement le lacis des vaisseaux sur la plaque blanchâtre sous-jacente.

La rétinite exsudative peut succéder à la rétinite congestive de nature franchement inflammatoire ; mais très souvnet elle est spécifique et une manifestation de la syphilis constitutionnelle. Dans ce cas, les antécédents seuls pourront vous mettre sur la voie qui conduit à déterminer la nature de l'affection.

Les troubles de la vue que déterminent les exsudats rétiniens varient suivant leur siége et leur étendue. S'ils recouvrent la rétine dans une grande étendue, la vue sera abolie presque en totalité ; si, au contraire, ils sont très limités, ils produiront la sensation de mouches fixes et de lacunes dans le champ visuel. Lorsqu'ils siégeront au voisinage de la tache jaune, ce sera la vision centrale qui sera abolie, et le malade ne verra que les objets situés en dehors de l'axe optique ; tandis que, lorsqu'ils seront situés au voisinage de l'*ora serrata*, il y aura une simple diminution de la vision périphérique, et cela influe si peu sur la vision des individus habitués à employer seulement leur vision centrale, que ces lésions passent inaperçues pour eux.

Les exsudats rétiniens, de même que les exsudats choroïdiens, peuvent subir diverses transformations. Ils peuvent devenir cartilagineux et même osseux. On a cru alors à une ossification de la rétine, mais c'est une erreur ; car seuls les produits de l'inflammation, et non la membrane sensitive, ont subi une transformation.

Le pronostic des exsudats rétiniens est toujours grave ; mais lorsque leur origine syphilitique est bien établie, il devient plus favorable, car ces dépôts peuvent disparaître, et même assez rapidement, sous l'influence du traitement mercuriel. Cependant il est reconnu que, malgré un traitement régulier, ces exsudats réparaissent fréquemment, et qu'après la guérison le fond de l'œil ne retrouve ni sa couleur ni sa transparence normales ; enfin que la vue ne reprend presque jamais toute son intégrité.

Hémorrhagie rétinienne. — Une conséquence fréquente de la rétinite congestive, c'est l'apoplexie de la rétine, lésion qui se traduit, soit par une perte subite, complète ou partielle de la vue, soit par un trouble visuel plus ou moins considérable. Une hémorrhagie cérébrale peut abolir immédiatement les fonctions de l'œil, mais très souvent la cécité subite est due à quelque rupture des vaisseaux rétiniens. Il se produit à la surface de la rétine ce que vous voyez se former sous la conjonctive, à la suite de quelques efforts de vomissements énergiques.

Il vous serait impossible, sans le secours de l'ophthalmoscope, de reconnaître la lésion dont je vous parle, car l'œil n'a point extérieurement subi de changements notables. Si son fond semble un peu trouble, sa pupille est mobile, et il n'existe point de signes extérieurs de la lésion intra-oculaire. Examinez alors votre malade avec l'ophthalmoscope, et vous ne tarderez pas à être certains de la nature de son affection.

C'est quelquefois sur la papille que se produit l'hémorrhagie, et vous apercevez, au point d'origine des vaisseaux, une plaque rouge au lieu d'une plaque blanche. La papille est ainsi complétement obscurcie par l'épanchement sanguin. Dans d'autres cas, les plus fréquents, on voit sur un point de la surface rétinienne une plaque rouge située sur le même plan que les vaisseaux de la rétine, et qui diffère notablement par sa couleur des conditions normales (pl. I, fig. 6, c). Enfin, il est peut-être plus commun encore de voir l'hémorrhagie rétinienne se faire à la fois sur un grand nombre de points, et simuler assez bien ce qu'on a appelé le sablé hémorrhagique du cerveau.

L'examen par le procédé de l'image droite, procédé qui grossit assez fortement les images du fond de l'œil, permet de reconnaître quelquefois l'endroit du vaisseau qui a été rompu. On découvre, en un point de ce vaisseau, un certain amas de sang noir, et, à mesure que le sang se résorbe, on voit mieux la rupture vasculaire.

Ces épanchements sanguins ne restent pas stationnaires; ils éprouvent un mouvement rétrograde qu'on peut suivre facilement en examinant l'œil avec l'ophthalmoscope. Ainsi la tache d'un rouge brun devient peu à peu moins foncée, jaunâtre, puis diminue en même temps de largeur et finit par s'effacer. Du pigment grenu se dépose quelquefois au point occupé par cette tache hémorrhagique ou à sa circonférence. Dans un cas, j'ai vu à la place du foyer sanguin une petite tache rouge qui ressemblait assez par son éclat à un dépôt d'hématoïdine.

L'hémorrhagie rétinienne survient souvent au milieu du sommeil, quelquefois sans symptômes précurseurs; dans d'autres circonstances, elle est précédée pendant un ou deux jours de céphalalgie, d'étourdissements et des signes de la rétinite congestive, dont elle n'est alors qu'une conséquence. Les troubles qu'elle détermine sont variables. Il y a cécité complète lorsque l'épanchement a envahi toute la surface rétinienne ; et, chose assez singulière, si l'hémorrhagie n'existe que d'un côté, elle peut alors passer quelque temps inaperçue, car le malade ne remarque pas l'abolition de la vue dans l'œil apoplectique ; au contraire, lorsqu'elle ne recouvre qu'une partie de la rétine, le malade a son champ visuel diminué, et voit constamment une mouche- noire fixe qui éveille son attention.

L'hémorrhagie rétinienne survient souvent à la suite d'efforts violents, tels que ceux que déterminent l'accouchement et les vomissements énergiques. Mais elle apparaît surtout dans le cours de certaines affections, telles que la néphrite albumineuse, les affections organiques du cœur, les tumeurs intra-crâniennes qui nuisent à la circulation rétinienne ; enfin elle est commune dans la période ultime des cachexies, et j'ai constaté assez souvent des hémorrhagies rétiniennes pointillées dans l'œil d'individus ayant succombé aux progrès d'une affection cancéreuse.

Anémie rétinienne. — Dans l'ensemble des altérations dont je viens de vous entretenir, le système vasculaire de la rétine est congestionné ; les vaisseaux qui sortent de la papille sont volumineux, dilatés même jusqu'au point de se rompre. Il faut maintenant placer en regard de ces lésions vasculaires, l'*anémie de la rétine*, anémie congénitale ou acquise, et cette *atrophie vasculaire* de la papille qui s'annonce par une diminution dans le nombre et le calibre des vaisseaux. On a même vu les vaisseaux qui sortent de la papille disparaître complétement, et dans ce cas cette papille se montre sous l'aspect d'une tache plus ou moins circulaire d'un blanc nacré ou grisâtre. On a constaté cette absence complète de vaisseaux chez quelques aveugles-nés ; on l'a rencontrée aussi dans ces amauroses cérébrales qui s'accompagnent d'une atrophie progressive du nerf optique. L'artère centrale de la rétine s'efface peu à peu comme les fibres nerveuses qui la supportent, et ses ramifications rétiniennes sont à peine reconnaissables.

Les vaisseaux de la papille peuvent avoir conservé à peu près leur calibre, mais être vides, dans une partie ou dans la totalité de leur trajet, par suite d'une *oblitération*. Celle-ci se rencontre plus fréquemment dans les artères que dans les veines, et reconnaît deux causes. Il peut y avoir eu formation sur place d'un caillot qui a bouché le calibre du vaisseau, ou bien ce caillot a pris naissance en un point plus ou moins éloigné du système circulatoire, et il y a eu embolie. M. de Graefe a fait d'intéressantes remarques sur ce sujet et a publié une observation très complète de cette dernière affection. A l'examen ophthalmoscopique, les vaisseaux se présenteront alors vides et sous forme de lignes fines blanchâtres. Quelquefois vous constaterez directement la présence du caillot obstructeur; mais, alors même que ce caillot occupe un point de l'artère centrale de la rétine situé avant son entrée dans l'œil, vous pourrez encore établir le diagnostic d'après l'état de vacuité des vaisseaux rétiniens, le début soudain des troubles de la vue, et l'affection concomitante du système circulatoire (endocardite ou thrombose).

Pigmentation rétinienne. — Les lésions de la rétine que je viens de passer en revue peuvent exister seules ou simultanément avec des lésions choroïdiennes. J'arrive maintenant à une lésion improprement désignée sous le nom de *rétinite pigmentaire*, qui ne se montre jamais d'emblée et est toujours la conséquence de lésions choroïdiennes préexistantes. La pigmentation rétinienne est anatomiquement caractérisée par la présence, dans la membrane sensitive, de taches plus ou moins noires, de forme irrégulière, de grandeur variable, pointillées ou disséminées de telle sorte qu'elles donnent à la rétine une apparence tachetée comme la peau de tigre, d'où le nom qui a été aussi donné à cette lésion de *rétinite tigrée.*

Cette lésion, signalée pour la première fois par M. de Graefe, a été étudiée par M. Donders et plus tard par le docteur Mooren (1).

Les signes précurseurs de cette affection sont aussi vagues que ceux de la choroïdite à laquelle elle succède; mais l'examen ophthalmoscopique montre de la façon la plus nette sur toute l'étendue de la rétine, ou quelquefois sur une partie de celle-ci, ordinairement alors au voisinage de la papille, des taches noires

____

(1) *Annales d'oculistique*, 1859, t. XLI, p. 21.

séparées les unes des autres par un espace de 2 à 3 millimètres. Les vaisseaux rétiniens sont normaux et la rétine est saine dans l'intervalle des taches qu'elle présente, ce qui permet de voir les altérations de la choroïde. Cette dernière membrane est souvent alors atrophiée, son pigment a disparu en dehors des taches, et les vaisseaux sont jaunâtres et athéromateux (pl. I, fig. 7).

Les taches noires de la rétine sont constituées par des amas de pigment. Le docteur Mooren invoque, comme cause de cette altération, un dérangement dans la nutrition de la rétine, qui deviendrait le siége d'une inflammation chronique suivie d'hémorrhagie et de transformation de la matière colorante du sang en pigment. De nombreux examens de pièces anatomiques montrent que les choses se passent tout autrement. Ainsi le pigment choroïdien s'accumule sur certains points, et là exerce une action destructive sur la rétine. Des coupes faites sur des rétines tigrées laissent voir le pigment dans des couches plus ou moins profondes de la rétine. D'abord ce pigment est accumulé entre la choroïde et la rétine, puis il pénètre dans cette dernière membrane, et enfin finit par la perforer complétement. Arrivés à la surface antérieure de la rétine, ces dépôts s'y étalent quelquefois sous une forme étoilée des plus caractéristiques. Sur des pièces que j'ai eu l'occasion d'examiner, il était facile de suivre tous les degrés de cette pigmentation rétinienne progressive que M. de Graefe considère comme une affection héréditaire, et que M. Liebreich croit voir plus fréquemment chez les individus issus de parents consanguins.

Atrophie de la rétine et de la papille. — Les lésions précédentes présentent à l'examen ophthalmoscopique des caractères tellement tranchés, qu'il est impossible, lorsqu'on les a observées une fois, de les méconnaître. Il n'en est plus de même de l'atrophie de la rétine, et je dois vous avouer que je ne connais aucun moyen de diagnostiquer cette lésion dans l'épaisseur de cette membrane. Il est au contraire facile de reconnaître l'atrophie de la papille. Je ne pense pas que cette dernière lésion soit aussi fréquente dans la nature que dans les consultations de quelques oculistes, cependant vous pourrez la constater assez souvent. La surface blanche de la papille est alors plus ou moins diminuée de volume, et au lieu d'être à peu près circulaire, elle est échancrée sur divers points de sa circonférence. Pour vous bien rendre compte du degré de l'atrophie, il faut examiner le malade avec les mêmes verres convexes ou concaves dont vous faites habituellement usage; car vous n'ignorez pas qu'il est possible de grossir ou de diminuer le diamètre des images du fond de l'œil en faisant usage de tel ou tel verre convexe ou concave. Outre cette diminution dans le diamètre de la papille, vous constaterez l'absence des trois cercles concentriques qu'on rencontre à l'état normal en ce point. La papille offre alors une teinte uniforme d'un blanc mat, crayeuse (pl. I, fig. 2); ses vaisseaux ont diminué de volume et sont devenus filiformes. Dans certains cas, la surface de la papille n'a point changé de niveau, malgré l'atrophie, mais dans d'autres il existe une véritable excavation de la papille.

Les *excavations de la papille* examinées en elle-même présentent des variétés qui ne sont pas sans importance au point de vue du pronostic. Les unes existent sans troubles marqués de la vision; les autres, au contraire, sont la conséquence de lésions cérébrales ou d'altérations profondes des membranes oculaires. Les excavations de la papille peuvent être, comme je vous l'ai dit en parlant de la papille normale, divisées en physiologiques et en pathologiques. Lorsqu'elles sont physiologiques, la partie centrale de la papille seule est déprimée, les vaisseaux se séparent à angle très aigu et suivent tout d'abord un trajet d'avant en arrière pour atteindre le niveau de la circonférence de la papille; les parois de l'excavation sont obliques et la cupule présente une forme conique (pl. I, fig. 3). Cette dépression centrale de la papille, probablement congénitale et que j'ai vue héréditaire, est une simple anomalie quelquefois sans signification pathologique.

Les excavations pathologiques succèdent soit à une lésion cérébrale, soit à une affection oculaire. Dans le premier cas, elles sont la conséquence d'une atrophie du nerf optique; dans le second, elles se produisent mécaniquement sous l'influence d'une pression intra-oculaire exagérée. Lorsque l'excavation succède à une lésion cérébrale, variété que M. de Graefe désigne sous le nom de *rétrac-*

tion, les fibres nerveuses, s'atrophiant, subissent une dégénérescence graisseuse, diminuent de volume et finissent par disparaître. La lame criblée, à travers laquelle s'expriment les filets du nerf optique, reste seule intacte. Cette atrophie des fibres nerveuses s'accompagne d'un état filiforme des vaisseaux. L'examen ophthalmoscopique montre alors la papille d'un blanc mat, quelquefois avec une teinte nacrée resplendisssante, très peu vasculaire, et à un fort grossissement on peut reconnaître la disposition de la lame criblée, sous forme de lignes grisâtres qui s'entrecroisent (pl. I, fig. 2).

L'excavation de la papille se montre également à la suite d'affections de l'œil, sous l'influence d'une pression intra-oculaire exagérée. C'est ce qu'on voit dans le glaucome aigu et chronique, dont je me propose de vous entretenir plus tard. La forme de l'excavation est assez nettement tranchée dans ce cas; cet enfoncement est plus profond que dans l'excavation physiologique; ses bords sont taillés à pic, de façon que les vaisseaux semblent accrochés aux bords de la papille, comme on peut le voir sur la figure 4 de la planche I.

Cependant l'excavation pathologique de la papille que je vous ai montrée presque toujours consécutive, soit à une lésion cérébrale, soit au glaucome, peut exister primitivement sans que les causes précédentes lui donnent naissance. M. de Graefe a en effet décrit, sous le nom d'*amaurose avec excavation*, une affection dans laquelle l'excavation de la papille se montre avec des bords perpendiculaires, des vaisseaux assez volumineux ou au moins non diminués de volume, comme on le voit dans les excavations de cause cérébrale, et sans que le malade présente les symptômes et les altérations qui se montrent dans le glaucome. Dans ce cas, l'excavation paraît succéder à une atrophie primitive du nerf optique en dehors de toute influence cérébrale ou d'excès de pression intra-oculaire. Il est, du reste, aujourd'hui impossible de se prononcer sur la nature de cette lésion.

En résumé, messieurs, on peut admettre : 1° une excavation physiologique centrale à parois obliques, conique, avec intégrité des vaisseaux rétiniens; 2° une excavation pathologique : *a*. suite

d'une lésion cérébrale, avec dépression de toute l'étendue de la
papille, aspect criblé de celle-ci et état filiforme des vaisseaux;
b. même état avec des vaisseaux normaux ou plus volumineux, et
se rencontrant, soit dans la période confirmée du glaucome, soit
dans l'affection décrite par M. de Graefe sous le nom d'*amaurose
avec excavation.*

Développement de fibres nerveuses à moelle dans la rétine. —
Je vous ai signalé une disposition très curieuse de la papille chez
le lapin. De chaque côté de cette papille, partent transversalement
deux faisceaux de fibres nerveuses qui se terminent en pointe
vers la région équatoriale du globe. Ces faisceaux tranchent par
leur couleur éclatante sur les autres parties de la rétine, qui sont
transparentes, et à travers lesquelles on voit très bien les *vasa
vorticosa.* Cette disposition, physiologique chez le lapin, peut se
rencontrer chez l'homme dans certaines conditions pathologiques
que nous ne connaissons pas encore bien. Du reste, cette lésion ne
présente qu'un intérêt purement anatomique, car nous ignorons
non-seulement ses causes, mais encore les troubles de la vue
qu'elle détermine, et par conséquent les moyens d'y remédier.

Cette opacité de la rétine n'est pas la conséquence d'une inflammation, elle est due simplement à un changement dans la nature
des fibres nerveuses de cette membrane. Il existe en effet deux
sortes de fibres nerveuses : les unes sont formées par le cylindre
de l'axe, filament très fin et d'une grande délicatesse, par la
membrane extérieure, et enfin par la moelle (gaîne médullaire
ou myéline), masse résistante, à contours tranchés, coagulable
et remplissant l'espace compris entre le cylindre de l'axe et la
membrane extérieure ; les autres, au contraire, sont formées par
le cylindre de l'axe et la membrane extérieure, sans interposition
de gaîne médullaire. Les fibres nerveuses du premier ordre
sont blanchâtres, tandis que celles du second sont grisâtres et
-transparentes. C'est donc à la moelle que le nerf doit son aspect
blanchâtre, puisque, partout où elle existe, le nerf est blanc, et
que là où elle manque, il est grisâtre et transparent. Normalement, chez l'homme, les fibres nerveuses de la rétine sont des
fibres du second ordre, et, chez le lapin, les faisceaux que je

vous ai mentionnés sont dus à la présence de fibres nerveuses à contenu médullaire.

Dans la lésion dont je vous entretiens, les fibres nerveuses de la rétine ont augmenté de volume, et il y a eu sécrétion de moelle dans leur intérieur. M. Virchow a trouvé autour de la papille du nerf optique d'un malade des stries blanchâtres radiées, disposées dans quatre directions (fig. 28). C'est, dit-il, une sorte de déformation qui restreint notablement les propriétés de la rétine ; cette fine membrane devient de plus en plus opaque, car la moelle empêche les rayons lumineux de la traverser.

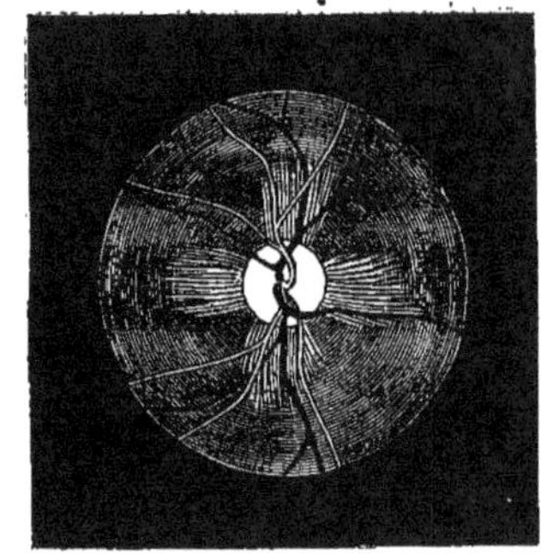

Fig. 28.—Développement de fibres nerveuses à moelle dans la rétine.

Amaurose albuminurique. — Je suis conduit, à propos des lésions de la rétine, à vous parler de l'*amaurose albuminurique,* dont, grâce à l'ophthalmoscope, l'histoire est aujourd'hui assez complète. On avait observé, à une époque déjà très reculée, le développement de la cécité dans certaines formes d'hydropisie ; mais, à partir des travaux de Bright (1836), on s'occupa avec plus de soin de cette espèce d'amaurose, et l'on finit par en faire une des manifestations symptomatiques de la néphrite albumineuse. C'est surtout depuis la publication du mémoire de M. Landouzy (1) que l'attention des médecins a été particulièrement appelée sur ce phénomène morbide. Mais on resta longtemps sans se rendre compte de la nature de l'amaurose albuminurique. Les découvertes faites avec l'ophthalmoscope devaient provoquer un nouvel et très sérieux examen de cette question, et nous possédons maintenant quelques bons travaux sur la cause anatomique de cette forme de cécité. C'est un travail de M. Turk (2), publié en 1850, qui ouvre la voie à ces recherches, continuées dans ces derniers temps par un grand nombre d'observateurs, et

---

(1) *De la coexistence de l'amaurose et de la néphrite albumineuse* (*Gaz. méd.,* 1849-1850).

(2) *Zeitschrift der Gesellschaft der Aerzte zu Wien,* 1850, p. 4.

parfaitement exposées par M. Lécorché dans sa thèse inaugurale (1).

Avant l'application de l'ophthalmoscope au diagnostic de l'amaurose albuminurique, on était assez porté à admettre que cette affection tenait à quelque trouble nerveux indéfinissable. M. Landouzy voyait même dans ce symptôme quelque chose qui tendait à faire considérer la néphrite albumineuse comme le résultat d'une altération du système‑ganglionnaire.

Ces hypothèses sans fondement n'ont point résisté à l'examen de l'œil par l'ophthalmoscope et aux recherches microscopiques sur les altérations de la rétine. Car, dans le plus grand nombre des cas, on a trouvé, sur le vivant comme sur le cadavre, de très notables altérations de la membrane nerveuse. Il faut cependant faire quelques réserves pour certains cas, où l'on n'a vu aucun trouble matériel de la rétine. C'est qu'on doit admettre deux formes distinctes de l'amaurose albuminurique, l'une à début insensible, à marche lente, sans phénomènes nerveux concomitants, l'autre à manifestations brusques, à développement rapide, et souvent accompagnée de phantasmes lumineux, de vertiges, de bourdonnements d'oreille. La première fait des progrès lents, mais ne rétrograde guère; elle est due à des lésions profondes de la rétine; l'autre, qui paraît provenir d'un œdème partiel, mobile, fugace, comme on en voit souvent dans la maladie de Bright, amène en un jour une cécité complète, mais disparaît avec la même rapidité.

Les lésions profondes à formes multiples se rattachent toutes à un changement remarquable dans la nutrition de la rétine, qui subit la métamorphose graisseuse. Mais je dois, à propos de ce fait, vous rappeler que les transformations graisseuses multiples sont un fait très fréquent dans la maladie de Bright. Des granulations graisseuses se déposent dans le rein, le poumon, dans certains muscles, et finissent par modifier profondément la structure de ces tissus. L'altération graisseuse de la rétine n'est donc pas un fait exceptionnel dans ce cas.

(1) *De l'altération de la vision dans la néphrite albumineuse,* thèse de Paris, n° 150, 1858.

L'amaurose albuminurique, à son début, consiste d'abord en une hypérémie de la rétine, et surtout de la papille, à la surface de laquelle on peut même distinguer les battements spontanés des artères. Bientôt après on découvre un léger trouble blanchâtre opalin dans la profondeur de l'œil. Ce trouble marche du pourtour de la papille dans la direction de l'*ora serrata ;* mais il est encore si léger, qu'on voit à travers lui les couches plus profondes de la choroïde.

Plus tard, par les progrès du mal, le fond de l'œil devient de plus en plus trouble, et la papille peut même disparaître totalement sous l'altération qui l'envahit. Les vaisseaux qui sortent du centre papillaire ne sont plus dilatés, mais au contraire très notablement diminués de volume. Quelques-uns même semblent oblitérés, ce qu'on reconnaît à un changement dans leur coloration. Sur le fond trouble de la surface rétinienne, on distingue très nettement (pl. I, fig. 6) de petites plaques ecchymotiques *c* et des taches d'un blanc mat ou légèrement jaunâtres *b*, d'aspect brillant, très nettement circonscrites, et qui font même un léger relief à la surface de la rétine. Ces taches et ces ecchymoses sont le plus souvent disposées en groupes qui forment parfois une zone autour de la papille. C'est sur le trajet des vaisseaux que ces plaques ecchymotiques et ces taches jaunâtres sont le plus nombreuses.

La terminaison si souvent fatale de la maladie de Bright a permis de déterminer exactement la nature de ces lésions multiples, et tout le monde s'accorde aujourd'hui à reconnaître qu'elles ont pour siége la rétine. On a pu même s'assurer, à l'aide de coupes et d'examens micrographiques multipliés, que l'altération n'existait pas primitivement dans la couche des bâtonnets ni dans la couche granuleuse interne, mais bien dans la couche des cellules nerveuses.

Ces cellules subissent la métamorphose graisseuse, et, par l'examen micrographique, on en voit à tous les degrés de cette remarquable transformation. Quelquefois la cellule est entièrement remplie de granulations de graisse et a perdu tout caractère particulier ; dans d'autres cas, le noyau de la cellule est seul envahi par la dégénérescence graisseuse ; enfin, on remarque ici tous les degrés possibles de l'altération. C'est au niveau des taches jaunes que vous rencontrerez les lésions les plus marquées ; mais, dans tous les points de la rétine devenus légèrement troubles, les cellules nerveuses sont plus ou moins chargées de graisse ; enfin, à mesure que la maladie fait des progrès, on trouve des granulations graisseuses dans l'intervalle des cellules, sur divers points de la rétine, entre les fibres nerveuses et dans la couche granuleuse interne.

Les taches ecchymotiques sont formées par des agrégats de globules sanguins, sortis des vaisseaux qui sont parfois variqueux, déformés, infiltrés aussi de granulations graisseuses. Ces globules changent là comme ailleurs, deviennent granuleux, et à leur place on trouve des plaques blanchâtres. On voit aussi, à côté des ecchymoses, des taches blanches qui augmentent la consistance et l'épaisseur de la rétine. M. Lécorché, qui les a décrites avec soin dans sa thèse, n'y mentionne point d'éléments graisseux, mais des plaques sans structure, de forme rhomboïdale, sorte de cristaux qui résistent aux acides et aux alcalis.

L'amaurose albuminurique n'a souvent pas d'autres caractères anatomiques ; mais, dans quelques cas, la choroïde est altérée consécutivement. On y voit des plaques blanches formées par la macération et la disparition du pigment, des taches noires dues à des accumulations anomales de grains pigmentaires, de petites ecchymoses, des exsudats, des adhérences avec la rétine, toutes lésions que je vous ai déjà fait connaître en parlant des altérations de la choroïde.

De toutes les recherches entreprises dans ces dernières années sur la nature de l'amaurose albuminurique, il résulte que ce trouble visuel, dans un certain nombre de cas, est dû à la méta-morphose graisseuse de la couche des cellules nerveuses de la rétine. Mais, en réfléchissant au développement et à la persis-tance de cette lésion, il faut admettre que cette condition anato-mique ne peut suffire à expliquer les cas où l'amaurose débute brusquement et disparaît de même pour reparaître encore. Dans cette seconde forme de l'amaurose albuminurique, il y a, vous ai-je dit, un œdème partiel, mobile et fugace. La rétine paraît alors, à l'examen ophthalmoscopique, comme boursouflée ; elle présente une teinte opaline, blanchâtre, et forme quelquefois autour de la papille un bourrelet qu'on peut comparer à celui de certains chémosis inflammatoires. La nature de l'œdème nous sera indiquée par le début des accidents et l'examen des urines ; car l'œdème de la rétine est une lésion qu'on peut rencontrer dans plusieurs circonstances. On a admis, en effet, qu'il était lié assez souvent à la syphilis constitutionnelle, ou bien encore qu'il était la conséquence de la compression directe ou indirecte du nerf optique par une tumeur intra-crânienne.

Voilà donc, messieurs, une forme d'amaurose dont l'ophthalmoscope a complété l'histoire, et je ne peux pas prendre d'exemple plus saisissant pour vous montrer l'utilité des examens de l'œil avec cet instrument. Nous connaissions bien, par les travaux de M. Landouzy, la symptomatologie de l'amaurose albuminurique ; l'instrument d'Helmholtz nous en fait faire sur le vivant l'anatomie pathologique, et nous permet de bien comprendre les différentes formes de cette affection. Ce sont là, d'ailleurs, des altérations d'une physionomie si particulière, qu'elles mettent tout de suite sur la voie de l'albuminurie, lorsqu'elle n'a point été tout d'abord soupçonnée, et il m'est arrivé plusieurs fois de faire le diagnostic de la maladie de Bright d'après l'examen de la rétine.

Je vais vous entretenir maintenant d'une lésion de la rétine qu'il est possible de reconnaître à l'œil nu, mais dont les détails échappent à celui qui ne fait point usage de l'ophthalmoscope : je veux parler du *décollement de la rétine* par quelque exsudat séreux ou sanguin.

C'est une maladie qui débute en général assez brusquement, et qui s'annonce par un nuage obscur dans le champ visuel. Mais ce nuage a cela de particulier, qu'il coupe la vision des objets par le milieu et en masque le plus souvent la moitié supérieure. La ligne de séparation du champ visuel et du champ aveugle est représentée dans des cas très simples par un bord convexe.

Les objets n'apparaissent point avec la netteté habituelle ; ils sont tremblotants, colorés, et quand l'affection a duré déjà depuis quelque temps, le malade n'aperçoit plus la tache noire, mais sa vue a très notablement diminué.

On a vu dans quelques cas légers l'exsudat séreux se résorber et la maladie guérir. Mais trop souvent à la lésion primitive s'ajoutent des ecchymoses, des exsudats sur la rétine, sur la choroïde, dans le corps vitré, une cataracte, et le malade, au bout d'un temps variable, finit par devenir complétement aveugle. Il y a du reste de très grandes variations dans le champ visuel, suivant la position du malade, l'étendue et la nature de l'épanchement.

On peut, à l'œil nu, dans les cas de décollement étendu de la rétine, reconnaître derrière le cristallin une masse jaunâtre à plis transversaux, qui se déplace et flotte dans les moindres mouvements de la tête. Sur cette bosse allongée transversalement on voit même courir des lignes noires qui indiquent des vaisseaux oblitérés ou les parties non décollées de la rétine.

Avec l'ophthalmoscope, on saisit mieux les détails de cette masse flottante (pl. II, fig. 1, *dd*); on y découvre des vaisseaux flexueux assez gros, qu'on peut suivre avec une grande facilité, et qui sont les vaisseaux de la rétine soulevés par l'hydropisie sous-rétinienne. Les vaisseaux dans lesquels la circulation ne se fait plus sont représentés par des lignes noires qui tranchent sur le soulèvement rétinien. Le plus ordinairement la masse soulevée de la rétine est formée par un seul mamelon; dans d'autres cas elle est étranglée en son milieu par un vaisseau qui n'a pas cédé au soulèvement, et elle présente alors deux saillies séparées par un sillon, dans lequel se voit un vaisseau rouge. Suivant le siége du décollement de la rétine, vous devez faire varier la position du malade dans l'examen ophthalmoscopique; si le décollement existe à la partie inférieure de la rétine, ce qui est le cas ordinaire, vous placerez votre malade un peu au-dessous de vous, de manière à l'examiner obliquement de haut en bas. Si par hasard le décollement siégeait à la partie supérieure, vous feriez coucher le malade sur le dos, et lui disant de regarder droit devant lui, c'est-à-dire en haut, vous vous placeriez sur le même niveau que lui, de façon que votre axe optique fasse avec le sien un angle aigu très ouvert. Enfin, vous engagerez le malade à jeter brusquement son œil alternativement en haut et en bas, et vous pourrez ainsi examiner tous les détails que présente la rétine décollée et flottante.

On distingue quelquefois assez bien quelle est la nature du liquide qui a décollé la rétine. Si la membrane est soulevée par du sang, la masse paraît d'un brun sombre ; mais si, comme cela se fait le plus souvent, la rétine est décollée par de la sérosité, on voit flotter derrière le cristallin une masse verdâtre. Dans un cas où ce sérum contenait de la cholestérine, il a été possible de reconnaître la présence des cristaux cholestériques.

Vous pourrez, messieurs, en renouvelant souvent l'examen ophthalmoscopique, suivre les différentes phases de la maladie, et dans les cas, d'ailleurs fort rares, où l'on obtient la guérison, constater la résorption graduelle du liquide et le recollement de la rétine.

En résumé, l'ophthalmoscope n'est pas absolument nécessaire pour assurer le diagnostic des décollements considérables de la rétine, mais il est indispensable pour les cas de décollement peu étendu, et pour bien apprécier l'état des parties, la nature du liquide épanché et la marche de la maladie.

On peut aussi se passer de l'ophthalmoscope pour reconnaître l'*encéphaloïde de la rétine*, lorsque la tumeur a acquis un notable volume. Mais au début de la maladie, l'éclairage artificiel de l'œil est très précieux ; car, dans la première période du mal, on ne voit rien, ni dans les membranes externes, ni dans l'iris, et à l'exception de certains troubles visuels, quelquefois d'un peu d'héméralopie ou de quelque défaut dans la mobilité de la pupille, on ne s'aperçoit de rien d'anomal. Plus tard, au contraire, on découvre dans le fond de l'œil quelque chose de brillant, une plaque nacrée, chatoyante, qui augmente peu à peu, végète et finit par remplir complétement le bulbe.

L'examen par l'ophthalmoscope vous fera saisir les moindres détails de la tumeur, saillie immobile, granuleuse et à reflets variés.

En vous parlant à l'instant des décollements de la rétine, je vous ai seulement entretenus de ceux qui sont produits par de la sérosité ou par du sang ; mais la rétine peut aussi être décollée par des *cysticerques* qui se développent entre elle et la choroïde, ou par des tumeurs de nature diverse.

Vous connaissez déjà les cysticerques du corps vitré ; mais après avoir acquis une certaine habitude de l'examen de l'œil par l'ophthalmoscope, vous pourrez, dans certains cas, assigner un autre siége à ces vers vésiculaires et les découvrir sous la rétine. Les malades atteints de cette singulière lésion éprouvent d'abord une certaine diminution dans le champ visuel, au milieu duquel ils aperçoivent une tache noire, arrondie. Au bout d'un temps variable, là vision devient de plus en plus confuse, pour disparaître même entièrement, lorsque, par le séjour prolongé du ver, la rétine se décolle de la choroïde et devient le siége d'une phlegmasie exsudative incurable.

L'éclairage artificiel du fond de l'œil ne fait pas découvrir le cysticerque aussi facilement que si l'animal s'était développé dans le corps vitré. Cependant, avec une forte dilatation de la pupille et un examen minutieux, on découvre dans quelque coin du fond de l'œil une masse arrondie, globulaire ou pyriforme, de laquelle part un col plus ou moins allongé. Cette masse occupe indifféremment tous les points du fond de l'œil et est recouverte par la rétine, car on voit des vaisseaux plus ou moins volumineux passer au devant du cysticerque. On trouve aussi dans le corps vitré des points bruns fins et flottants, qui cachent un peu le ver vésiculaire, et commandent un examen très approfondi pour le bien découvrir.

En prolongeant dans ces cas l'examen ophthalmoscopique et en le renouvelant plusieurs fois, on arrive à distinguer des déplacements et même quelques mouvements ondulatoires dans le corps ou dans le cou du cysticerque ; alors le doute n'est plus permis.

On a vu exceptionnellement, au bout d'un temps variable, quelquefois très long, la poche vésiculaire, d'abord dilatée, revenir peu à peu sur elle-même et finir par s'affaisser ; le cysticerque a péri. Mais malheureusement les individus atteints de cysticerque sous la rétine ne recouvrent pas, après l'affaissement de la vésicule et la mort du ver, la vision qu'ils avaient perdue par le développement de ce parasite et les lésions concomitantes.

Je n'insisterai pas plus longtemps sur cette singulière affection, dont le diagnostic est une conquête de l'ophthalmoscope, et je renvoie ceux d'entre vous qui voudront faire plus amplement connaissance avec elle aux observations de cysticerques intraoculaires, que M. de Graefe a successivement publiées dans différents numéros de ses *Archiv für Ophthalmologie;* mais je ne veux point quitter ce sujet sans vous rappeler que la condition essentielle pour affirmer la présence du cysticerque sous la rétine, c'est la position des vaisseaux rétiniens au devant de la poche morbide. La constatation de ce fait n'aura pour vous rien de difficile, car nous découvrons aujourd'hui avec l'ophthalmoscope des détails d'une ténuité et d'une exactitude autrement grandes.

On a trouvé d'autres helminthes dans l'œil humain et dans celui de quelques animaux. Chez ces derniers, on a pu quelquefois découvrir ces vers sur le vivant; mais c'est seulement l'examen anatomique qui a révélé ces faits chez l'homme. Ainsi les espèces de filaires constatées par Nordmann et Gescheidt dans des cristallins affectés de cataracte, l'échinocoque vu par Gescheidt entre le cristallin et la choroïde, les monostomes et les distomes signalés dans d'autres cas, sont des faits cadavériques et antérieurs à la découverte d'Helmholtz. Mais l'ophthalmoscope conduirait ici, comme dans le cas de cysticerques, à un diagnostic rapide.

Si vous voulez prendre connaissance de ces faits intéressants, consultez les travaux insérés par M. Rayer dans les *Archives de médecine comparée,* trop tôt interrompues par notre illustre maître, et où il a rassemblé tant de faits importants.

Le décollement de la rétine peut être produit encore par des tumeurs de nature diverse. M. Métaxas a publié, dans la *Gazette des hôpitaux* de 1859, une observation de tumeur située entre la rétine et la choroïde, et qui était formée, ainsi que l'a montré l'examen microscopique, de tissu fibreux disposé en faisceaux réunis par une substance amorphe, et entre lesquels exis-

taient des myélocytes en assez grand nombre pour représenter le
dixième de la masse totale.

Enfin, en disséquant l'œil d'une femme, j'ai trouvé, entre la
rétine et la choroïde, une tumeur dermoïde présentant un diamètre d'environ un centimètre et demi de long sur un de large.
Cette tumeur, de consistance molle, aplatie, située dans la région
supérieure du globe oculaire, offrait deux faces : l'une, antérieure,
adhérait à la rétine un peu épaissie ; l'autre, postérieure, en rapport avec la choroïde, était parfaitement libre, et présentait à
l'œil nu des inégalités ; la couche pigmentaire correspondant
à la tumeur était détruite et la choroïde elle-même un peu atrophiée. En examinant la face choroïdienne de la tumeur à l'aide
d'une loupe, on apercevait des poils ; mais le microscope les faisait
mieux voir avec leurs bulbes pileux, les uns parfaitement visibles
dans toute leur étendue, les autres à moitié cachés par un tissu
présentant la même structure que le tissu dermoïde. Certes, on
pourrait, avec l'ophthalmoscope, découvrir dans l'œil la masse
que forme une tumeur, mais il est à peu près certain qu'on ne
donnerait pas au diagnostic une grande certitude.

Glaucome. — J'ai voulu réserver pour la fin de ces leçons sur
les applications de l'ophthalmoscope, l'histoire d'une affection qui
parait ne se localiser dans aucune des membranes de l'œil, et
dont la nature a jusqu'à ces derniers temps échappé aux investigations les mieux dirigées. Je veux parler du *glaucome.* Vous
connaissez sans doute déjà sous ce nom une forme d'amaurose
caractérisée par une coloration verdâtre du fond de l'œil, et dont
le développement est marqué par une ou plusieurs attaques
d'aspect inflammatoire. Mais jusqu'aux récents travaux de M. de
Graefe, on ne se faisait pas, selon moi, une idée exacte du développement de cette maladie, et l'on ne savait à quoi rattacher les
nombreux phénomènes morbides qu'elle nous présente. Aujour-
d'hui un coin du voile qui a caché longtemps la nature du
glaucome paraît enfin levé, et nous pouvons donner à tous les
symptômes de cette maladie une origine commune.

Je veux essayer de reproduire aujourd'hui devant vous la physionomie du glaucome, telle que l'ont faite les plus récents travaux

des investigateurs qui ont abordé, à l'aide de l'ophthalmoscope et du scalpel, ce sujet difficile. J'ai souvent contrôlé l'exactitude de leurs assertions, et, pleinement convaincu de la doctrine émise par M. de Graefe, je m'en servirai pour me guider dans cette exposition.

Mais, pour ne point vous donner ici d'opinions préconçues, je vais vous exposer rapidement l'histoire de la maladie avant de chercher à en expliquer la nature. Je choisirai pour cela la forme aiguë du glaucome; car pour bien comprendre la nature d'une affection de l'œil, il faut l'étudier dans sa forme élémentaire en dehors des complications qui en masquent plus tard le caractère. Cependant je dois tout de suite vous dire que le glaucome a une *marche aiguë* et une *marche chronique;* que souvent même les deux formes se combinent, et qu'il n'est pas rare de voir une attaque aiguë de glaucome se montrer au milieu de la forme chronique. Mais revenons au cas que nous avons d'abord supposé.

Les individus atteints de glaucome aigu éprouvent dans la période prodromique de cette maladie une presbyopie assez marquée, quelques impressions lumineuses subjectives, une légère névralgie ciliaire et une certaine confusion dans les images qui paraissent comme entourées d'un brouillard. Dans quelques cas, le malade est tourmenté par ces accidents longtemps avant que l'affection prenne son entier développement; dans d'autres cas, tout marche rapidement, et l'attaque glaucomateuse fait presque entièrement perdre la vue en quelques heures ou en quelques jours.

Quand le glaucome aigu est développé, on constate un ensemble de lésions matérielles et des troubles physiologiques qu'il nous faut maintenant apprécier avec soin. La pupille est dilatée et immobile, la sensibilité de la cornée est abolie ou notablement diminuée, la chambre antérieure a subi un effacement considérable, le fond de l'œil a changé de couleur; le globe oculaire est plus dur qu'à l'état normal, la circulation des veines sous-conjonctivales est modifiée, et l'ophthalmoscope révèle aussi certaines altérations à la surface rétinienne.

La dilatation et l'immobilité de la pupille n'ont pas ici le même caractère que dans d'autres formes d'amauroses. Ainsi cette pupille ne change pas lorsque la lumière vient frapper l'œil sain ; mais si, dans un but thérapeutique, on vient à pratiquer la ponction de la cornée et à évacuer l'humeur aqueuse, l'iris reprend ses mouvements de contraction, et la pupille cesse d'être aussi dilatée. Il y a déjà là un fait qui établit que la dilatation et l'immobilité de la pupille sont dues à la compression que subissent les nerfs ciliaires, à une iridoplégie ; et la confirmation de cette hypothèse ne tarde point à être donnée par la reproduction rapide et souvent excessive de l'humeur aqueuse, car le retour de la pression intra-oculaire est promptement suivi de la rétraction et de l'immobilité de l'iris.

Un autre signe non moins significatif du glaucome, c'est l'anesthésie de la cornée. Vous savez tous combien est vive la sensibilité de cette membrane sur un œil sain ; le contact du plus léger corps étranger fait clore les paupières et fuir l'œil. Touchez maintenant la cornée d'un œil glaucomateux avec un bout de papier, le malade le sentira à peine, car les nerfs de cette partie sont également paralysés et ne perçoivent pas le contact du corps étranger.

Ponctionnez alors la cornée, donnez issue à l'humeur aqueuse, et la sensibilité de cette membrane reparaîtra bientôt, pour s'éteindre de nouveau, si le liquide se reproduit vite et comprime le globe.

La chambre antérieure, dont il est possible de bien apprécier l'étendue en examinant l'œil obliquement, s'efface d'une façon presque complète dans un très grand nombre de glaucomes aigus ; l'iris est poussé en avant et fait de ce côté une voussure telle, qu'il peut venir se placer très près de la face postérieure de la cornée. La convexité de cette membrane diminue aussi par cette sorte de compression de dedans en dehors ; sa courbure se rapproche de plus en plus de celle de la sclérotique. Il est possible, en comparant la grandeur de deux images réfléchies sur chaque cornée, d'estimer le degré comparatif de leur courbure.

Il importe toutefois de remarquer ici que l'effacement de la chambre antérieure peut ne pas exister si, sous une influence que nous apprécierons plus loin, il s'est produit dans ce milieu de l'œil une hypersécrétion de liquide. Vous constaterez facilement l'une et l'autre disposition en regardant de profil un œil atteint de glaucome.

La dureté du globe, conséquence d'une compression des membranes de dedans en dehors, peut être facilement appréciée par la palpation avec l'extrémité du doigt, surtout en comparant à ce point de vue l'œil sain avec l'œil glaucomateux. Ce dernier présente en général toute la résistance d'une bille de marbre.

Vous observerez dans le glaucome une modification remarquable dans la circulation de quelques vaisseaux situés sous la conjonctive. C'est une dilatation des veines ciliaires qui paraît en rapport avec la pression intra-oculaire exagérée. Il se passe là quelque chose d'analogue à ce qu'on observe lorsque la circulation profonde d'un membre est empêchée. Les vaisseaux, dilatés, tortueux, anastomosés en anse, forment autour de la cornée un cercle bleuâtre auquel on avait naguère donné le nom de *cercle arthritique*, parce qu'on en faisait le caractère d'une phlegmasie de l'œil liée à l'arthritis. Enfin, à ces divers phénomènes morbides s'ajoutent surtout des névralgies intra-orbitaires et péri-orbitaires que la ponction de la cornée fait également disparaître. Cette ponction est un excellent moyen palliatif, et, dans quelques cas, elle peut, en éloignant le retour des accidents, assurer presque la guérison.

Voilà, messieurs, l'expression symptomatologique la plus vraie du glaucome aigu, et, si vous avez suivi l'exposition que je viens de faire, vous en conclurez avec moi que le fait dominant dans cette maladie, c'est une pression intra-oculaire plus ou moins forte dont nous chercherons bientôt à connaître la cause.

Voyons maintenant à quoi nous a servi l'ophthalmoscope dans l'étude de cette affection? Il est venu nous fournir un certain nombre de signes qui concordent très bien avec ce que nous avons découvert à l'œil nu, et qui trahissent la même influence étiologique dans la production du glaucome. Ces signes sont au nombre de trois : 1° un battement spontané des artères ; 2° une déformation de la papille; et 3° un déplacement des vaisseaux qui en sortent.

1° Je vous ai dit qu'en examinant la papille d'un œil normal, surtout chez un individu qui vient de faire une course rapide, on observe des changements successifs dans le calibre des veines rétiniennes, mais ces battements n'existent pas dans les artères. Vous savez, d'autre part, qu'on peut provoquer artificiellement des pulsations dans les artères rétiniennes, en exerçant une légère pression sur le globe. Si vous comprimez légèrement un œil sain, où l'on ne découvre aucune pulsation, vous voyez les veines de la rétine se gonfler, et vous y produisez des battements qui augmentent en force à mesure que l'on comprime davantage. Bientôt les pulsations se montrent aussi dans les artères. Puis, à mesure que vous comprimez, la vision s'éteint : le sujet de l'expérience éprouve d'abord un obscurcissement léger de la vue, puis des chromopsies, et enfin une cécité absolue. Mais dès qu'on cesse la compression, la vue revient aussitôt, et les battements disparaissent.

Dans le glaucome aigu, les battements artériels sont spontanés. On crut d'abord qu'ils étaient dus à quelque oblitération de l'artère par un caillot, et qu'il se passait là quelque chose d'analogue à ce qu'on observe à l'extrémité d'une artère liée et coupée là où le choc du sang contre l'obstacle imprime un certain mouvement au tube artériel. Ce fut la première idée de M. de Graefe, et il y fut amené par l'observation des embolies qu'on rencontre assez souvent dans les artères qui ont subi la métamorphose granulo-graisseuse. Mais, en rapprochant l'expérience sur la pression de l'œil des signes déjà mentionnés du glaucome, et en se rappelant que les battements spontanés des artères disparaissent momentanément après la ponction de la cornée, cette opinion n'était plus soutenable, et M. de Graefe rattacha ce symptôme à une pression intra-oculaire exagérée.

2° Je viens de mentionner dans le glaucome une certaine déformation de la papille, mais je dois vous prévenir d'abord que cette déformation n'existe pas au début des accidents. C'est, en général, après plusieurs attaques de glaucome qu'on observe ce changement remarquable dans la forme de cette partie, changement que M. Jaeger a signalé le premier, mais qu'il attribuait à tort à une saillie du nerf optique.

On a reconnu aujourd'hui que cette prétendue convexité de la papille n'était qu'une illusion d'optique. En étudiant mieux cette particularité intéressante, on a vu qu'il s'agissait d'une concavité, et l'anatomie pathologique est venue confirmer cette donnée. Comment a donc pu se produire l'illusion dont je vous parle? Vous connaissez les artifices de dessin à l'aide desquels on essaye de représenter sur une surface plane des creux ou des bosses; c'est en disposant méthodiquement des ombres ou des clairs qu'il est possible de reproduire ainsi certaines images trompeuses, même pour des yeux exercés. Eh bien! messieurs, il se produit ici quelque chose d'analogue à ces artifices du dessin. Les effets de lumière sont tels, qu'ils font croire à une convexité là où en réalité il n'existe qu'une surface concave. C'est que le centre de la papille est plus éclairé que la zone externe, et que celle-ci est à son tour circonscrite par un cercle clair, dû surtout à la disparition du pigment, là où le nerf optique perfore la choroïde.

Aujourd'hui, tout le monde admet que la déformation de la papille dans le glaucome consiste dans une dépression totale ou partielle qui fait subir aussi aux vaisseaux rétiniens un très remarquable changement de rapports.

3° Le déplacement des vaisseaux dans le glaucome est encore un fait secondaire. Vous ne l'observerez jamais au début de la maladie; il ne se montre en général qu'après plusieurs attaques de l'affection. C'est là un point important à établir, car il nous servira plus tard à bien apprécier l'origine si obscure du glaucome.

Si vous examinez dans un glaucome la disposition des vaisseaux rétiniens à la limite externe de la papille, vous les voyez disparaître brusquement comme coupés nets ou terminés en crochet. C'est ce que démontre très bien la figure 4 de la planche I, où l'on voit les artères et les veines se recourber parfaitement à la circonférence de la papille. Ceux de ces vaisseaux, les veines surtout, qui pénètrent dans la papille au niveau de son

bord, ne reparaissent plus ; mais ceux qui entrent dans le centre
du nerf optique sont de nouveau visibles après leur inflexion
brusque. Il devient évident que les vaisseaux, à la limite externe
de la papille, se sont infléchis en arrière ; et, durant leur trajet
en ce sens, accolés à la concavité de la papille, ils échappent à
la vue.

C'est là, messieurs, une disposition facile à comprendre, et vous
la retrouverez assez facilement aux signes que je viens de vous
indiquer. On peut, en grossissant les objets par le procédé de
l'image droite, en les déplaçant systématiquement à l'aide de petits mouvements de va-et-vient, en variant enfin les artifices de
l'observation, s'assurer de l'exactitude de tous ces détails. L'anatomie pathologique est venue confirmer les résultats fournis par
l'examen ophthalmoscopique. Beaucoup d'yeux glaucomateux
ont été disséqués, et, pour ma part, j'ai eu la facilité d'en examiner un certain nombre. Eh bien ! à quelques différences près,
voici ce qu'on observe. L'entrée du nerf optique forme un creux
sur le bord duquel la rétine s'élève à pic tout autour ; sa profondeur est d'un millimètre environ. Les branches des vaisseaux
centraux de la rétine rampent accolées aux parois abruptes de la
concavité, jusqu'à ce qu'elles aient atteint le bord de la papille,
sur lequel elles paraissent accrochées ; puis, de là, elles se répandent sur le reste de la rétine.

Comparez, messieurs, cette description à l'étude que nous
avons faite sur le vivant avec l'ophthalmoscope, et vous serez sans
doute convaincus comme moi de leur parfaite concordance.

Je me suis efforcé, par l'exposé qui précède, de vous montrer
le glaucome dans son expression la plus franche, dans sa forme
aiguë, et j'ai voulu de la sorte vous mettre en mesure d'apprécier
la valeur des opinions émises sur la nature de cette singulière
affection. Cette recherche n'est pas sans utilité ; car, dès que vous
connaîtrez bien le caractère dominant du glaucome, vous saurez
lui appliquer une médication rationnelle, et souvent apporter aux
malades un soulagement immédiat. J'ajouterai de plus que ce
n'est pas là une affection aussi rare que pourrait le faire supposer l'obscurité qui règne encore sur sa nature. Le glaucome

est une affection assez commune, trop souvent confondue à son
origine avec d'autres variétés de l'ophthalmie, mais que vous
trouverez assez fréquemment dans les salles d'hôpital lorsque
votre attention sera attirée sur ce point. Je parle ici du glaucome
aigu, à répétition ; car les amaurotiques atteints de glaucome
chronique avec cécité complète restent rarement dans les services hospitaliers que vous fréquentez et ne sont guère soumis à
votre examen.

Avant l'invention de l'ophthalmoscope, on avait cherché à se
rendre compte de la nature du glaucome, et on avait émis à cet
égard des hypothèses plus ou moins soutenables. Ainsi l'on avait
dit que le glaucome était une affection du corps vitré. Mais le
corps vitré n'est jamais primitivement malade ; il ne s'enflamme
pas ; ses lésions sont toujours secondaires, nous ne pouvons donc
pas admettre que c'est par lui que débute le glaucome.

D'autres, avec Ph. Walter, ont soutenu que le glaucome était
une lésion inflammatoire de la rétine. Dans le plus grand nombre
des amauroses oculaires, c'est sur le compte de la rétine qu'on a
mis la perte de la vue. Mais cette doctrine n'est plus acceptable,
depuis que l'ophthalmoscope nous a fait voir avec la plus grande
netteté les moindres détails de la surface rétinienne.

L'opinion qui fait du glaucome une affection de tout le globe
oculaire exprime un fait exact si elle établit que peu à peu toutes
les membranes de l'œil finissent par être atteintes, mais comme
étiologie du glaucome commençant, cette doctrine ne repose sur
aucune base solide.

Il faut donc, procédant par élimination, se demander si le glaucome ne serait pas plutôt une affection de la choroïde, une choroïdite ou mieux une irido-choroïdite, car l'iris est souvent
induré, épaissi, enflammé dans le glaucome. Cette opinion a
besoin de quelques développements ; car, s'il s'agit d'une lésion
de la choroïde, ce n'est pas de celles qui se caractérisent par des
exsudats, par des plaques hémorrhagiques. Vous ne trouvez dans
le glaucome aigu aucune de ces lésions ; il faut donc admettre
que l'irido-choroïdite glaucomateuse est d'une autre nature et,
en considérant bien la transparence des milieux de l'œil au

début du glaucome, je suis porté à supposer que nous avons là
une infiltration diffuse du corps vitré et de l'humeur aqueuse
par une sérosité qui augmente rapidement la pression intra-
oculaire, comprime la rétine et produit tous les phénomènes con-
sécutifs déjà mentionnés. Cette irido-choroïdite séreuse n'est point
encore démontrée par l'examen anatomique, mais elle est des
plus probables. Je dois ajouter maintenant que la démonstration
de ce fait ne sera pas aussi facile qu'on le suppose; car l'expérience a déjà appris que la chroroïde, même au-dessous des exsudats, n'a point changé d'aspect; elle conserve là son apparence
normale. Que peut-on donc trouver lorsqu'il ne s'agit que de
l'exsudation d'une sérosité primitivement transparente et incolore?
Rien de bien marqué sans doute. Vous avez du reste, en pathologie,
des exemples assez nombreux de ces excrétions séreuses sans lésion matérielle; il suffit de vous citer les sécrétions qui se font
à la surface des synoviales sans qu'on puisse découvrir la moindre
lésion sur la membrane.

L'hypothèse que nous exposons a été récemment développée
avec un remarquable talent par M. de Graefe dans plusieurs travaux sur le glaucome, et il suffit de passer en revue les principaux
symptômes de cette affection pour s'assurer de leur parfaite harmonie avec l'idée d'une irido-choroïdite, qui, par une sécrétion
séreuse, augmenterait la pression intra-oculaire.

C'est, messieurs, une affection de nature inflammatoire, car il
est facile de reconnaître, dans un grand nombre de cas, la phlegmasie franche de l'iris jointe à une phlegmasie plus profonde;
d'autre part, l'augmentation de la pression intra-oculaire ressort
de tous les symptômes que nous avons énumérés. La dilatation
et l'immobilité de la pupille, l'anesthésie de la cornée, sont la
conséquence d'une compression exercée sur les nerfs ciliaires,
et, par une ponction de la cornée, on fait cesser avec cette pression exagérée ces signes importants du glaucome. La dureté du
globe et la modification dans la circulation des veines sous-conjonctivales témoignent aussi en faveur de la pression intra-
oculaire. Enfin, messieurs, quand le liquide anomal s'accumule
de préférence dans le corps vitré, il repousse l'iris en avant et

efface la chambre antérieure. Mais si l'iritis domine dans cette
irido-choroïdite séreuse, la chambre antérieure peut conserver
son volume et se remplir d'une sérosité trouble.

La doctrine de M. de Graefe sur la nature du glaucome con-
corde encore parfaitement avec les derniers résultats de l'obser-
tion ophthalmoscopique. Le pouls spontané des artères dans le
glaucome ressemble de la façon la plus frappante aux pulsations
artérielles qu'on provoque en comprimant plus ou moins le globe
oculaire. L'excavation de la papille s'explique très-bien aussi par
une pression intra-oculaire. En effet, messieurs, le point du
globe occupé par la papille du nerf optique est le plus faible,
le moins capable, en supposant l'intégrité de la sclérotique,
de résister à une forte pression venue du dedans ; il cède peu à
peu et s'excave. Cela produit, il est facile de comprendre le déplacement que subissent les vaisseaux. A l'époque où l'on admettait
dans le glaucome une convexité de la papille, cette lésion échap-
pait à toute explication rationnelle, mais aujourd'hui une meilleure interprétation des faits n'amène plus un choquant désac-
cord sur un point capital de la symptomatologie de cette affection.

En résumé, messieurs, je tiens pour vraie la doctrine qui fait
du glaucome une irido-choroïdite avec une hypersécrétion de
liquide dont la présence anomale amène tous les signes d'une
pression intra-oculaire exagérée. Puis cette pression devient à
son tour un fait dominant dans le développement du glaucome,
et c'est contre elle que le chirurgien devra lutter. Vous êtes
ainsi amenés à comprendre l'heureuse influence de la ponction
de la cornée sur la marche de la maladie et les résultats favorables obtenus par M. de Graefe à l'aide de l'iridectomie dans le
traitement des irido-choroïdites glaucomateuses.

J'ai particulièrement insisté jusqu'alors sur la forme aiguë du
glaucome, sur ces irido-choroïdites à répétition qui, à chaque
nouvelle attaque, détruisent peu à peu la vision ; mais il arrive
très-fréquemment d'observer dans le glaucome des phénomènes
secondaires qui contribuent à l'abolition complète de la vue. Ce
sont des exsudats, des ossifications ou des hémorrhagies rétiniennes.

Les exsudats peuvent se développer sur la rétine, entre elle et la choroïde, et prendre toutes les formes que vous connaissez déjà. Quant aux hémorrhagies rétiniennes, elles arrivent soit par altération des parois vasculaires, soit par la cessation brusque de la pression lorsqu'on vide la chambre antérieure en pratiquant l'iridectomie.

Le glaucome aigu peut par son seul développement abolir la vue, mais les lésions consécutives dont je viens de parler achèvent promptement ce que la maladie première avait commencé.

Le glaucome chronique est, avec une différence dans l'intensité des symptômes, la même affection que celle dont je viens de vous entretenir. Vous le reconnaîtrez aux mêmes caractères ; mais rappelez-vous que les signes nés de la pression intra-oculaire sont bien moins marqués, que les attaques inflammatoires sont moins vives, et que le fond de l'œil est souvent d'un examen difficile, à cause des exsudats nombreux qui se sont lentement produits dans le corps vitré. C'est aussi dans le glaucome chronique qu'il existe un certain nombre de lésions secondaires qui masquent le caractère primitif de la maladie. De ce nombre est cette cataracte glaucomateuse qu'il faut bien se garder d'opérer. La terminaison du glaucome chronique est souvent l'atrophie totale du globe.

Messieurs, j'ai essayé de vous présenter un tableau succinct des résultats fournis par l'ophthalmoscope dans le diagnostic des maladies de l'œil. Je n'ai certes point eu la prétention de vous faire un cours complet sur cette question ; j'ai voulu seulement vous donner d'une façon nette et sommaire les principales indications à l'aide desquelles vous pourrez rapidement découvrir les faits remarquables dont l'ophthalmoscope nous a révélé l'existence.

Ce précieux moyen d'exploration ouvre une ère nouvelle dans l'étude des maladies de l'œil ; grâce à lui, l'oculistique a agrandi son domaine d'une masse de faits utiles pour un diagnostic exact et pour une thérapeutique rationnelle. Si vous négligez l'emploi des miroirs oculaires, votre observation ne vous conduira souvent qu'à des résultats infidèles, et votre traitement ne reposera que sur de mauvaises bases. Combien de malades, par exemple, doivent à l'ophthalmoscope d'avoir échappé à un traitement cruel par les sétons, les cautères et les autres agents de la médication révulsive?

Mais après avoir développé devant vous les avantages de la découverte d'Helmholtz, permettez-moi, en terminant, de vous prémunir contre une fâcheuse tendance. L'ophthalmoscope, qui souvent conduit vite à un diagnostic rigoureux, ne doit pas faire oublier les autres moyens d'investigation et ne peut dispenser d'étudier avec soin la pathologie oculaire ; vous devez, au contraire, vous servir de cet instrument pour compléter vos examens faits à l'œil nu, et lorsque l'interrogatoire du malade vous aura déjà renseignés sur l'origine et le développement de son affection. Agir autrement vous conduirait à une pratique regrettable et vous placerait à côté de ces médecins qui voient toute la pathologie utérine au fond de leur spéculum. Gardez-vous de semblables exagérations ; elles ne servent point la science et elles honorent peu la profession.

CINQUIÈME LEÇON.

MESSIEURS,

Nous avons étudié, dans les leçons précédentes, tout ce qui a rapport à l'examen objectif de l'œil, soit à la lumière naturelle, soit à la lumière artificielle ; nous allons commencer aujourd'hui l'examen fonctionnel ou subjectif de cet organe, en un mot, passer en revue les moyens qui permettent d'étudier le degré de la sensibilité rétinienne, l'étendue du champ visuel, les phosphènes, la faculté d'apprécier les couleurs.

L'examen physique n'enlève rien à l'importance de l'examen fonctionnel, et je dois ajouter que dans quelques cas cet examen fonctionnel est seul possible. Je choisis un exemple entre mille. Un homme a reçu sur l'œil un coup qui a produit un épanchement sanguin intra-oculaire; on ne peut pas voir le fond de l'œil à l'ophthalmoscope et l'examen objectif est complétement impossible ; cependant si le malade a une notion nette, quantitative de la lumière, vous pourrez savoir si sa rétine est saine ou altérée seulement dans une partie de son étendue, et si vous explorez, comme je vous le dirai plus loin, à l'aide d'une flamme l'étendue du champ visuel, vous pourrez donner encore plus de précision à votre diagnostic et dire, dans ce dernier cas, quelle est la partie de la rétine qui a été lésée.

L'examen fonctionnel de l'œil consiste principalement à rechercher : 1° le degré d'acuité de la vision ; 2° l'étendue du champ visuel ; 3° le degré d'excitabilité de la rétine à d'autres excitants que la lumière tels que la pression et l'électricité ; 4° le degré de sensibilité aux couleurs.

1° *Examen du degré d'acuité de la vision.* — Dans la plupart des livres d'ophthalmologie publiés jusqu'il y a une dizaine d'années, on ne trouve pas d'indications précises sur les moyens de constater le degré d'acuité de la vision. On se borne à dire dans les observations que le malade ne peut plus lire, ou qu'il ne distingue pas les doigts de la main, mais cela est tout à fait insuffisant pour donner une idée nette du degré de la sensibilité rétinienne. Il était donc important de prendre des points de repère plus exacts et d'indiquer à tous ceux qui écrivent sur les maladies des yeux un moyen toujours le même de se reconnaître dans ces différents cas. Pour cela il fallait convenir de faire lire dans un même livre les malades dont on voulait rechercher le degré de vision. Le livre de M. Jaeger (1) fut publié dans ce but. Ce livre consiste en une échelle progressivement croissante de caractères d'imprimerie divisés en vingt numéros, depuis le caractère très fin, le numéro 1, qui représente à peu près un demi-millimètre, jusqu'au numéro 20, qui a 2 centimètres de hauteur. Ces échelles de lecture furent publiées en un grand nombre de langues, comme il convient en un pays aussi riche que l'Autriche en nationalités différentes ; aussi trouvez-vous dans le livre de M. Jaeger des épreuves en allemand, français, anglais, italien, hollandais, hongrois, bohême, russe, grec et même en hébreu. Ce livre est vraiment commode, et il a été adopté par tous ceux qui ont écrit depuis lors sur les maladies des yeux ; car il permet d'obtenir une donnée précise et toujours la même sur le degré de vision du malade.

Il manquait toutefois quelque chose au livre de M. Jaeger ; c'était l'indication d'une unité destinée à représenter la pro-

____

(1) *Schrift-Scalen* (échelles d'écriture) du professeur Jaeger junior. Wien.

gression de ces vingt numéros. Or cette unité ne pouvait être donnée que par la valeur constante d'une image formée à la surface de la rétine, et pour avoir cette valeur constante, il fallait indiquer à quelle distance chacun de ces caractères devait être vu. Quelques explications très-simples sur la valeur des angles visuels nous conduiront facilement à la solution de ce problème.

On désigne sous le nom d'angle visuel, l'angle formé par deux lignes passant par les extrémités de l'objet qu'on regarde et le centre optique de l'œil; l'angle A*o*B, par exemple, dans la figure ci-dessous, est l'angle visuel sous lequel est vu l'objet AB. Il est facile de comprendre que plus un objet est éloigné de l'œil, plus est petit l'angle visuel qui l'embrasse, et qu'un objet

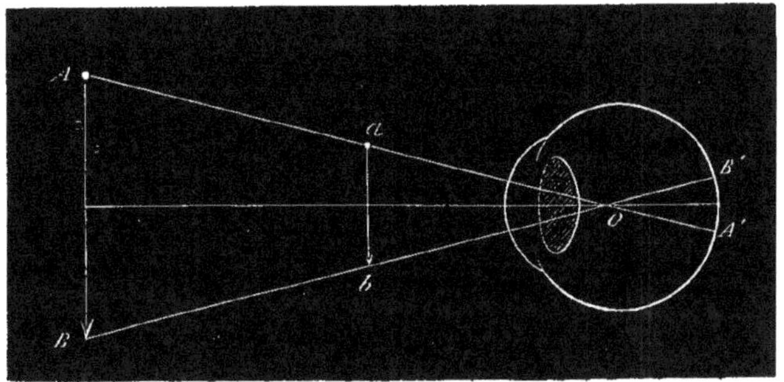

FIG. 29. — Angle visuel.

ab plus petit que AB, mais situé à une distance de l'œil plus rapprochée que ce dernier, peut produire le même angle visuel. D'autre part, il se fait du côté de la rétine un angle A'*o*B' opposé par son sommet à l'angle visuel : or, comme les angles opposés par leur sommet sont égaux, on connaît exactement cet angle à base reposant sur la rétine, en mesurant l'angle visuel extérieur A*o*B. On peut donc déterminer ainsi, à l'aide de calculs assez simples, quel arc sous-tend sur la rétine un objet quelconque placé à une distance déterminée de l'œil. C'est la mesure de cet angle qui a été prise pour base de nouvelles échelles de caractères d'imprimerie publiées à Utrecht par M. Snellen, et à Paris par M. Giraud-Teulon.

L'échelle de M. Giraud-Teulon, faite avec un soin extrême, est disposée sous forme de tableaux. La progression a pour unité un intervalle de un dixième de millimètre qui, à 33 centimètres ou un pied de distance, sous-tend sur la rétine un arc de 1 degré ou $0^{mm},005$. Ces types d'écriture sont divisés en 15 numéros, et la réduction de l'un à l'autre a été faite par le procédé si exact de réduction de la photographie. Dans cette échelle, les parties noires sont égales aux parties blanches, de telle sorte que, lorsque la rétine est dirigée vers un de ces caractères, il se fait en réalité sur cette membrane deux images blanches égales séparées par un intervalle noir de la même largeur.

Mais pour que toutes les lettres des numéros différents sous-tendent sur la rétine un même arc de 1 degré ou de $0^{mm},005$, il faut varier la distance à laquelle ces lettres sont vues, et placer les caractères de plus en plus gros à une distance progressivement plus éloignée, ainsi que je vous l'ai fait remarquer sur la figure 29. Ainsi le numéro 1, qui mesure un dixième de millimètre, devant être lu à un pied et formant alors sur la rétine un angle de 1 degré, le numéro 2, qui a un dixième de millimètre de plus que le numéro 1 et qui est, par conséquent, le double de celui-ci, devra être lu à deux pieds, et ainsi de suite pour chacun des numéros suivants, puisqu'ils augmentent progressivement de un dixième de millimètre. Le numéro des caractères marqué au-dessus d'eux indique en pieds la distance à laquelle ils doivent être lus. Dans les tableaux de l'échelle typographique de M. Giraud-Teulon, on a supprimé un grand nombre de numéros intermédiaires ; en effet, ils ne contiennent que quinze types de caractères, dont le dernier doit être lu à 200 pieds et possède des lettres de 20 millimètres de largeur.

D'après l'échelle de M. Giraud-Teulon, on convient de regarder comme ayant une sensibilité rétinienne égale à un, l'individu qui lit le numéro 1 à un pied de distance, le numéro 100 à 100 pieds de distance, etc., c'est-à-dire l'individu dont la rétine, à ces distances, parvient à nettement percevoir une image de $0^{mm},005$. On ne trouve pas toujours des individus dans ces conditions ; mais qu'importe, nous avons là un point de repère d'une exactitude mathématique.

Pour déterminer très-rigoureusement l'acuité de la vision, on doit supprimer l'influence de l'accommodation de l'œil, facteur variable dans ce problème et dont les variations peuvent induire en erreur. On conseille, pour cela, d'examiner ces caractères d'imprimerie à travers une ouverture faite à une carte avec une épingle; mais ces caractères devront être alors fortement éclairés, car la vision, par les petites ouvertures, enlève beaucoup de l'éclat des objets. Montrons maintenant par un exemple l'application de ces données. Soit le numéro 10, le caractère choisi pour l'examen. Nous savons que les lettres de ce numéro doivent être lues à 10 pieds par un œil normal qui percevrait très-bien alors une image sous-tendant sur la rétine un arc de 1 degré ou $0^{mm},005$. Mais supposons que le malade ne puisse les lire nettement qu'à 5 pieds; il aura alors perdu la moitié de l'acuité normale de la vision. Donders a donné une formule générale pour représenter cette acuité de la vision : si l'on exprime par S l'acuité de la vision, par N le numéro du caractère lu, par D la distance à laquelle ce numéro est lu par le malade, on pourra par la formule suivante $S = \frac{D}{N}$ exprimer exactement l'acuité de la vision. Si N est, par exemple, le numéro 20 et D 10 pieds, on aura $S = \frac{10}{20}$, et le sujet observé aura une acuité de vision égale à $\frac{1}{2}$; elle sera la moitié du type normal.

Voilà certes des détails d'une grande précision mathématique qui peuvent vous servir pour des examens très-minutieux, mais, en général, il est possible de simplifier les choses, et avec le petit nombre d'épreuves que vous trouverez à la page ci-contre vous pourrez très-bien suffire à toutes les exigences de la pratique habituelle. Ainsi, vous considérerez comme un œil jouissant d'une acuité de vision normale celui qui pourra lire, avec ou sans l'interposition d'un trou percé dans une carte, à la distance de 19 à 20 pieds le numéro 20 de cette échelle typographique, qui est à peu près celle de Jaeger, et celui qui lira aussi, de 10 à 12 pouces, le numéro 1 de cette même échelle; les caractères intermédiaires permettent de varier le mode d'examen, et c'est pourquoi je les ai fait reproduire ici. Je reviendrai plus tard sur ce mode d'examen quand j'étudierai l'accommodation de l'œil, mais les échelles typographiques ci-contre sont suffisantes dans la plupart des cas. Enfin, dans cet examen de la sensibilité rétinienne, on doit encore tenir compte de la rapidité avec laquelle se fait la lecture et de la distinction des lettres isolées.

1.

Certains esprits absolus ont essayé de ramener toutes les règles de la méthode à l'observation ; d'autres, non moins exclusifs en sens contraire, ont fait consister la science dans une chaîne de déductions régulières dont les anneaux descendraient de quelques principes abstraits jusqu'à la réalité. Égale erreur, égal péril des deux parts. Si le philosophe ne faisait que

3.

raisonner, il raisonnerait au hasard et se perdrait bientôt dans de vaines hypothèses. S'il se bornait à observer,

5.

il devrait renoncer à connaître les vérités les plus hautes, les plus importantes qui ne sont pas du

7.

domaine de l'expérience. Il faut qu'il emploie tour à tour ces deux pro-

10.

cédés, sachant appliquer à chaque question celui qu'elle

11.

réclame. Mais que peut être l'observation appli-

13.

quée aux vérités de l'ordre moral,

15.

sinon l'exercice de la

17.

conscience

19.

le sens

20.

plus

2° *Examen du champ visuel*. — Lorsqu'un de vos yeux, l'autre étant fermé, fixe un point quelconque situé en face de lui, il aperçoit, non-seulement ce point, mais encore, quoique d'une façon moins nette il est vrai, les objets situés dans le voisinage. Ainsi, faites avec de la craie une petite croix sur un tableau noir et fixez cette petite croix blanche, vous apercevrez en même temps le haut, le bas et les côtés du tableau, sans que pour cela votre œil cesse d'être dirigé vers la croix blanche. Or, tout cet espace, plus ou moins visible, constitue ce qu'on appelle le *champ visuel*. On peut y distinguer deux zones, l'une centrale, celle de la vision directe, de la vision la plus nette, l'autre périphérique, de la vision indirecte ou de la vision un peu plus confuse. On n'étudie guère, en général, que la vision centrale, c'est en effet celle que nous exerçons toujours lorsque nous voulons voir distinctement les objets; cependant certains strabiques exercent aussi la vision périphérique au détriment de la première, et il est bon d'explorer ces deux zones du champ visuel.

Avant de vous parler plus en détail du champ visuel et de ses lacunes, je veux vous indiquer la façon la plus simple d'en déterminer les limites. Vous placerez devant un tableau noir, et à une petite distance de ce tableau, à un pied par exemple, le malade à observer, vous tracerez alors sur ce tableau, avec de la craie, une petite croix blanche, et vous ordonnerez à votre observé de fixer toujours son œil sur cette croix. Dès que les choses seront bien disposées de la sorte, vous porterez peu à peu votre crayon en haut et en bas, à droite et à gauche, en ayant soin de noter par un trait au crayon les points où le malade ne distingue plus que confusément et ne voit plus du tout le crayon blanc que conduit le doigt. Après avoir déterminé les quatre points cardinaux de ces limites, on recherche les points intermédiaires et l'on finit par obtenir toute la circonférence de ce champ visuel. On peut faire la même expérience devant une large feuille de papier blanc et se servir d'un crayon noir. Quoi qu'il en soit, quand on entreprend ce genre de recherche, on doit toujours placer ses malades à la même distance du tableau ou de la feuille de papier blanc, afin d'avoir une unité de mesure, et partant des valeurs comparables. J'ai l'habitude de placer toujours les malades à un pied du point qu'ils doivent fixer. Du reste, quelques physiologistes ont prétendu que l'étendue du champ visuel augmente quand l'œil s'accommode pour la vision d'objets rapprochés. L'examen doit être fait tour à tour sur chaque œil ; mais on peut aussi rechercher par le même procédé l'étendue du champ visuel binoculaire.

Lorsque dans ces explorations, on arrive à la vision périphérique, il est difficile de savoir d'une façon exacte où cesse la vision confuse et à quel point au juste il y a absence de vision. Il faut alors répéter l'expérience plusieurs fois pour avoir des données certaines.

Les limites normales du champ visuel ne sont pas égales dans tous les sens. La limite externe coupe presque à angle droit l'axe visuel, la limite inférieure forme avec l'axe visuel un angle de 78 à 82 degrés ; la limite supérieure est moins éloignée encore et la limite interne est la plus rapprochée de toutes. L'angle visuel le plus grand est de 160 degrés dans le sens horizontal et de 174 degrés dans le sens vertical.

La plus ou moins grande étendue du champ visuel change beaucoup nos conditions de vision, et donne lieu à des anomalies en apparence assez bizarres. Ainsi, tel individu qui peut lire assez nettement un caractère d'imprimerie analogue à celui de nos journaux politiques, ne pourra pas se conduire facilement dans les rues, parce que son champ visuel a éprouvé une très-notable diminution concentrique. M. de Graefe a observé un cas semblable chez un musicien ; le plus grand angle visuel était, chez cet homme, à un pied et demi de distance, de 10 degrés au lieu de 160 degrés dans le sens horizontal et de 174 degrés dans le sens vertical, et ce malade ne pouvait pas distinguer une surface plus grande que la paume de la main. Pour bien vous rendre compte de l'importance de l'intégrité du champ visuel, je vous engage à répéter l'expérience suivante qui vous placera à peu près dans les conditions du malade de M. de Graefe. Fermez un œil et appliquez devant l'autre une feuille de papier roulée de un pied de longueur, par exemple, puis essayez de vous diriger au milieu des obstacles qu'on rencontre habituellement dans nos voies publiques, et vous verrez bien vite quelles difficultés ce champ visuel, artificiellement restreint, donne à la marche.

Lorsque vous aurez constaté les limites probables du champ visuel, vous devrez, dans quelques cas, étudier particulièrement le degré de la sensibilité rétinienne excentrique. Si nous sommes habitués à exercer constamment notre vision centrale et à ne pas donner à notre vision excentrique toute l'activité désirable, il n'en est pas de même chez les individus qui ont perdu la vision centrale par suite de quelque déviation du globe oculaire. Supposons un individu strabique qui, pour bien examiner le point *a*,

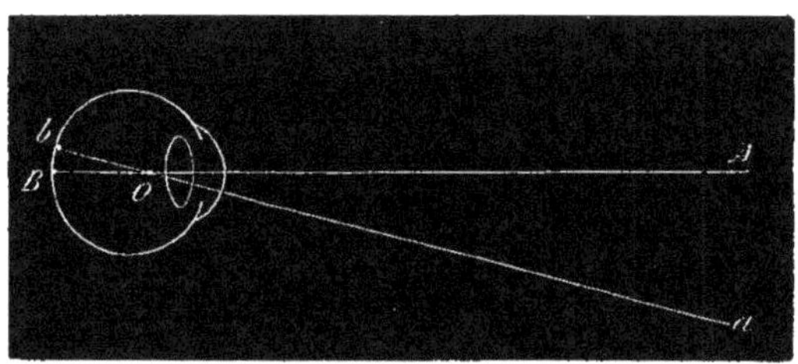

Fig. 30. — De la vision excentrique dans le strabisme.

soit obligé de donner à son axe optique la direction A B, la partie *b* de sa rétine prendra alors l'habitude de mieux voir qu'à l'état normal, et vous serez surpris des différences que vous observerez à cet égard.

Il est un autre mode d'exploration du champ visuel sur lequel j'appelle toute votre attention, car il ne devra point être omis dans les recherches que vous ferez pour constater la sensibilité rétinienne chez les cataractés. C'est une exploration qui se fait dans une chambre noire avec deux bougies ou deux lampes ; vous placez votre malade dans un endroit obscur, en face et à un ou deux pieds d'une bougie, vers laquelle vous l'engagez à diriger constamment son œil, puis vous promenez une seconde bougie dans le même plan que la première et suivant quatre directions différentes, afin de constater si la sensibilité rétinienne est bien conservée pour la lumière artificielle. Il arrive souvent de trouver des différences dans les résultats de l'exploration du champ visuel à la lumière du jour et à la lumière artificielle, et ces différences ne sont pas toujours en faveur du malade.

Nous avons jusqu'alors supposé que le champ visuel était large, clair, lumineux ; mais il n'en est pas toujours ainsi, et on y trouve des altérations qu'il nous faut apprendre à constater. Ce sont : 1° des rétrécissements concentriques du champ visuel réguliers ou irréguliers ;

2° Des lacunes fixes, obscures, centrales ou périphériques qu'on désigne sous le nom de *scotomes* ;

3° Des taches mobiles qui semblent être dans le champ visuel des ombres nettement déterminées de corpuscules situés dans les milieux de l'œil.

Voyons, messieurs, par quels procédés nous arriverons à constater ces troubles de la vue, et quelles sont les maladies où on les rencontre.

Mais d'abord je dois vous dire qu'il existe à l'état normal une sorte de lacune dans le champ visuel pour les objets qui viennent faire foyer sur la papille du nerf optique, dans ce point qu'on nomme le *punctum cæcum*. Vous connaissez à cet égard l'expérience de Mariotte qui démontre ce fait : prenez deux cercles blancs, deux pains à cacheter par exemple, et placez-les à quelques centimètres l'un de l'autre, sur un fond noir ; fermez l'un des yeux, le gauche par exemple, et fixez avec l'œil droit le cercle situé à votre gauche, vous verrez également le cercle qui est à votre droite ; mais éloignez-vous peu à peu et il arrivera un moment où le cercle qui est à votre droite disparaîtra tout à fait ; puis éloignez-vous encore un peu plus et vous verrez de nouveau le cercle qui avait disparu. Il y a donc eu un moment où l'image du cercle placé à votre droite s'est faite sur un point insensible de votre rétine, et ce point insensible n'est autre que la papille du nerf optique.

Mais cette lacune normale dans le champ visuel nous échappe toujours, et cela explique comment on ne tient pas beaucoup compte de petites interruptions accidentellement situées à la périphérie du champ visuel.

Il existe dans le glaucome à marche lente un *rétrécissement concentrique* assez régulier du champ visuel : on peut voir dans la

figure 31 un exemple de cette diminution du champ visuel, qui
était en réalité réduit à tout l'espace blanc *c* qui entoure la petite
croix noire. Les deux zones, de teinte différente, qui s'étendent
de *b* en *a* marquent l'affaiblissement progressif de la vision périphérique qui s'éteint complétement là où existe le fond noir de
la figure. On voit encore dans la pigmentation de la rétine, cette
diminution concentrique du champ visuel, et la vue centrale reste
alors longtemps bonne, ce qui distingue cette affection des amauroses cérébrales; de plus elle laisse au champ visuel sa forme
arrondie, tandis que dans l'amaurose cérébrale avec excavation
de la papille du nerf optique, le champ visuel rétréci prend
presque toujours une forme allongée.

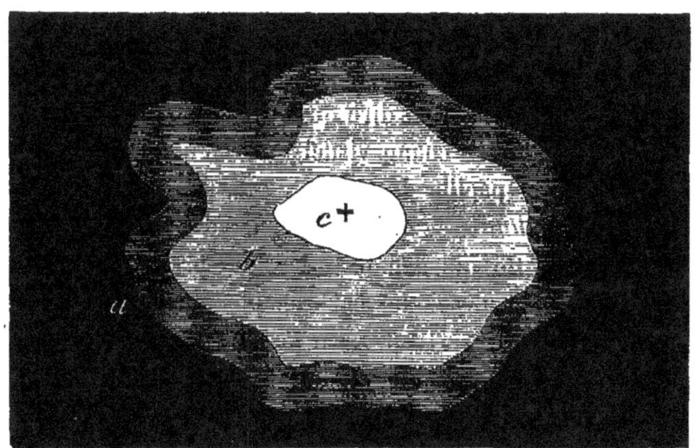

Fig. 31. — Mesure du champ visuel dans un cas de glaucome chronique.

Au lieu d'une diminution du champ visuel de la périphérie
vers le centre, vous observerez parfois des scotomes centraux.
Ces lacunes sombres peuvent être l'expression des lésions les
plus graves, tandis que dans d'autres cas, elles sont dues simplement à la congestion qu'amène un exercice forcé de la vision, un
emploi trop prolongé du microscope par exemple. Ces scotomes
centraux nuisent plus ou moins à la vision, suivant leur étendue,
car ils forcent les malades à diriger leux axe optique sur un point
voisin de l'objet. Ils se présentent sous les formes les plus variées:
ils sont disposés tantôt en croix, tantôt sous forme de zones, en-

tourant le centre du champ visuel, qui est complétement libre. Dans quelques cas, ils semblent être une exagération de la tache de Mariotte; le malade a, du côté externe de la vision centrale, un point sur lequel se font des images incertaines ou voilées.

Il y a une autre altération du champ visuel qui est presque caractéristique, c'est un obscurcissement de la partie supérieure de ce champ. Alors le malade ne voit plus la partie supérieure des objets, qui souvent paraissent brisés vers le milieu. Si vous faites dans ce cas une exploration méthodique du champ visuel, vous arriverez à constater quelque chose d'analogue à ce qui est représenté dans la figure ci-dessous. Au-dessus de la petite croix *b* on ne trouve presque plus de champ visuel, qui est au contraire très-développé en bas. La zone *a* est celle de la vision confuse. Vous trouverez presque toujours dans ce cas, à l'examen ophthalmoscopique, un décollement de la partie inférieure de la rétine. La diminution du champ visuel répond en

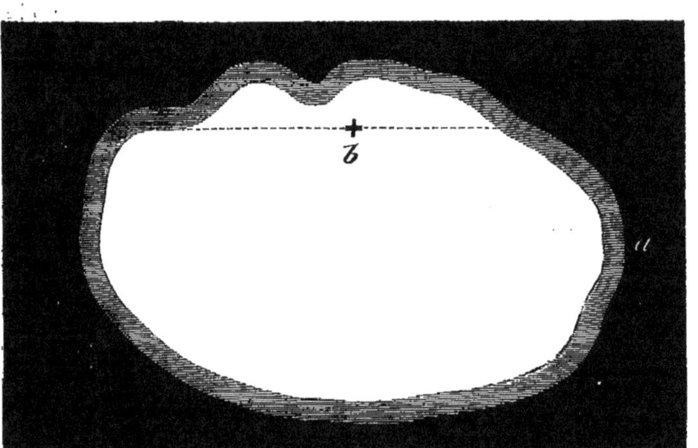

Fig. 32. — Mesure du champ visuel dans un cas de décollement inférieur de la rétine.

général à l'étendue de la rétine décollée; mais il peut arriver que l'obscurcissement ait une étendue plus considérable, si les parties de la rétine qui entourent le décollement sont déjà altérées. Non-seulement la partie supérieure du champ visuel a disparu dans le décollement de la partie inférieure de la rétine, mais quelquefois à peine trouverez-vous dans ces points la perception qualitative de la lumière.

Je ne vous ai parlé jusqu'alors que du champ visuel monoculaire, mais il y a un champ visuel commun, résultat des deux champs visuels de chaque œil qui se recouvrent; vous aurez aussi à l'examiner, car il y a dans certaines lésions cérébrales des diminutions hémiopiques du champ visuel des deux yeux. On distingue même deux sortes d'hémiopie cérébrale : dans l'une, la diminution du champ visuel occupe à chaque œil sa moitié externe ou sa moitié interne, c'est l'*hémiopie croisée* ; dans l'autre, cette diminution occupe pour les deux yeux, soit la moitié droite, soit la moitié gauche du champ visuel, et cette variété a

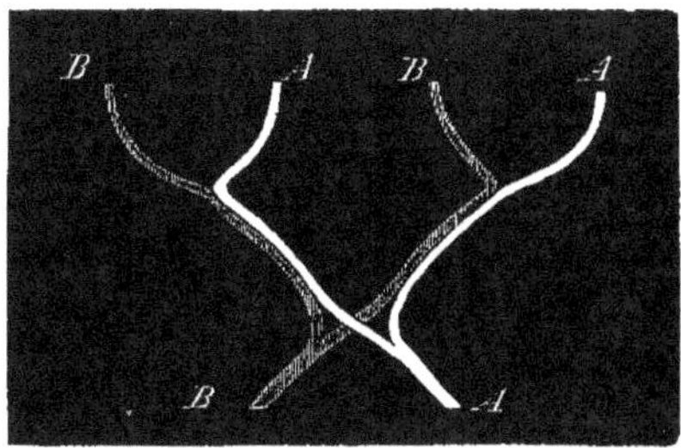

FIG. 33. — Distribution des nerfs optiques. Application à l'hémiopie.

reçu le nom d'*hémiopie homonyme*. Si vous jetez les yeux sur la figure ci-contre (fig. 33), vous comprendrez tout de suite la valeur de ces deux formes d'hémiopie cérébrale. Cette figure représente le chiasma des nerfs optiques et le prolongement de ces nerfs jusqu'aux rétines. Dans le chiasma, ces nerfs s'entrecroisent, mais en partie seulement; leurs fibres les plus externes suivent leur trajet primitif, tandis que les fibres les plus internes seules passent du côté opposé, et chaque système de fibres forme dans chacun des globes oculaires des parties identiques de la rétine. Il en résulte que lorsque l'hémiopie cérébrale est croisée, c'est-à-dire que la moitié A de l'œil droit et la moitié B de l'œil gauche, et *vice versâ*, sont insensibles, les deux nerfs optiques doivent alors être atteints l'un et l'autre par quelque lésion cérébrale ; tandis que lorsque l'hémiopie est homonyme, c'est-à-dire que les moitiés droites BB, ou gauches AA, des deux rétines sont insensibles, elle est due à une lésion unilatérale du cerveau.

Voilà, messieurs, des lacunes du champ visuel qui ont une forme déterminée tellement saisissante, que vous pourrez porter presque à coup sûr un diagnostic exact avant un examen plus approfondi. Mais je dois vous prévenir qu'il n'en est pas toujours ainsi, et que dans un grand nombre de cas vous rencontrerez des lacunes du champ visuel, irrégulières, pointillées, multiples, séparées les unes des autres. Ces troubles de la vue sont dus aux apoplexies et aux dégénérescences graisseuses de la rétine, à quelques lésions choroïdiennes, aux opacités centrales du cristallin, et enfin à la présence de cysticerques dans le corps vitré.

L'examen du champ visuel nous conduit à la recherche et à la connaissance de certains phénomènes entoptiques produits par des corps qui se trouvent dans l'œil ou à sa surface, corps opaques ou réfractant irrégulièrement la lumière et dont la présence produit une ombre sur la surface de la rétine. Vous comprendrez tout de suite l'importance de ces phénomènes entoptiques, lorsque je vous dirai qu'ils se résument presque tous dans ces mouches volantes qui font le désespoir de quelques malades, parmi lesquels, du reste, on rencontre un grand nombre de médecins trop habitués souvent à rechercher les moindres phénomènes anomaux de leur vision. Je vais peut-être même troubler quelques-uns d'entre vous en leur montrant le moyen de découvrir dans leurs yeux des mouches volantes: mais j'espère prouver au plus grand nombre de mes auditeurs que ces phénomènes entoptiques sont souvent insignifiants. Du reste, pour bien comprendre la nature et la forme de ces apparitions morbides dans le champ visuel, de ces mouches volantes, il faut faire sur soi-même quelques expériences pour en provoquer artificiellement la manifestation. Voici sur ce sujet certaines expériences que vous répéterez facilement.

Si vous placez devant votre œil un verre concave du numéro 12, et si vous regardez à vingt pieds de distance la flamme d'une bougie, ou mieux celle d'une bonne lampe, vous verrez apparaître en dehors de l'axe visuel, surtout en élevant un peu le verre, une figure lumineuse, circulaire, tachetée sur toute sa surface de petits points arrondis et limitée par un bord finement dentelé. Cette image est dans son ensemble celle de la cornée qui apparaît dans le champ visuel, et ce bord dentelé n'est autre que celui de l'iris, car dans les différents mouvements que vous imprimerez au globe de l'œil, vous verrez ce bord se dilater ou se resserrer comme le cercle pupillaire. Les points arrondis de cette figure lumineuse sont des images multiples et renversées de la flamme, produites par la couche de liquide qui lubrifie normalement la surface externe de la cornée. Cette couche liquide existe à l'état de gouttelettes excessivement fines, très-rapprochées, et dont l'expérience précédente révèle la présence. Or ces gouttelettes reçoivent des rayons lumineux ayant traversé un verre concave, et par conséquent divergents, et chacune d'elles agit sur ces rayons de manière à les réunir, à l'aide des milieux réfringents de l'œil, en foyers distincts sur la rétine. Ces images multiples de la flamme troublent plus d'un observateur dans l'examen ophthalmoscopique du fond de l'œil par le procédé de l'image droite, c'est-à-dire avec des verres concaves. On a donné à ces images produites par le liquide situé à la surface de la cornée le nom de *spectre muco-lacrymal*.

Si l'on regarde à travers un trou fait à une carte noircie, soit la flamme d'une lampe, soit un ciel bien blanc, on peut aussi s'apercevoir de la présence de petites opacités de la cornée ou du cristallin, arrêtant les rayons lumineux et formant sur la rétine des espaces sombres auxquels les mouvements de clignotement ne font subir aucun changement, comme cela a lieu pour le spectre muco-lacrymal.

Ces dépôts dans la cornée ou le cristallin peuvent troubler la vue, mais ne donnent pas lieu à ce que nous appelons des mouches volantes. L'expérience suivante en donne la preuve. Placez devant l'œil, à la plus courte distance de la vision distincte, une tête d'épingle, et rapprochez-la peu à peu de la cornée jusqu'au point d'atteindre cette membrane; on peut dire que dans ce cas la tête d'épingle représente en réalité une tache cornéenne. Or, l'image de l'épingle s'effacera peu à peu à mesure qu'on rapprochera l'objet de l'œil, et ne laissera plus, entre cet œil et les objets extérieurs, des caractères d'imprimerie par exemple, qu'un nuage qui vous permettra de voir ces derniers; mais si vous glissez alors entre l'œil et l'épingle un trou fait à une carte noircie, vous verrez de nouveau l'épingle avec ses contours très-nets. Les taches situées à la partie antérieure de la cornée, de même que les opacités cristallines, ne pourront pas, du reste, donner lieu au phénomène décrit sous le nom de *mouches volantes*, à cause de leur fixité dans les mouvements du globe oculaire.

Cherchons maintenant comment peuvent être provoquées artificiellement d'autres espèces de taches mobiles dans le champ visuel.

Vous pouvez, en effet, constater artificiellement dans les yeux normaux des taches bien plus curieuses à étudier que celles dont je viens de vous parler; ce sont des images lumineuses de corps plus profondément placés. Si vous regardez, par exemple, un ciel blanc ou la flamme d'une bougie située à deux ou trois pieds de distance, à travers une carte noire perforée avec la pointe d'une fine aiguille, ou à travers l'oculaire d'un microscope, vous apercevrez des images de plusieurs sortes désignées sous les noms de *spectre perlé*, *spectre aqueux*, *spectre globulaire isolé* (pl. II, fig. 6).

Le spectre perlé, en général transversal, est le plus rapproché de l'œil. Il est formé de globules réunis sous forme de filaments et ne contenant pas de noyau. Ces filaments sont entortillés, limités par deux lignes noires au milieu desquelles est la chaîne de globules. Ils ont une longueur variable de 1 à 4 millimètres et une largeur qui est de $\frac{1}{33}$ à $\frac{1}{100}$ de millimètre. Ces lignes perlées sont agitées d'un mouvement de haut en bas et paraissent en partie isolées, en partie unies à d'autres formations.

Le spectre aqueux décrit par Mackenzie forme des sortes de plis, de bandes transparentes entourées de deux lignes sombres peu marquées. Ces formations entoptiques semblent être dues à des restes de vaisseaux du corps vitré ou d'éléments embryonnaires.

Entre ces deux spectres on distingue de petits disques isolés, clairs à leur partie centrale, dont les contours sont tantôt pâles et tantôt sombres, et qui constituent le spectre globulaire isolé. Ils ont de $\frac{1}{28}$ à $\frac{1}{20}$ de millimètre de diamètre. On les voit dans les mouvements rapides de l'œil de bas en haut. Ils s'élèvent de la partie inférieure, et, après un moment d'arrêt, redescendent lentement. M. Helmholtz leur accorde, en outre, des mouvements de latéralité. Ils semblent être unis d'une façon invisible, car beaucoup d'entre eux, séparés en apparence, s'accompagnent toujours et à la même distance. Quelquefois ils se présentent réunis en groupe.

On peut admettre que ces apparitions dans le champ visuel sont des ombres faites sur la rétine par de petits corpuscules situés dans le corps vitré à différentes profondeurs. Une très-curieuse expérience de Brewster permet même d'apprécier la position relative de ces corpuscules. Voici cette expérience, dont il est facile, avec la figure ci-jointe, de suivre le mécanisme.

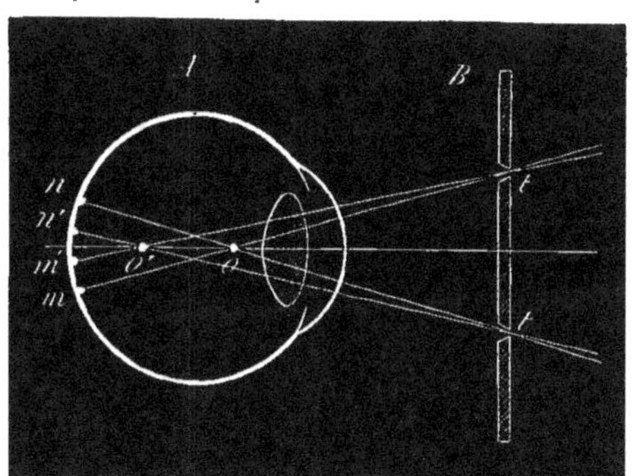

Fig. 34. — Expérience de Brewster pour la détermination du siége des corpuscules intra-oculaires.

Supposez un œil A à l'intérieur duquel existe, suivant la direction de l'axe optique, un corpuscule o; placez maintenant devant cet œil une carte noircie B, percée avec une épingle fine de deux trous tt séparés par une distance moindre que le diamètre de la pupille. Les rayons lumineux qui passent par ces deux ouvertures rencontreront le corpuscule o, et alors il se fera sur la rétine, suivant le prolongement des rayons qui se croisent en o, c'est-à-dire en m et en n, deux ombres du corpuscule o, séparées par un arc de la rétine d'une certaine étendue. Admettons maintenant que le corpuscule, au lieu d'être situé en o, soit placé en o' : il se formera également deux ombres sur la rétine suivant le prolongement des rayons lumineux qui se sont croisés en o' ; mais les ombres m' et n' seront, comme on peut le voir sur la figure 34, séparées par un arc de la rétine beaucoup moins étendu que dans le premier cas. L'écartement plus ou moins grand de ces ombres indiquera approximativement la position relative des corpuscules. Donc, pour déterminer la position relative des divers corpuscules qui flottent dans l'intérieur de l'œil, il faudra placer devant celui-ci une carte noircie, percée de deux trous offrant un écartement moindre que le diamètre pupillaire, puis éloigner ou rapprocher celle-ci jusqu'à ce qu'on obtienne une image double de chacun des corpuscules : les corpuscules dont les images doubles sont séparées par une distance assez grande, se trouvent en avant de ceux dont les images doubles sont plus rapprochées. La distance à laquelle la carte doit être placée devant l'œil pour obtenir une image double de ces corpuscules pourrait encore indiquer leur siége, car plus les corpuscules seront placés en avant, plus la carte devra être rapprochée de l'œil pour que les rayons se croisent au niveau du siége des corpuscules. Mais on n'obtient par toutes ces expériences que des indications sur la position relative des corpuscules, car leur position absolue est impossible à déterminer, à cause des changements incessants de l'accommodation.

Ces spectres artificiellement produits dans les expériences que je viens de vous indiquer sont presque physiologiques, et ne s'aperçoivent que dans certaines conditions déterminées ; mais ils prennent le nom de mouches volantes lorsqu'ils sont exagérés et troublent la vision ordinaire. Je ne parle pas ici du spectre muco-lacrymal, qui, comme je vous l'ai dit, ne donne jamais lieu naturellement à ces phénomènes subjectifs, et ne se produit que lorsque les rayons lumineux qui tombent à la surface de l'œil ont été rendus divergents par leur passage à travers un verre concave ; je laisse aussi de côté les opacités cornéennes ou cristallines ; seuls les corpuscules situés dans le corps vitré donnent lieu à de véritables *mouches volantes*. Le spectre aqueux, lorsqu'il est exagéré, produit la sensation de mouches volantes, ayant la forme de filaments plus ou moins irréguliers et amoncelés, souvent disposés en zigzag ; mais c'est surtout le spectre perlé qui donne lieu aux mouches volantes : ce sont alors des corps noirs qui dansent dans l'œil, et rappellent, par leur disposition, les toiles d'araignée ou les ailes de mouche.

Outre ces mouches volantes dont la présence détermine des lacunes mobiles du champ visuel, il se produit encore des phénomènes entoptiques d'un autre ordre, caractérisés par des ombres rétiniennes arborescentes. Je dois vous dire quelques mots de ces phénomènes, afin de vous mettre en mesure d'en retrouver sur les malades l'expression plus ou moins défigurée. Cependant ces phénomènes se produisent rarement d'une façon spontanée ; et pour les retrouver chez des malades, il faut bien connaître les procédés qui permettent de les faire naître artificiellement. Listing a conseillé le moyen suivant, qui réussit en général très-bien : il fait arriver sur le côté externe du globe, en un point de la sclérotique aussi éloigné que possible de la cornée, un faisceau de lumière vive, soit un mince rayon de la lumière du soleil passant à travers un petit trou fait à un carton noir, soit un faisceau de rayons lumineux d'une lampe concentrés par une lentille à court foyer ; pour cela, l'œil est fortement dirigé en dedans et porte son champ visuel sur un fond sombre. Cet œil voit alors apparaître, au bout de quelques instants, dans son champ visuel, des ramifications qui reproduisent, de la façon la plus nette, la disposition des vaisseaux rétiniens sur un fond clair (fig. 35). Cet arbre vasculaire devient encore plus évident, en imprimant quelques mouvements à la carte ou à la lentille et en déplaçant ainsi le foyer lumineux sur la rétine. Ces vaisseaux partent du point A, qui représente la papille du nerf optique et qui ne correspond pas au centre B de l'œil. On peut aussi facilement produire ce phénomène, ainsi que l'a indiqué Purkinje, en regardant un fond sombre en même temps qu'on fait passer devant l'œil, rapidement et dans tous les sens, la flamme d'une bougie. L'arbre vasculaire se montre alors d'une couleur sombre. Enfin, on peut encore arriver au même résultat, comme Vierordt l'a indiqué, en regardant un fond clair, un nuage blanc par exemple, à travers une petite ouverture, qu'on fait passer rapidement çà et là devant la pupille.

On obtient ainsi une image qui ressemble à celles dont je viens de parler, et n'est que la représentation des vaisseaux rétiniens.

Que se passe-t-il donc dans toutes ces expériences, et quelle est l'explication du phénomène qui se produit alors? Messieurs, la chose est assez facile à comprendre. On projette sur la rétine non une image lumineuse, mais de la lumière diffuse. Si tous les points de cette membrane étaient également impressionnés, il y

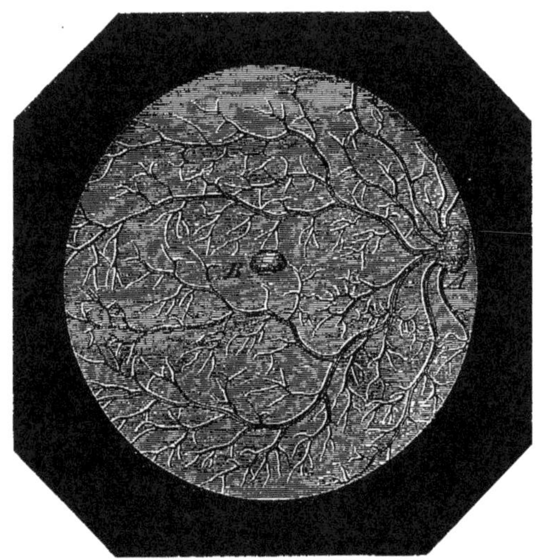

Fig. 35. — Arbre vasculaire de Purkinje.

aurait une sensation lumineuse générale, et tout le champ visuel apparaîtrait comme une surface également éclairée dans tous ses points; mais, par suite de la présence de vaisseaux à sa face antérieure, la rétine n'est pas également impressionnée, car tous les points sous-jacents aux vaisseaux ne reçoivent pas une quantité de lumière égale à celle qui atteint immédiatement la rétine, et la surface lumineuse qui occupe tout le champ visuel présente, en conséquence, des lignes moins éclairées, dont la disposition rappelle nécessairement celle des vaisseaux rétiniens; d'où la sensation, dans ces expériences, d'arborisations sombres se détachant sur un fond clair.

On peut voir aussi, mais très-exceptionnellement, ces vaisseaux rétiniens dans certaines conditions pathologiques. Supposons, par exemple, que la capsule du cristallin soit assombrie et seulement translucide ; elle ne contribue plus, dans ces conditions, à une réfraction régulière des rayons lumineux, il ne se fait plus alors d'image à la surface de la rétine, et la lumière est dispersée à l'intérieur de l'œil dans toutes les directions, de façon que cette rétine est éclairée, comme dans les expériences de Purkinje, Listing et Vierordt, par de la lumière diffuse. Si alors une lumière vive tombe sur l'œil, la capsule cristalline paraît au malade comme un disque lumineux, sur lequel se dessine l'arbre vasculaire rétinien. Les phénomènes entoptiques se produiront alors, et, en un mot, il pourra en être de même chez tous les malades qui, ayant perdu la vue, auront conservé la notion quantitative de la lumière.

Il est encore possible d'aller plus loin dans l'observation de ces phénomènes entoptiques considérés comme l'expression de lésions pathologiques. On peut, dans quelques cas, non-seulement voir les vaisseaux rétiniens, mais encore observer la circulation du sang à leur intérieur. A la fin du siècle dernier, Sauvages écrivait dans sa *Nosologie méthodique* (1764, t. III, p. 242) la phrase suivante, qui semble indiquer ce curieux phénomène :
« Si oculis parietem album proximum respicientibus, lucem retro
» accidentem, solarem non tamen directam sed reflexam recipiat
» paries, observator videt in muro reticulum obscurum, quamvis
» arteriarum pulsatione apparentem, mox evanescentem. » C'est dans son chapitre sur le *vertigo* que Sauvages s'exprime ainsi, et il est probable qu'il a vu le premier, sans s'en rendre compte, la circulation dans les vaisseaux rétiniens. Aujourd'hui, ce phénomène a été étudié par un certain nombre d'observateurs, et en dernier lieu par M. Vierordt. On a indiqué plusieurs procédés pour produire ces manifestations entoptiques. Celui de M. Vierordt paraît très-simple et conduit, dit-on, assez rapidement au résultat : il suffit de fixer les yeux pendant quelques moments sur le globe dépoli d'une lampe qui éclaire bien, et en même temps de promener çà et là devant l'œil, environ cent vingt fois dans une minute, les doigts un peu écartés. En général, le phénomène se produit alors assez rapidement, le champ visuel s'obscurcit, et

dans les arborisations vasculaires on aperçoit de petits corpuscules animés d'un mouvement régulier qui ne peut laisser de doute sur une image de la circulation rétinienne.

3° Excitabilité de la rétine à d'autres excitants que la lumière. — Messieurs, nous avons jusqu'alors exploré la sensibilité rétinienne à l'aide de la lumière ; mais il y a d'autres moyens d'exciter cette membrane et de réveiller sa sensibilité spéciale. De tous ces moyens, la compression est le plus usité. On produit ainsi des phénomènes lumineux que l'on connaît aujourd'hui sous le nom de *phosphènes*, et qui, signalés d'abord par Morgagni, ont été surtout étudiés, dans ces dernières années, par M. Serre (d'Uzès). Vous savez que lorsqu'un coup est porté sur l'œil, l'individu frappé aperçoit des images lumineuses, et, suivant une expression populaire, trente-six mille chandelles. Eh bien ! c'est un phénomène du même ordre qui est produit dans les conditions que nous allons étudier. Si l'on vient à comprimer avec le bout du doigt le globe oculaire sain d'un individu, on fait naître, du côté opposé au point comprimé, une image lumineuse arrondie en un demi-cercle. Cette image, qui est une impression subjective, c'est-à-dire perçue seulement par le sujet sur lequel est faite l'expérience, est désignée sous le nom de *phosphène*. Morgagni, dans la lettre 13 de son immortel ouvrage, *De sedibus et causis morborum*, parle de ces sensations lumineuses ; puis, dans ses *Adversaria anatomica*, il les décrit avec un soin extrême, et montre leur importance dans le pronostic de la cataracte vraie et de ce qu'on a appelé la cataracte fausse ; seul le mot de phosphène manque à la description de Morgagni. Des physiciens et des physiologistes, Newton, Brewster, Müller, avaient aussi signalé ces productions lumineuses artificielles ; lorsque M. Serre (d'Uzès) les a étudiées avec un tel soin, qu'il peut, à bon droit, réclamer l'honneur d'avoir doté l'oculistique de ce moyen de diagnostic. Les passages de Morgagni que j'ai cités n'ont, du reste, été trouvés par M. Métaxas que depuis la publication des ouvrages du médecin d'Uzès.

La production de ces phénomènes lumineux suppose l'intégrité fonctionnelle de la rétine, car aucune des autres membranes de l'œil ne peut donner lieu à un phosphène. Vous comprenez dès lors toute l'importance de cette donnée physiologique dans les applications au diagnostic des maladies profondes de l'œil, surtout lorsqu'il est impossible de faire, à l'aide des moyens que je vous ai indiqués précédemment, une exploration directe de la rétine.

Pour faire naître les phosphènes, il faut opérer méthodiquement, comme je vais vous le dire. Vous vous placerez dans un appartement faiblement éclairé, de telle sorte que le sujet tourne le dos au point d'où vient la clarté la plus vive, et vous lui ferez fermer doucement les yeux comme dans l'attitude du sommeil. Mais avec quoi comprimerez-vous l'œil? Le choix du corps destiné à opérer la compression n'est pas indifférent. L'étendue de l'image lumineuse est, en effet, proportionnelle à celle du corps compresseur, et elle est d'autant plus nette que ce dernier est plus dur, plus apte à comprimer un point limité, circonscrit et d'une certaine largeur. M. Serre (d'Uzès) considère comme l'instrument le plus convenable le bord unguéal de la pulpe du doigt, qui a en outre l'avantage de la sensibilité tactile, au moyen de laquelle l'observateur juge plus exactement du degré de pression qu'il exerce. Je vous engage donc à agir comme M. Serre, ou, à défaut du doigt, vous vous servirez d'un corps dur et peu volumineux, tel que l'extrémité mousse d'un crayon ou du manche qui supporte le miroir de l'ophthalmoscope à main.

Si, avec l'un ou l'autre de ces instruments, vous comprimez, aux quatre points cardinaux, sur le trajet des muscles droits, un œil normal, vous déterminerez à chaque pression, chez l'observé, une sensation lumineuse qui apparaîtra dans le champ visuel du côté opposé au point comprimé. On a donné à ces quatre sensations lumineuses ainsi provoquées un nom tiré du point comprimé. On désigne ainsi sous le nom de *phosphène frontal*, celui qui succède à la compression de la partie supérieure, et apparaît dans le champ visuel du côté de la joue ; de *phosphène jugal*, celui qui se montre en haut ; de *phosphène nasal*, celui qui se fait du côté de la tempe ; et de *phosphène temporal* (fig. 36, B), celui qui se fait du côté du nez. Mais n'allez pas croire que ces quatre points du globe oculaire soient les seuls dont la compression éveille des sensations lumineuses ; le phosphène se montre, au contraire, sur quelque point du pourtour du globe oculaire que pèse le corps compresseur : aussi le nombre des phosphènes pour un œil normal est-il indéfini.

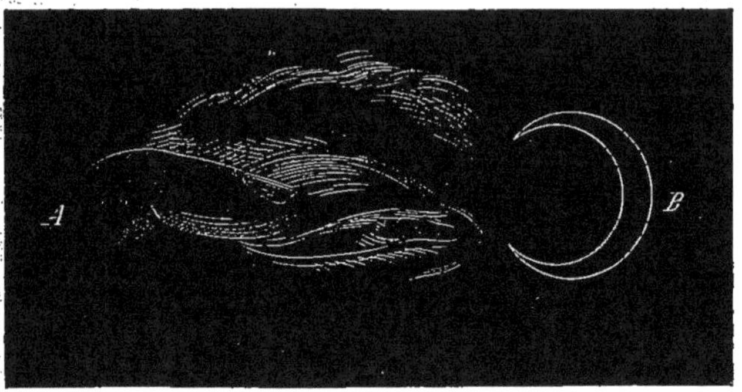

FIG. 36. — Phosphène temporal.

Les phosphènes ont une forme annulaire lorsque la compression se fait avec la pulpe du doigt, mais cette forme n'est pas constante et elle se modifie pour prendre celle du corps compresseur. De plus, outre ces différences dans la forme du phosphène selon celle du corps compresseur, il existe des variétés de formes entre les phosphènes situés aux quatre positions cardinales, alors que le corps compresseur est le même. Ainsi l'image, si c'est le doigt qui comprime, représente un anneau, qui n'est jamais complet, quel que soit le point de l'œil où son apparition ait lieu ; mais en dehors il n'offre qu'une faible échancrure, tandis qu'en dedans cette échancrure est plus considérable, qu'en bas l'image est demi-circulaire ou peu s'en faut, et qu'en haut elle est réduite à un tiers ou à un quart de cercle. Cette différence tient à ce que l'espace qui sépare le globe de l'œil des parois de l'orbite, ou la rainure orbitaire, n'offre pas partout la même largeur, et qu'en conséquence le doigt compresseur, introduit à la manière d'un coin dans cette rainure, pénètre à des profondeurs variables pour chaque point de la rétine qu'on explore.

La coloration de l'image phosphénienne n'est pas constante,

et M. Serre (d'Uzès) nous apprend que l'exploration sur lui-même n'a pas toujours donné les mêmes résultats. Parmi les causes de ces différences de coloration, je dois surtout vous signaler le degré d'intensité de la lumière extérieure ; et vous en acquerrez aisément la certitude en explorant sur vous-mêmes les phosphènes dans des conditions différentes d'éclairage. Aussi doit-on considérer comme la couleur normale du phosphène celle qu'il présente lorsqu'il est provoqué dans l'obscurité complète. Il a alors, presque constamment, une couleur d'un blanc verdâtre ou d'un blanc bleuâtre, comparable à la lumière du gaz.

Cette coloration varie, du reste, suivant les individus, et, d'après M. Serre, la différence des âges et la longue fatigue des organes produisent probablement des résultats analogues. Classés suivant le degré de leur intensité lumineuse, les phosphènes se rangent dans l'ordre suivant : 1° le frontal, 2° le temporal, 3° le nasal, 4° le jugal.

Mais lorsque l'on comprime le globe de l'œil, il ne se produit pas une sensation lumineuse unique. Brewster a, le premier, mentionné dans cette expérience la sensation d'un autre cercle lumineux, plus petit que celui dont nous venons de parler et situé du même côté que le point comprimé. Ce cercle lumineux (fig. 37, *g*) a été désigné sous le nom de *petit phosphène*, par opposition avec l'autre *d*, qu'on appelle le *grand phosphène*. Le grand phosphène résulte de la compression directe de la rétine en B, et la sensation lumineuse est rapportée au dehors sur le trajet d'une ligne B*d* passant par le centre optique de l'œil et le point comprimé. Le petit phosphène, au contraire, est dû à la compression de la rétine par le corps vitré dans un point *f* diamétralement opposé à celui où s'exerce la compression à l'aide du doigt ou d'une extrémité mousse quelconque : c'est le résultat d'une sorte de contre-coup. Cette sensation lumineuse est aussi rapportée au dehors, en *g*, sur le trajet d'une ligne passant, mais en sens inverse de l'autre, par le point de la rétine impressionné et le centre optique de l'œil. L'image du petit phosphène se montre un peu en avant et à côté du point où presse l'observateur, et ce fait s'explique facilement, puisque le doigt ou le corps

compresseur est situé un peu en arrière du centre optique qui
se trouve au niveau de la face postérieure du cristallin.

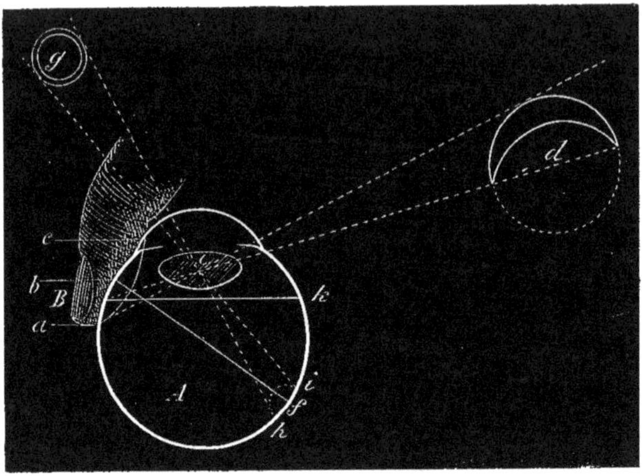

FIG. 37. — Origine du grand et du petit phosphène.

Outre ces phénomènes lumineux qui se produisent sous l'influence d'agents extérieurs, il en est d'autres qui surviennent
par suite également de chocs transmis à la rétine, dans certains
mouvements propres au globe, et qui, pour cette raison, doivent
être rangés dans la classe des phosphènes. L'agent provocateur
de ces sensations lumineuses est le muscle ciliaire, et elles ont
été désignées sous le nom de *phosphènes d'accommodation*. Ils
consistent en cercles lumineux se produisant lorsque l'état de
l'accommodation de l'œil change brusquement dans l'obscurité; lorsque, par exemple, après avoir tendu son appareil
d'accommodation pour la vision d'objets rapprochés, on porte
subitement ses regards sur des objets éloignés. Ces phosphènes
surviennent surtout chez les individus qui, après avoir lu attentivement ou exercé leur vision sur des objets très-rapprochés,
se trouvent subitement dans l'obscurité et relâchent alors leur
appareil d'accommodation. Mirabeau nous a laissé dans ses lettres
une description très-exacte de ce phénomène. Il raconte que lorsqu'il éteignait sa lumière, après avoir passé une partie des nuits
à écrire, il voyait des cercles de feu passant rapidement devant

ses yeux et se reproduisant à de courts intervalles, pendant plusieurs minutes.

Par la production des phosphènes, on peut explorer la plus
grande partie de la portion de la rétine consacrée à la vision
périphérique; mais on ne peut pas porter l'agent compresseur
jusque sur les parties de cette membrane destinées à la vision
centrale. Aussi des individus qui n'ont de troubles visuels que par
suite de lésions de la périphérie de la rétine, n'ont plus de grands
phosphènes, quoiqu'ils y voient encore nettement; mais cette
anomalie n'est qu'apparente : on pourra encore chez ces sujets
provoquer le petit phosphène en comprimant la partie antérieure
de l'œil à travers les paupières préalablement fermées; le choc
sera transmis à la rétine par le corps vitré, et il y aura sensation
lumineuse. La compression vous permettra donc d'interroger,
soit directement, soit par contre-coup, la sensibilité de la rétine,
car la production du grand phosphène indique la conservation de
la sensibilité rétinienne au point comprimé, et celle du petit
phosphène dans le point diamétralement opposé. La non-pro-
duction de ce phénomène permet au contraire de soupçonner
l'existence de quelques lésions au niveau de ces points.

Quand les milieux de l'œil sont transparents, l'examen ophthalmoscopique doit être préféré; dans le cas contraire, c'est à la
recherche des phosphènes que vous aurez recours, et ils vous
fourniront les plus précieuses indications, soit pour limiter des
décollements traumatiques de la rétine, soit pour vous assurer
de l'intégrité de cette membrane avant une opération de cataracte ou d'atrésie pupillaire.

4° *De la perception des couleurs.* — Pour terminer ce qui
a rapport à l'exploration des propriétés physiologiques de la
rétine, vous devrez rechercher comment le sujet perçoit les
couleurs.

Mais, avant d'aborder cette question, je dois vous dire
quelques mots des couleurs en général, car cela vous expliquera
quelques-uns des phénomènes pathologiques dont j'ai à vous
entretenir.

Je vous ai rappelé dans une des leçons précédentes la célèbre expérience de Newton sur la composition de la lumière blanche, et je vous ai dit que cette lumière n'était pas homogène, mais formée par la combinaison de rayons lumineux diversement colorés et d'inégale réfrangibilité. Les couleurs de ces rayons lumineux (violet, indigo, bleu, vert, jaune, orangé, rouge) sont divisées en principales et en mixtes. Les couleurs principales, ou primaires, sont simples, homogènes et indécomposables; les couleurs mixtes, ou secondaires, sont au contraire décomposables, et résultent de la combinaison de deux couleurs principales dans des proportions variables. Les couleurs principales sont le rouge, le jaune et le bleu; les couleurs mixtes sont le violet (rouge et bleu), le vert (jaune et bleu), l'indigo (rouge et bleu), l'orangé (jaune et rouge). La lumière blanche n'est donc composée en réalité que de trois couleurs au lieu de sept. Une couleur est dite complémentaire d'une autre lorsque son mélange avec celle-ci produit la couleur blanche. Mais comme les couleurs mixtes résultent de la combinaison de deux couleurs principales, il s'ensuit que la troisième couleur principale sera la couleur complémentaire de la couleur mixte en question, et *vice versâ*, la couleur complémentaire d'une couleur principale sera une couleur mixte résultant de la combinaison des deux autres couleurs principales. Ceci est une conséquence de ce que je viens de vous dire sur la composition de la lumière blanche.

L'œil normal perçoit nettement toutes les couleurs et les distingue les unes des autres; mais cette propriété peut être perdue, et alors cet état constitue une affection des plus curieuses, aujourd'hui encore peu connue, et qui a été décrite, pour la première fois, par Dalton, qui en était atteint; d'où la dénomination de *daltonisme* qui lui a été imposée, et celle de *daltoniens* donnée aux sujets qui présentent cette anomalie. On s'est élevé contre cette dénomination très-simple, et l'on a désigné successivement cette absence ou ce défaut de perception des couleurs sous les noms de *chromato-pseudopsie, dyschromatopsie,* ou par le mot anglais *colour-blindness* (cécité des couleurs); mais à tous ces mots barbares nous préférerons celui de daltonisme.

Il existe deux variétés de cette affection : ou la rétine ne perçoit aucune couleur ; ou bien, au contraire, elle est insensible pour
un certain nombre de celles-ci, tandis qu'elle perçoit distinctement les autres. Dans le premier cas, les malades sont complétement aveugles pour les couleurs, et ils perçoivent seulement
la différence qui existe entre les couleurs claires et les couleurs sombres. Les premières ont une intensité lumineuse plus
grande que les secondes, mais, pas plus que celles-ci, elles ne
peuvent être distinguées entre elles, et semblent des parties plus
éclairées d'un objet présentant une teinte uniforme. C'est une
variété de daltonisme très-rare, et qui est compatible avec une
bonne vue.

Dans le second groupe, je place les individus qui sont aveugles
pour certaines couleurs seulement, tandis qu'ils distinguent bien
les autres. Cette anomalie est beaucoup plus fréquente qu'on ne le
suppose. Il est, en effet, un grand nombre d'individus qui ne reconnaissent pas les couleurs secondaires d'une teinte faible. Cette
fausse appréciation passe alors inaperçue, mais il n'en est plus
de même lorsque c'est une couleur principale qui n'est pas re-
connue. Le malade la confond alors avec sa couleur complémentaire et ne peut apprécier les couleurs secondaires dans la composition desquelles elle entre. Le jaune et le bleu pur sont
ordinairement les couleurs qui embarrassent le moins, et le rouge
est celle qui embarrasse le plus. Pour quelques-uns cette couleur
n'existe pas ; tandis que pour le plus grand nombre elle est confondue avec le vert. Tel était le cas de Dalton.

Pour reconnaître le daltonisme, vous engagerez les individus
que vous supposerez atteints de ce vice physiologique à classer,
suivant leur couleur, des papiers diversement colorés. Vous vous
apercevrez alors que telles couleurs que l'œil normal sait distinguer les unes des autres, sont tenues pour semblables ou presque
semblables par des yeux anomaux. Vous pouvez alors avoir une
très-bonne mesure pour la ressemblance entre deux couleurs,
si vous en prenez une troisième très-rapprochée en réalité de
l'une des deux, mais se distinguant d'elle, au jugement d'un œil
fonctionnant mal, au moins autant que les deux premières entre

elles. On se sert, dans ce but, d'un choix de papiers colorés qu'on présente successivement au sujet en expérience, ou bien de verres colorés qui, à cause de la vivacité de leurs couleurs, ne sont pas si facilement confondus. Si l'observé confond les couleurs avec les verres colorés comme avec les papiers, on doit voir là une preuve qu'il est atteint de daltonisme à un haut degré.

Lorsqu'on laisse un daltonien considérer à travers des verres diversement colorés des papiers de couleurs différentes qu'il croit semblables, ces papiers lui apparaissent presque toujours plus ou moins et souvent très-différents. Si, par exemple, ce malade examine à travers un verre rouge un papier d'un beau rouge et un papier vert, qu'à l'œil nu il tient pour semblables, le papier rouge lui semble alors très-clair et l'autre tout à fait sombre. Si, au contraire, il regarde à travers un verre vert, c'est le papier rouge qui paraît plus sombre et le papier vert plus clair ; et il en est de même pour tous les autres cas. De plus, ce n'est pas seulement l'intensité lumineuse, mais aussi la couleur des papiers qui lui paraît changée, et il donne des noms différents aux couleurs qu'il avait déclarées semblables à l'œil nu.

Cette expérience des verres colorés ne sert pas seulement à montrer l'imperfection de l'œil, elle peut encore être employée par le daltonien pour arriver médiatement, et dans une certaine mesure, à saisir des différences dans les couleurs que l'œil normal remarque par une impression sensorielle immédiate. Pourvu d'un ou de plusieurs verres colorés, il peut, après quelques indications, de la réflexion, de l'exercice, éviter de grossières erreurs. Un vert rouge et un verre vert sont ici des plus convenables pour montrer de très-fortes différences dans des couleurs qui auparavant étaient confondues de la façon la plus complète.

Il serait intéressant d'examiner, au point de vue de la faculté de saisir les couleurs des images consécutives, les yeux des individus qui ont une sensation anomale des couleurs. Vous savez que lorsqu'un œil normal fixe un corps vivement coloré, en rouge par exemple, l'impression persiste quelque temps sur la rétine; si l'on ôte le corps coloré et si l'on ferme les yeux, on n'en a pas moins ce qu'on a nommé une image consécutive subjective. D'abord cette image a la coloration du corps observé, mais bientôt cette couleur change, puis elle s'efface, et est remplacée par la coloration primitive; la coloration secondaire reparaît encore, et cela dure plus ou moins longtemps, puis tout s'efface. On a constaté que ces images consécutives ont une couleur complémentaire de la couleur principale. Ainsi quand l'image primitive est rouge, l'image consécutive est verte. En est-il de même chez les daltoniens? Nous ne possédons encore qu'un très-petit nombre d'expériences entreprises dans cette direction, et elles tendent à démontrer que les choses ne se passent pas ici comme dans l'œil normal.

SIXIÈME LEÇON.

MESSIEURS,

J'aborde maintenant l'étude des méthodes qui servent à constater la puissance et les anomalies de la réfraction et de l'accommodation de l'œil ; c'est sans doute la partie la plus difficile de ces leçons, mais c'est peut-être la plus importante, parce qu'elle nous permet d'intervenir utilement dans beaucoup de troubles visuels qui ont été parfois confondus avec des amauroses graves.

Je vous ai fait voir, dans les leçons précédentes, des lésions matérielles qui donnent lieu à des troubles visuels très-sérieux, et l'ophthalmoscope nous a rendu alors les plus grands services ; mais la cause de certains troubles profonds de la vision échappe encore à l'examen ophthalmoscopique le plus minutieux, et nous sommes obligés de chercher ailleurs nos élements de diagnostic.

En effet, messieurs, lorsqu'on interroge avec soin les conditions de la vision distincte, on ne tarde pas à s'apercevoir que, pour certaines altérations de la vue, l'ophthalmoscope ne peut rien nous apprendre, et de ce nombre sont les troubles d'origine cérébrale, ou ceux qui tiennent à quelque défaut dans la position des images par rapport à la rétine normale d'ailleurs. Un examen rapide des conditions essentielles que l'œil doit remplir pour bien distinguer les objets fera mieux comprendre tous ces faits et l'utilité des méthodes qui servent à les bien constater.

Pour qu'un objet, dans la *vision monoculaire*, soit vu nettement, deux conditions sont nécessaires : il faut, d'une part, qu'une image renversée de l'objet vienne se peindre exactement sur la face antérieure des bâtonnets de la rétine, et de l'autre, que l'impression produite en cet endroit soit transmise par les fibres du nerf optique au cerveau, et de là reproduite au dehors en sens inverse. De plus, pour que la *vision binoculaire* soit normale, il faut que les images se fassent dans les deux yeux sur des points identiques des deux rétines. Or, en ne tenant compte d'abord que de la vision monoculaire, diverses lésions de l'œil mettent obstacle à l'une ou à l'autre de ces conditions, et l'on peut rattacher à trois groupes les troubles visuels qui en résultent. Ainsi, il peut exister dans les milieux de l'œil un défaut de transparence qui ne permet pas aux images des objets extérieurs d'arriver jusqu'à la rétine ; dans d'autres cas, les images se font exactement sur la rétine, mais quelque lésion de cette membrane, ou du nerf optique, ou du cerveau, empêche la sensation visuelle ou la projection de l'image au dehors ; enfin, quelque transparents qu'ils soient, les milieux réfringents de l'œil peuvent bien n'être point convenablement disposés pour mettre les images en rapport avec la surface antérieure de la rétine, et cette dernière circonstance constitue une série d'états morbides que l'on désigne sous le nom de *troubles de la réfraction et de l'accommodation de l'œil*. On connaît assez bien aujourd'hui, par l'emploi des moyens de diagnostic, dont je vous ai déjà entretenus, les lésions qui tiennent à une altération dans la transparence des milieux et la structure des membranes, mais on possède moins de documents sur les troubles oculaires d'origine cérébrale, et sur ceux qui se rapportent au défaut de l'accommodation de l'œil pour la vision d'objets situés à toutes les distances.

Je laisserai de côté, dans ces leçons, les troubles oculaires d'origine cérébrale, pour ne m'occuper que des moyens qui permettent de distinguer convenablement les altérations de la vision dues à des vices de la réfraction et de l'accommodation de l'œil.

Mais pour pénétrer sans difficultés sur un pareil terrain, il faut y être conduit par une connaissance exacte des principales conditions qui président à l'exercice normal de la réfraction et de l'accommodation; car jamais, dans aucune partie de l'oculistique, la physiologie n'a servi de meilleur guide à la pathologie. L'étude de l'œil malade se confond si bien ici avec celle de l'œil sain, qu'il serait imprudent de commencer l'une sans s'être bien pénétré de l'autre. Aussi dois-je, avant de vous exposer les méthodes que vous devrez employer pour constater les troubles de la réfraction et de l'accommodation de l'œil, vous faire connaître les résultats les plus certains des recherches modernes sur ces fonctions de l'œil. De très-importants travaux, en tête desquels il faut inscrire ceux de MM. Cramer, Helmholtz, Donders, de Graefe, Giraud-Teulon, etc., ont jeté une vive lumière sur cette partie peu connue de la physiologie pathologique de l'œil. Grâce aux recherches de ces patients observateurs, toutes ces questions se dégagent maintenant des nuages qui les enveloppaient naguère, et c'est en m'appuyant sur leurs études que je vous exposerai les résultats physiologiques et cliniques qui me semblent·le plus sûrement acquis à la science et à la pratique.

L'œil, au point de vue qui nous occupe particulièrement aujourd'hui, peut être considéré sous deux formes : 1° comme un *appareil de réfraction* analogue aux systèmes de lentilles convergentes que renferment nos cabinets de physique ; 2° comme un *appareil doué du pouvoir de s'accommoder* librement pour la vision d'objets situés à différentes distances. Dans le premier cas, l'œil est étudié en dehors des conditions vitales; c'est un ensemble de milieux réfringents, d'un indice de réfraction déterminé, séparés par des surfaces d'une courbure connue, et auquel on peut alors appliquer les formules qui expriment la

marche des rayons lumineux à travers les lentilles. Dans le second cas, au contraire, on doit tenir compte d'une fonction
toute physiologique, dont les actes (sont sous la dépendance du
jeu régulier de la vie ; l'œil ne doit plus alors être considéré
comme une lentille immuable, mais comme une lentille vivante,
qui, par un mécanisme des plus ingénieux, se modifie dans sa
forme, suivant la distance des objets, pour que leur image se
fasse, dans les limites de la vision distincte, en un même point, la
surface rétinienne antérieure. Eh bien! messieurs, il existe des
troubles de la vision qui tiennent à des lésions de l'œil considéré
dans son système réfringent : ce sont des altérations dans les
rapports réciproques des lentilles et de l'écran rétinien sur lequel
sont projetées les images, et nous les désignerons sous le nom
de *troubles de la réfraction* de l'œil. D'autres désordres se montrent, quoique les éléments du système dioptrique de l'œil offrent
des rapports normaux, et ils sont dus, soit à l'inertie, soit à la
surexcitation du pouvoir d'accommodation ; il y a donc là un autre
groupe distinct de troubles visuels qu'on peut réunir, sous le
nom de *troubles de l'accommodation*. Certes on peut trouver
dans un même œil ces deux ordres de phénomènes morbides, mais
c'est après les avoir étudiés isolément qu'on les saisira bien dans
leur réunion.

Avant d'examiner ce sujet à ce double point de vue, je vais
d'abord vous exposer, sous une forme très-succincte, les données
les plus pratiques sur la physiologie de la réfraction et de l'accommodation de l'œil.

I. *Réfraction.* — Les idées de Platon et d'Aristote sur la vision
régnèrent presque sans contestation jusqu'au xvie siècle. Ce fut
un auteur arabe, Alhazen, qui le premier mentionna les propriétés
réfringentes de l'œil. « *Toute vision*, dit-il, *se fait par réfrac-
» tion ; les seuls rayons perpendiculaires aux surfaces de ces
» milieux pénètrent sans se briser, tous les autres sont rompus.* »
Alhazen se méprit seulement sur la marche des rayons lumineux
à leur sortie du cristallin. Il les faisait se rencontrer sur la rétine
de manière à former une image droite, ne comprenant pas que
les images se peignissent renversées, puisque nous voyons les

objets droits. La découverte de la chambre obscure, par J. B. Porta, en 1500, fut une indication pour des études plus exactes de la vision et, quelques années plus tard, Scheiner établit qu'une image semblable à celles formées dans la chambre obscure se produisait dans l'œil. Mais c'est Kepler qui est le fondateur de l'optique physiologique; il montra, dès 1604, que l'image des objets extérieurs se fait sur la rétine, et non sur la choroïde ou sur le cristallin, comme on l'avait admis précédemment; que cette image est renversée, et il donna une explication de la vision droite dans ces conditions : « *L'impression des rayons lumineux sur la rétine est naturellement suivie*, dit-il, *d'une réaction qui, comme toute réaction, s'exerce en sens contraire, c'est-à-dire de la rétine vers l'objet et suivant la droite même qui apporte l'impression; et c'est ainsi que nous voyons les objets dans leur position naturelle, par cela même que leurs images sont renversées sur la rétine.* » Kepler reconnut en outre la nécessité d'un certain changement dans les milieux de l'œil pour la vision d'objets situés à des distances différentes, et il alla même jusqu'à supposer que ce changement consistait en un déplacement de la lentille cristalline. A la fin du XVIIe siècle, Mariotte, dont je vous ai cité la célèbre expérience, soutint que l'entrée du nerf optique était insensible à la lumière, et il en conclut que la choroïde était réellement la membrane sensible. Cette opinion erronée donna naissance à une controverse qui dura cent ans, et ne cessa qu'après les recherches de Haller et de Bernouilli. Les grandes découvertes de Newton en optique physique n'eurent pas un égal retentissement en optique physiologique, et l'on n'alla guère plus loin que Kepler, jusqu'à ces trente dernières années, où la question fut étudiée de nouveau avec toutes les ressources des sciences naturelles, physiques et mathématiques. C'est depuis quinze ans surtout que l'œil a été mieux apprécié comme appareil dioptrique, et c'est, comme je vous l'ai déjà indiqué, aux travaux de MM. Volkmann, Listing, Donders, Helmholtz, de Graefe, Giraud-Teulon, etc., que nous devons ces vues nouvelles.

L'œil est formé, avons-nous dit, par un certain nombre de

milieux transparents doués d'un pouvoir de réfraction différent
et séparés par des surfaces courbes qui ne présentent pas le
même degré de courbure. La première question qui se présente
à nous dans l'étude de la réfraction de l'œil est la suivante :
*Quelle est la marche, dans l'œil, d'un rayon lumineux dont nous
connaissons la direction avant son entrée dans cet organe ?* Mais
cette question est l'application d'un problème d'optique physique
plus général, qui consiste à *chercher une formule indiquant le
trajet des rayons lumineux à travers un système dioptrique
formé de milieux transparents, de puissance réfringente différente, de courbure sphérique inégale, situés à une certaine
distance les uns des autres, mais perpendiculairement à un axe
commun.*

Un mathématicien anglais, Cotes, fut le premier qui essaya de
donner une solution de ce problème. Après lui, plusieurs mathématiciens se sont occupés d'en simplifier la formule, et il faut
particulièrement mentionner Euler, Laplace et Gauss. Les formules de Gauss ont été développées et admises par Listing et par
Helmholtz, dans leur étude dioptrique de l'œil ; elles sont souvent employées en Allemagne dans des travaux physiologiques,
et on les retrouve aussi dans des études cliniques qui pourraient
bien s'en passer.

Ces formules ont conduit à admettre dans l'œil un ensemble
de points qu'on a nommés *points cardinaux optiques* (*points
focaux, principaux* et *nodaux*), jouissant de propriétés déterminées sur la marche des rayons lumineux, et analogues à ceux
qu'on trouve, selon Gauss, dans un système donné de lentilles.
D'après ces études d'analyse mathématique on a construit un
œil schématique idéal, et l'on a assigné aux distances qui séparent ces points cardinaux optiques des valeurs constantes.
La figure ci-jointe représente une coupe de l'œil schématique,
d'après les études de Listing, et je l'ai fait reproduire ici pour
engager ceux d'entre vous qu'intéressent ces recherches d'optique mathématique et physiologique, à les poursuivre dans la
voie déjà tracée par d'habiles mathématiciens.

Mais, heureusement, ces savantes discussions n'appartiennent qu'à l'analyse mathématique de la vision, et pour nos études ophthalmologiques, la chose peut être réduite à des conditions bien plus élémentaires. Il nous suffira, pour bien comprendre la réfraction de l'œil, de nous rappeler des données très-simples sur le passage des rayons lumineux d'un milieu dans l'autre, sur les foyers principaux et conjugués des lentilles biconvexes,

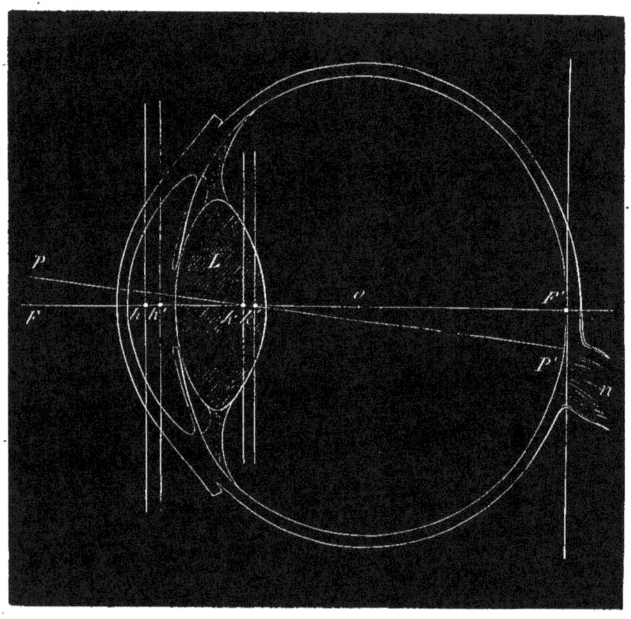

Fig. 38. — Œil schématique de Listing. — F, point focal antérieur ; F', point focal postérieur ; h, point principal antérieur ; h' point principal postérieur ; k, point nodal antérieur ; k', point nodal postérieur ; L, cristallin ; o, centre de figure ; Pk, première ligne de direction, et P'k', deuxième ligne de direction, parallèles et déterminant la position du point P et de son image P' ; n, nerf optique.

enfin sur les rapports d'un objet avec son image. Ce sont ces données dont nous aurons à faire l'application quand nous voudrons savoir comment les rayons lumineux traversent l'œil, considéré comme une seule lentille, le *cristallin*, placé entre deux milieux de réfrangibilité à peu près semblable, l'*humeur aqueuse* et l'*humeur vitrée*, et comment les images des objets extérieurs viennent se faire à la surface de la rétine.

Vous savez que tout rayon lumineux qui tombe d'une manière oblique sur un milieu transparent, se brise dans sa direction : il se rapproche de la perpendiculaire élevée au lieu d'incidence, si le milieu dans lequel le rayon pénètre est plus dense que celui d'où il arrive ; il s'en éloigne, au contraire, si le milieu dans lequel le rayon entre est moins dense que celui dont il sort. Nous aurons à faire l'application de ces premières données à la pénétration des rayons lumineux qui viennent de l'air pour entrer dans un milieu plus dense, l'humeur aqueuse.

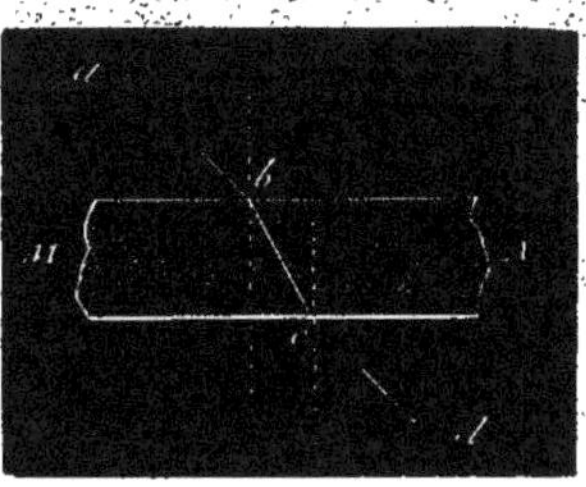

Fig. 39. — Réfraction dans les milieux à surfaces parallèles.

Il faut aussi vous rappeler les lois auxquelles sont soumis les rayons qui sortent des milieux qu'ils traversent, suivant que ces milieux sont ou non limités par des surfaces parallèles. Dans le premier cas (fig. 39), c'est-à-dire lorsqu'un rayon *ab* tombe obliquement sur un milieu à surfaces parallèles MN plus dense que

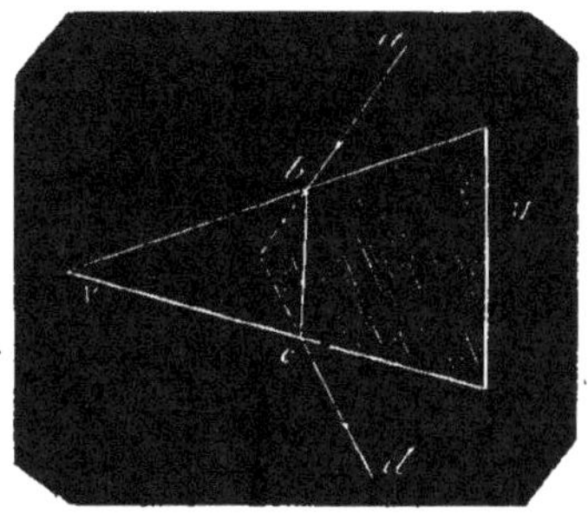

Fig. 40. — Réfraction dans les milieux à surfaces obliques.

celui où il se meut, il se brise, mais il sort ensuite, suivant *cd*, parallèlement à sa direction première. Dans le second cas, quand le

milieu plus dense MN n'est pas terminé par des surfaces parallèles (fig. 40), comme cela est le cas pour les différents milieux
de l'œil, le rayon change de direction, et la nouvelle direction *cd*
fait avec l'ancienne *ab* un angle dont le sommet est tourné du
même côté que celui de l'angle formé par les faces du milieu. Or,
une lentille M, par exemple (fig. 41), n'est que la réunion d'un

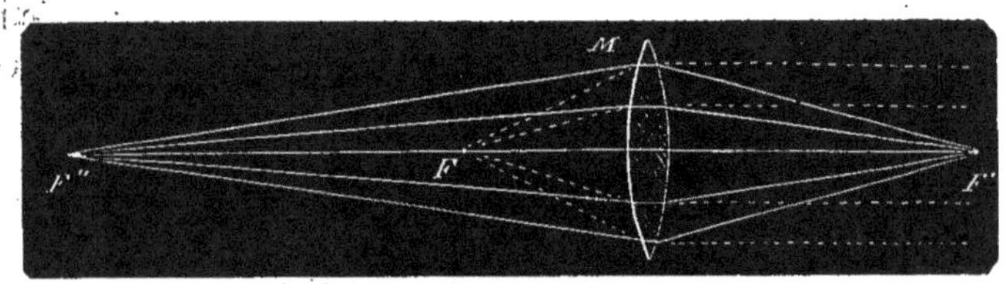

Fig. 41. — Foyers conjugués.

nombre considérable de semblables milieux terminés par des surfaces non parallèles, et elle doit ainsi réunir en F″ les rayons lumineux émanés d'un point lumineux F′ ; c'est ce que l'expérience démontre. Les points F′ et F″ sont dits alors *points* ou *foyers conjugués*, et le point F″ est l'image réelle du point F′. Si l'on joint
le point F′ au point F″ par une ligne droite, cette droite se nom-
mera l'*axe optique* de la lentille par rapport aux points F′ et F″.
Le rayon qui se meut suivant cette ligne n'est pas dévié et parvient en ligne droite de F′ en F″. Si l'axe optique est incliné sur
la lentille, il se nomme *axe secondaire*.

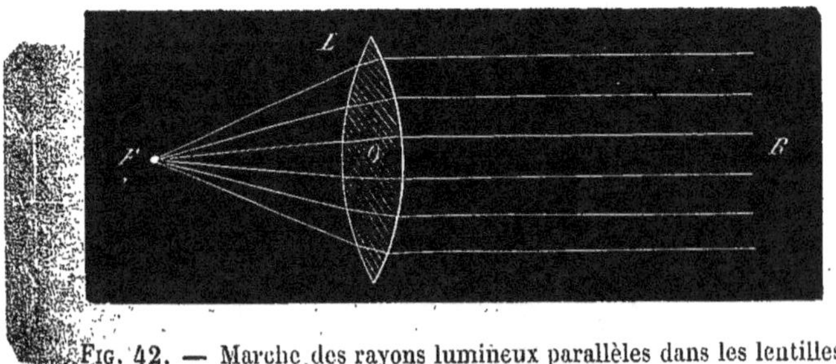

Fig. 42. — Marche des rayons lumineux parallèles dans les lentilles.
— Foyer principal.

Maintenant (fig. 42), supposons que le point lumineux F vienne
à se rapprocher de la lentille, il existera une certaine position pour

laquelle les rayons sortiront parallèles après avoir traversé la lentille. Dans ce cas, la distance FO se nomme *distance focale principale*. Réciproquement, si des rayons parallèles *r* tombaient sur la
lentille, ils formeraient leur foyer en F. C'est ainsi qu'une étoile qui
envoie des rayons parallèles dont on forme l'image avec une lentille
biconvexe, donne la distance focale principale de cette lentille.

Supposons que le point lumineux s'approche encore plus de la
lentille et vienne en P, les rayons sortiront divergents (fig. 43);

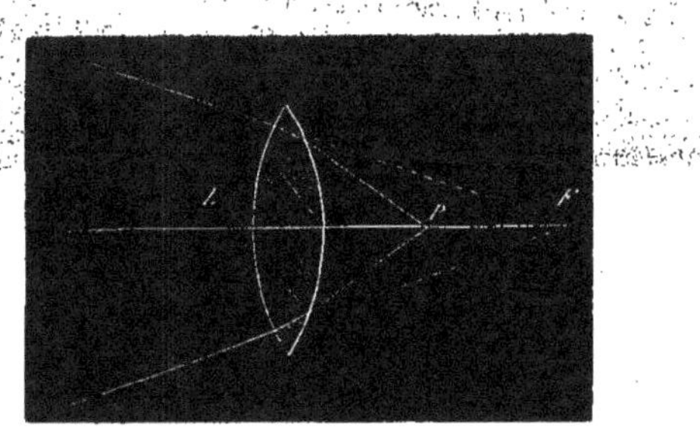

Fig. 43. — Point lumineux placé en deçà du foyer principal.

mais si l'on prolonge leur direction du côté de P, on obtiendra encore le *foyer conjugué virtuel* F du point P.

Je viens de vous montrer, messieurs, comment se forment les
images des points lumineux envoyant des rayons à travers des
lentilles. Si nous considérons maintenant une succession de points
lumineux *p*, *q*, *r*, formant un objet lumineux (fig. 44) placé de-

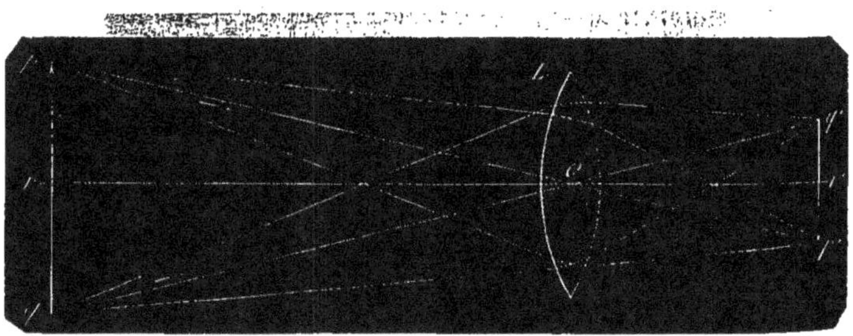

Fig. 44. — Construction d'une image dans une lentille.

vant une lentille *l*, chacun de ces points aura son foyer conjugué
en *p'*, *q'*, *r'*, dont l'ensemble formera une image de l'objet *pqr*.

Les distances or, or', sont conjuguées; c'est-à-dire que si l'objet lumineux était en r', son image irait se former en r, et *vice versâ*. Le point o se nomme *centre optique*, et les rayons qui passent par ce point ne sont pas déviés.

Du reste, si l'on représente par F la distance focale principale (foyer des-rayons parallèles), on aura dans la formule suivante la relation très-simple qui lie les deux foyers :

$$\frac{1}{or} + \frac{1}{or'} = \frac{1}{F}.$$

De plus, la grandeur de l'image, par rapport à celle de l'objet, est donnée, à cause de la similitude des triangles, par la proportion

$$pq : or :: p'q' : or',$$

d'où

$$p'q' = \frac{pq \times or'}{or}.$$

La discussion de ces équations si simples contient presque toute la théorie des lentilles. Nous allons en résumer les principales conséquences.

1° Si l'objet est placé à l'infini ou physiquement très-loin, l'image est la plus petite possible et placée à la distance focale principale.

2° Si l'objet se rapproche, son image grandit et s'éloigne de la lentille.

3° Si l'objet est placé à une distance de la lentille égale à la distance focale principale, alors les rayons sortent parallèles, et il ne se forme plus d'image réelle; mais ce qui est remarquable, l'objet est vu à travers la lentille comme s'il était situé à l'infini.

4° Enfin, si l'objet est placé plus près de la lentille que la distance focale principale, les rayons sortent divergents de la lentille; il n'y aura plus d'image réelle, mais une image virtuelle située du même côté que l'objet; cette image sera droite, et la lentille fera fonction de *loupe*.

Voilà, messieurs, les principales propriétés physiques des lentilles que vous devrez vous rappeler dans l'application fréquente

que nous en ferons à l'étude des troubles visuels. Mais quittons
le domaine de la physique pure pour rentrer dans l'étude physiologique de l'œil. Cet organe peut être considéré comme une
lentille convergente, et les rapports de position et de grandeur
qui existent entre un objet extérieur et son image sur la rétine
sont à peu près ceux que donnent les propositions de physique relatives à la position du foyer principal et des foyers
conjugués.

Les milieux optiques de l'œil sont, de dehors en dedans, la
cornée, l'humeur aqueuse, le cristallin et le corps vitré; la rétine est l'écran sur lequel doivent venir se peindre les images
formées par ces milieux réfringents. Pour avoir une notion mathématiquement exacte de la réfraction de l'œil, on devrait examiner isolément les propriétés réfringentes de ces différents
milieux; mais une semblable analyse n'aurait pour nous aucune
utilité, et l'on peut réduire à des expressions plus simples l'œil
normal.

On peut d'abord faire abstraction de la cornée, et supposer que
l'humeur aqueuse s'étend jusqu'à la face antérieure de la cornée. Ceci est d'autant plus permis que la surface postérieure de
la cornée est concentrique avec l'antérieure, que l'épaisseur de
cette membrane est insignifiante, et que sa puissance réfringente diffère peu de celle de l'humeur aqueuse. De plus, comme
l'indice de réfraction de l'humeur aqueuse égale à peu près celui
de l'humeur vitrée, on peut faire abstraction de ces deux milieux
qui se détruisent l'un par l'autre, et l'on est ainsi conduit à
examiner seulement la marche des rayons lumineux à travers une
lentille convergente, le cristallin, situé dans un milieu aussi dense
en avant qu'en arrière de lui. En résumé, tout cela se réduit à
une seule lentille; et si l'on voulait tenir compte de toutes les
données du problème, la complication en serait inextricable, car
la théorie des points cardinaux optiques, qui d'ailleurs n'est pas
encore tout à fait rigoureuse, jette la plus grande obscurité dans
la démonstration.

On a fait voir qu'il existe dans l'intérieur de l'œil, comme
dans les lentilles convergentes, un centre optique, c'est-à-dire

un point où se croisent les axes des faisceaux lumineux; il est placé dans le cristallin, près de sa face postérieure.

Supposons qu'il s'agisse de construire sur la rétine l'image de l'objet lumineux PQ (fig. 45). Par le point P et le centre optique o de l'œil on tirera une ligne droite qui ira tomber sur la rétine en p. Cette ligne Pp sera un axe optique secondaire de l'œil, et tous les rayons émanant de P et pénétrant dans l'œil iront sensiblement se réunir sur cette ligne. Si donc, d'après le pouvoir réfringent de l'œil, l'image doit se former exactement sur la rétine, on fera converger tous les autres rayons qui partent de P vers le point p; puis en répétant la même construction pour chacun des points de l'objet, on obtiendra sur la rétine l'image de cet objet.

La figure ci-dessous montre tout de suite la marche des rayons lumineux partant de l'objet PQ, le point de croisement des axes secondaires, et enfin l'image pq sur la rétine.

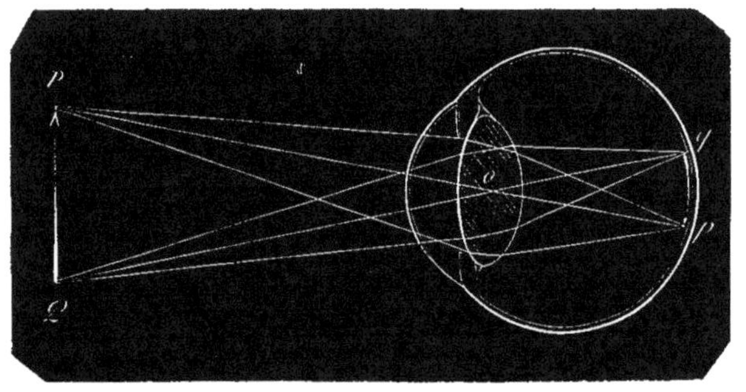

FIG. 45. — Construction d'une image sur la rétine.

Cet objet qui vient faire son image en pq est vu sous un certain angle qu'on nomme l'*angle visuel*. Je vous ai déjà parlé de l'angle visuel, à propos des échelles typographiques de Jaeger, mais je n'ai pas insisté sur les rapports de cet angle avec la grandeur des images. Je dois ici revenir un peu sur ce point à propos de la réfraction de l'œil, et vous montrer comment on peut mesurer cet angle. Vous savez que pour obtenir l'angle visuel d'un objet, il faut, des extrémités de cet objet, mener les

axes secondaires passant par le centre optique o ; les points
d'intersection avec la rétine donnent la grandeur de l'image perçue. On remarquera d'abord que l'angle $qop = QoP$, puisque
ces angles sont opposés par leur sommet ; de plus, les triangles
semblables PoQ et poq donnent :

$$PQ : Po :: pq : po,$$

d'où

$$pq = -\frac{po \cdot PQ}{Po} \cdot$$

Or, si po et PQ restent constants, et que Po devienne
double, la fraction $\frac{po \cdot PQ}{Po}$ sera deux fois plus petite ; donc
pq, qui lui est égal, sera deux fois plus petit. En général, la
grandeur de l'image formée sur la rétine est en raison inverse de la
distance de l'objet, si les distances considérées sont un peu grandes.

On admet que l'œil normal est construit de façon à réunir sur
la rétine des rayons lumineux venant de l'infini, c'est-à-dire parallèles ; si, pour cette distance l'image pq se forme sur la rétine, il est clair que cela ne pourra plus avoir lieu pour une
autre position de l'objet. En effet, si l'objet se rapproche de l'œil,
l'image doit s'éloigner du centre optique, ainsi que nous l'avons
établi pour les lentilles, et bien que l'œil ne soit pas tout à fait
assimilable à une lentille simple, il peut cependant, dans ses
effets généraux, y être rapporté. Or, quand des rayons lumineux
font leur foyer en avant ou en arrière de la rétine, il en résulte
sur cette membrane la formation d'un cercle de diffusion, dont
la grandeur dépend en partie de la distance de l'objet, en partie du diamètre de la pupille. On a calculé la grandeur de ces
cercles de diffusion, et l'on est arrivé ainsi à cette conclusion que,
pour des rayons venant d'un même point, plus la pupille est
étroite, moins grand est le diamètre du cercle de diffusion. Mais
entrons ici dans quelques détails, afin de vous faire bien comprendre plus tard la valeur des cercles de diffusion dans la vision
habituelle. Ces détails s'expliquent facilement par les données
théoriques que je vous ai exposées plus haut.

Si les rayons émanés d'un point lumineux placé à l'infini font
leur foyer sur la rétine, dès que ce point lumineux se rapprochera

de l'œil, le foyer des rayons qui en partent, sera reporté derrière l'écran rétinien. Cet éloignement de l'image en arrière de la rétine est d'abord peu considérable, quoique le point lumineux se rapproche avec une certaine rapidité, car cette image se meut d'abord plus lentement que l'objet; mais si celui-ci vient à se rapprocher notablement de l'œil, le mouvement de l'image devient plus rapide, et cette image grandit. Elle deviendra même infiniment grande lorsque le point lumineux sera au foyer antérieur de l'œil, car les rayons lumineux qui passent par ce point, se trouvant parallèles en arrière de la lentille cristalline, ne pourront se réunir qu'à l'infini; en un mot, il n'y aura pas de foyer.

Listing a mesuré la grandeur des cercles de diffusion pour chacune des distances de l'objet comprises entre l'infini et 88 millimètres de l'œil schématique qu'il a construit d'après les formules de Gauss, et qui a 24^{mm},25 de diamètre antéro-postérieur. Pour arriver à des résultats positifs, il faut d'abord tenir compte de la distance de l'objet, puisque dans un œil normal il n'y a pas de cercle de diffusion lorsque le point lumineux est à l'infini, et que les rayons qui en partent, tombent sur l'œil parallèles à son axe, tandis qu'il s'en produit un aussitôt que le

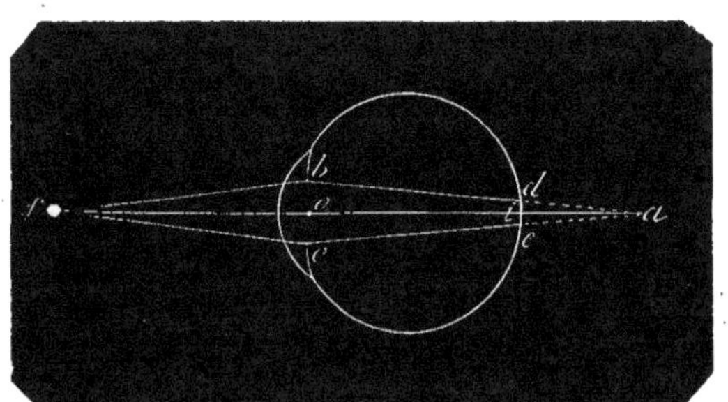

Fıɢ. 46. — Mesure des cercles de diffusion.

point lumineux se rapproche de l'œil. Je vous ai dit qu'outre cette distance de l'objet, il fallait tenir également compte du diamètre de la pupille dans la détermination de la grandeur des cercles de diffusion. Soient en effet (fig. 46) *bc* le diamètre de la pupille, *o* son centre, *f* le point lumineux, et *a* le foyer vers lequel convergent les rayons lumineux après leur réfraction dans l'œil. Les rayons *ba* et *ca* rencontreront la rétine en *d* et en *e*; *de* sera donc le diamètre du cercle de diffusion et *i* son centre. Les triangles *bac* et *dae* étant semblables, nous avons la relation suivante, $bc : ba :: de : da$, d'où $de = \frac{da}{ba} \times bc$; mais le rapport $\frac{da}{ba}$ égale $\frac{ia}{oa}$ à cause de la similitude des triangles *boa*, *dia*; on peut donc écrire $de = \frac{ia}{oa} \times bc$. Par conséquent, pour trouver le diamètre d'un cercle de diffusion, on doit diviser la distance de l'image à la rétine par la distance de l'image au centre de la pupille et multiplier par le diamètre de la pupille. Cette équation montre en même temps que le diamètre du cercle de diffusion *de* varie directement comme *bc*, diamètre de la pupille : ainsi plus petite est la pupille, moins est grand le cercle de diffusion, ce qui explique pourquoi dans les cas où la grandeur du cercle de diffusion nuit à une vision nette, on s'efforce de diminuer ce cercle de diffusion en diminuant l'ouverture de la pupille, soit par un clignement des paupières, soit par un éclairage plus intense qui fait contracter l'iris.

Listing est arrivé par le calcul aux résultats suivants :

Distance du point lumineux du plan focal antérieur.	Distance de l'image de la rétine.	Diamètre des cercles de diffusion.
Infini	0^{mm}	0^{mm}
65 mètres	0,005	0,0011
25	0,012	0,0027
12	0,025	0,0056
6	0,050	0,0112
3	0,100	0,0222
1,5	0,200	0,0443
0,75	0,400	0,0825
0,375	0,800	0,1616
0,188	1,600	0,3122
0,094	3,200	0,5768
0,088	3,42	0,6484

Cette table fait voir, comme je l'ai avancé plus haut, que le diamètre du cercle de diffusion s'accroît d'abord très-lentement par le rapprochement d'un point lumineux venant de l'infini. Ainsi, pour un déplacement du point lumineux de l'infini, jusqu'à 65 mètres de l'œil, le point de réunion des rayons s'éloigne seulement de $0^{mm},005$ du plan focal postérieur, c'est-à-dire de la rétine, pendant que le cercle de diffusion qui lui correspond augmente de zéro à 0^mm,0011. Or ce cercle de diffusion peut être considéré comme un point mathématique, et il est permis de dire que cet œil idéal voit avec une égale netteté un objet situé à l'infini et un objet situé à 65 mètres, qu'il est donc adapté pour la vision distincte de tous les objets situés depuis l'infini jusqu'à 65 mètres. Si le point lumineux se rapproche davantage de l'œil, le foyer des rayons lumineux s'éloigne alors notablement de la rétine, et une augmentation beaucoup plus considérable des cercles de diffusion correspond à un plus grand rapprochement de l'œil. Il résulte de ces calculs que deux objets très-éloignés de l'œil peuvent être vus nettement à la fois, quoiqu'ils soient assez distants l'un de l'autre, tandis que deux objets placés près de l'observateur ne seront vus avec une égale netteté qu'autant qu'ils seront très-rapprochés l'un de l'autre ; et enfin que les changements d'accommodation qui doivent se produire dans l'œil, pour la vision distincte, seront d'autant plus grands que les objets fixés seront plus rapprochés. Tendez devant l'œil un fil blanc dans le prolongement de l'axe optique, et fixez un point de ce fil à 10 pouces par exemple. Le fil ne vous paraîtra simple que dans une très-petite étendue, au niveau du point fixé et plus au delà qu'en deçà de ce point. Dans le reste de son étendue, vous verrez le fil multiple, et vous aurez la sensation de deux cônes réunis par leurs sommets. Cette expérience prouve la grandeur des cercles de diffusion lorsque l'objet est très-rapproché, puisque deux points distants entre eux de 2 centimètres et éloignés de l'œil de 10 pouces, ne sont pas vus nettement à la fois, tandis que cela est possible pour deux objets situés, l'un à l'infini, et l'autre à 65 mètres de l'observateur.

La confusion des images produite par les cercles de diffusion est d'autant moindre que ces cercles sont plus petits ; mais il est une limite dans leur grandeur, au-dessous de laquelle il n'y aura plus de confusion. Cette limite est indiquée par le diamètre des éléments de la rétine.

La couche des cônes et des bâtonnets de la rétine est l'organe qui perçoit la lumière, et elle représente une mosaïque d'éléments sensibles. Deux points d'un objet dont les rayons se réuniront en foyer sur deux cônes différents laisseront deux sensations distinctes ; au contraire, tous les rayons venant des différents points d'un objet qui feront foyer sur un seul cône donneront une sensation unique. Un cercle de diffusion n'apportera donc pas de trouble dans la vision, si son diamètre ne dépasse pas celui d'un cône, et si aucun cercle de diffusion voisin ne le recouvre.

Dans tout ce qui précède, nous n'avons considéré l'œil que comme un appareil réfringent immuable, en faisant abstraction des modifications qui surviennent dans ses milieux, durant les divers phénomènes de la vision. Mais on conçoit que, dans de telles conditions, la longueur des axes optiques ou l'indice de réfraction des milieux de l'œil, venant à varier suivant les individus, l'image d'un objet lumineux situé à une distance égale de l'œil pourra, chez ces individus différents, faire son image, soit sur la rétine, soit en avant, soit en arrière de cette membrane.

On a de tout temps classé les yeux, suivant ces différences, dans la position des images, c'est-à-dire suivant les différences que ces yeux offrent dans leur pouvoir réfringent. Jusque dans ces dernières années on avait pris, pour point de repère, dans cette classification, le point le plus rapproché de la vision distincte. Ainsi, étant établi qu'un œil normal lit nettement et sans fatigue à une distance de 25 à 30 centimètres, on admettait qu'un individu qui ne peut pas lire à cette distance, mais qui lit à une distance moindre, est atteint d'un trouble visuel connu sous le nom de *myopie ;* on supposait que dans ce cas, à 25 ou 30 centimètres, l'image se faisait en avant de cette membrane, et pour ramener cette image sur la rétine, le sujet était obligé de rapprocher le corps lumineux de l'œil. Tout individu, au contraire, qui ne pouvait pas lire à une distance de 25 à 30 centimètres, ou à une distance moindre, mais qui pouvait lire à une distance plus grande, était classé parmi les *presbytes.* On reconnaissait que l'image d'un objet situé à 25 ou 30 centimètres se faisait, dans ce cas, en arrière de la rétine, et pour ramener l'image sur la rétine, l'objet lumineux devait être éloigné de l'œil.

Ce mode de classification des yeux d'après le point le plus rapproché de la vision distincte a été longtemps admis, mais il est essentiellement défectueux. Il résulte, en effet, d'expériences que je vous mentionnerai quand je parlerai de l'accommodation, que les modifications qui surviennent dans l'œil, pendant la vision, sont d'autant plus prononcées, que la vision a lieu pour des objets plus rapprochés; d'où la nécessité, pour éviter les erreurs qui peuvent naître de ces modifications, de prendre comme point de repère non le point le plus rapproché, qui, dans ce problème, est un facteur variable, mais le point le plus éloigné de la vision distincte, qui est un facteur fixe. Dans ce dernier mode de classification, l'œil doit être considéré comme un instrument dioptrique, et l'on agit sur des valeurs fixes qui peuvent être exactement comparées.

M. Donders, à qui nous devons cette manière d'envisager les différences existant dans le pouvoir réfringent de l'œil chez les divers individus, prend comme point de repère pour l'œil normal le point le plus éloigné de la vue distincte, l'infini, c'est-à-dire des rayons parallèles.

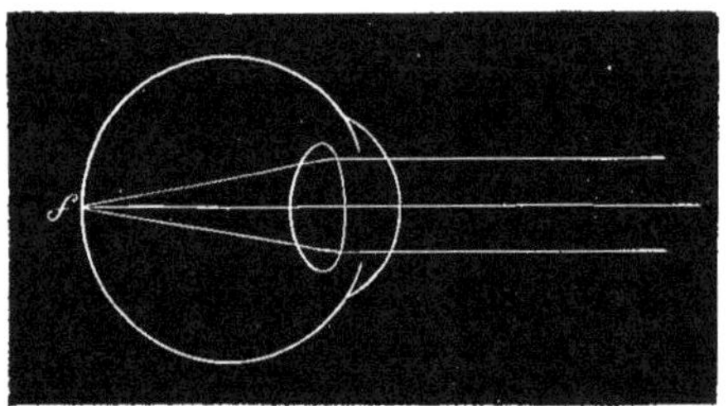

Fig. 47. — Œil normal ou emmétrope. — Axe optique d'environ 26^{mm}.

L'œil normal (fig. 47) qui doit servir de type sera donc celui qui amènera en un foyer f sur la rétine des rayons parallèles venant de l'infini, d'une étoile par exemple, ou, pour parler d'une façon plus pratique, d'objets très-éloignés, dont chaque point peut être considéré comme un centre de rayons parallèles. M. Donders désigne aussi cet œil sous le nom d'*emmétrope* (de ἔμμετρος, qui garde la mesure, et ὤψ, œil). Des verres concaves ou convexes faibles, loin d'améliorer la vue des objets éloignés, ne font que la troubler. Tout œil qui ne remplit pas ces conditions est un œil conformé d'une façon anomale. Ainsi, dans certains cas

(fig. 48), le foyer des rayons parallèles se fait en avant de la rétine en *f*, parce qu'il existe une trop grande convergence des
rayons lumineux. On peut alors, à l'aide de verres qui diminuent

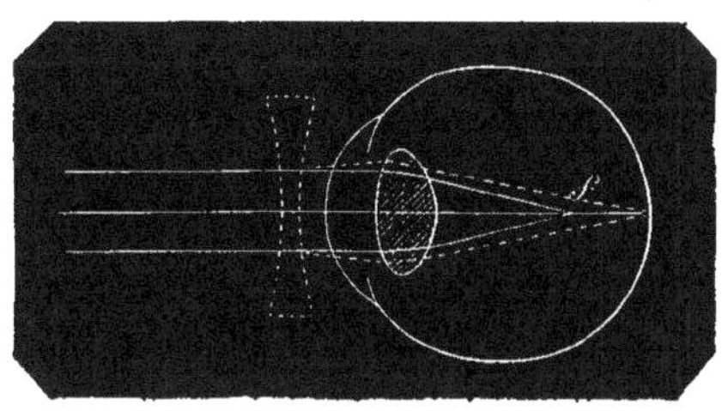

Fig. 48. — Œil myope. — Axe optique pouvant atteindre jusqu'à 33^{mm}.

la convergence de ces rayons, c'est-à-dire à l'aide de verres concaves, amener sur la rétine le foyer de ces rayons parallèles.
Cet état de l'œil est désigné sous le nom de *myopie*. Le degré de
cette myopie est indiqué par le numéro du verre nécessaire pour
changer les rayons convergents en rayons parallèles ou assez
divergents pour arriver à faire foyer sur la rétine.

Une autre espèce d'yeux est celle où le foyer des rayons lumineux
parallèles se fait en arrière de la rétine (fig. 49) en *f*; là les rayons
n'ont pas été rendus assez convergents dans leur passage à travers
les milieux de l'œil. Ce foyer peut être ramené sur la rétine en
plaçant au-devant de l'œil un verre biconvexe qui supplée, par
ses propriétés réfringentes, au défaut de convergence des rayons

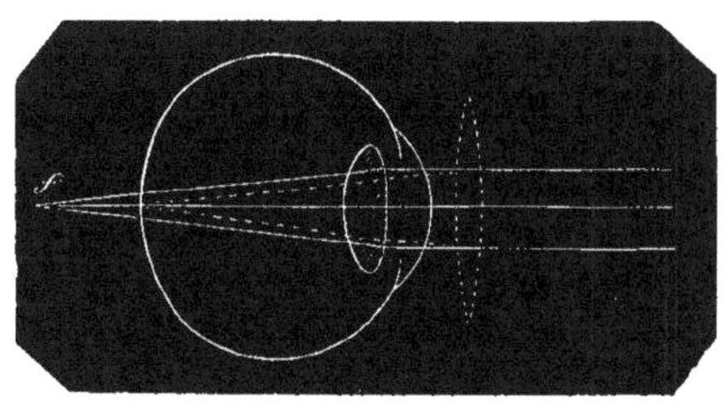

Fig. 49. — Œil hypermétrope. — Axe optique d'environ 19^{mm}.

lumineux. Dans ce cas l'œil sera dit *hypermétrope* (au delà de la
mesure), et le degré d'*hypermétropie* sera indiqué par le numéro
du verre nécessaire pour ramener le foyer sur la rétine.

Les yeux peuvent donc être rangés en trois classes, suivant leur pouvoir réfringent :

1° Le foyer des rayons parallèles se fait sur la rétine, *œil normal* ou *emmétrope*.

2° Le foyer des rayons parallèles se fait en avant de la rétine, *œil myope*.

3° Le foyer des rayons parallèles se fait en arrière de la rétine, *œil hypermétrope*.

Le terme de *presbyopie* ne figure plus dans cette classification pour désigner l'œil dans lequel le foyer se fait en arrière de la rétine ; c'est que nous prenons pour base de la classification des yeux la réfraction absolue en dehors de l'accommodation : or, la presbyopie est due à une altération du cristallin, ayant pour résultat d'annihiler les efforts d'accommodation et de nuire à la vision des objets rapprochés. La presbyopie, pouvant, du reste, survenir chez le myope, comme chez l'hypermétrope, doit être rangée parmi les troubles de l'accommodation et ne plus être considérée comme le défaut de la réfraction opposé à la myopie.

II. *Accommodation.* — En étudiant la réfraction de l'œil normal, nous avons supposé les objets situés à l'infini et envoyant sur la cornée des rayons lumineux parallèles qui faisaient foyer sur la rétine. Mais nous avons dit en même temps que si l'objet se rapproche, il ne se forme plus alors sur la rétine une image nette, et chaque point de l'objet est représenté sur cette membrane par un cercle de diffusion, qui offre un diamètre d'autant plus considérable que l'objet est situé à une distance plus rapprochée de l'œil, ainsi que le prouvent les tables de Listing citées plus haut. Or, pour que les images dans les appareils dioptriques soient reçues avec netteté sur un écran lorsque les objets se rapprochent, il faut, ou que les lentilles changent de place, ou qu'elles se modifient dans leur courbure, ou bien encore que l'écran se déplace en même temps que l'objet. Nous verrons plus tard quelle est celle de ces modifications qui se produit dans l'œil, mais vous pouvez déjà en comprendre la nécessité, et admettre que l'œil possède le pouvoir de se modifier, ou, comme on dit, de *s'accommoder* pour la vision nette d'objets situés à des distances diverses.

Il s'est trouvé quelques physiologistes qui ont nié la fonction de l'accommodation de l'œil, en cherchant à démontrer qu'elle n'était pas nécessaire à l'accomplissement de la vision nette à toutes les distances. Il serait superflu d'insister aujourd'hui sur l'opinion de ces physiologistes, au nombre desquels se trouvait Magendie, car quelques expériences très-simples établissent sans réplique l'existence du pouvoir d'accommodation de l'œil. Ainsi chacun connaît l'expérience qui consiste à regarder alternativement avec un seul œil deux petits objets, deux épingles par exemple, situées sur la même ligne de vision à des distances différentes. Lorsque l'œil voit bien la plus éloignée de ces épingles, l'image de l'épingle la plus voisine est confuse, et lorsque, après un certain effort, l'œil arrive à voir distinctement l'épingle la plus rapprochée, il ne distingue plus aussi nettement celle qui est la plus distante. Il faut donc que tour à tour l'œil s'accommode à la vision de ces deux objets.

Une autre expérience, due à Scheiner (1), et très-facile à répéter, est encore une excellente preuve du pouvoir d'accommodation de l'œil. On fait à une carte deux petits trous assez rapprochés l'un de l'autre pour que la distance qui les sépare soit inférieure au diamètre de la pupille. Si l'on regarde alors à travers ces deux trous un très-petit objet, une tête d'épingle par exemple, on constate qu'à une certaine distance l'objet est simple, tandis qu'au delà et en deçà de ce point cette épingle paraît plus ou moins double. Mais la place où cette image reste simple n'est pas fixe ; elle varie avec la puissance d'accommodation de l'œil, qui peut, suivant une certaine étendue, n'apercevoir qu'une seule image.

Cette expérience, déjà ancienne, donne une assez bonne solution du problème que nous étudions maintenant. En effet, deux faisceaux de lumière pénètrent par les deux trous de la carte, et, à une certaine distance, commandée par le seul pouvoir réfringent de l'œil, arrivent à se réunir sur un seul point de la rétine : l'image est alors simple. En avant et en arrière de cette

____

(1) *Oculus, sive fundamentum opticum.* In-4, 1619.

distance, les deux rayons ne coïncident plus sur la rétine et donnent lieu à une image double (fig. 50 et 51), soit que le foyer se forme en avant, soit qu'il ait lieu en arrière de la rétine. La position fixe des deux trous faits à la carte limite certainement beaucoup le pouvoir d'adaptation de l'œil; cependant, lorsque l'œil est normal, il peut faire varier dans une certaine étendue la place à laquelle l'image paraît simple; il s'accommode alors volontairement à la vision de l'objet. Au contraire, chez ceux qui ont perdu le pouvoir d'adaptation de l'œil, la distance où l'on voit l'image simple est invariable.

Lorsque, dans l'expérience, l'image est double, cette image redevient immédiatement simple si l'on ferme l'une des deux ouvertures. Seulement si le foyer est en ce moment post-rétinien, l'occlusion d'une ouverture fait disparaître l'image du côté opposé, tandis que si le foyer est prérétinien, c'est l'image du même côté qui disparaît. Il suffit de jeter les yeux sur les figures ci-dessous pour comprendre la chose. Dans la figure 50,

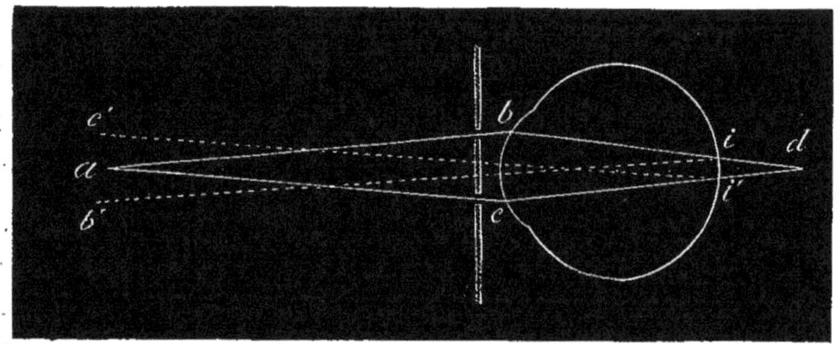

FIG. 50. — Expérience de Scheiner.

l'œil est accommodé pour une distance plus grande que celle de l'objet, et dans la figure 51, pour une distance plus courte. Dans ce dernier cas, il y aura deux impressions lumineuses, en i et i', que l'observateur rapportera suivant la direction d'une ligne passant par ces points et le centre optique de l'œil, en b' et c'; par conséquent, si vous fermez l'ouverture b, vous ferez disparaître l'image du même côté, puisque les rayons lumineux traversant cette ouverture rencontrent la rétine en i'. Le même raisonnement, répété sur la figure 50, montrerait que dans ce cas l'occlusion de l'ouverture *b*, par exemple, supprime l'image *b'* située du côté opposé à cette ouverture.

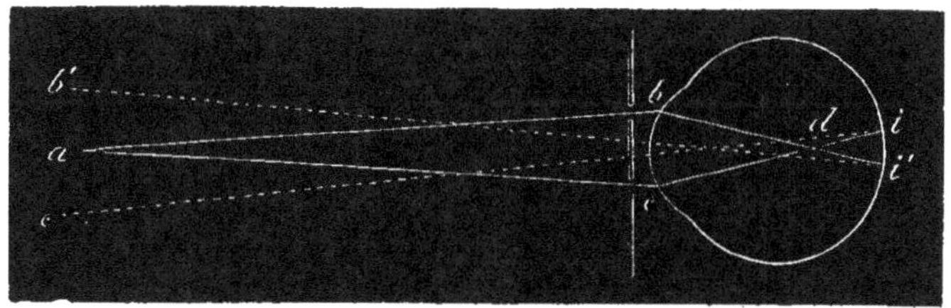

Fig. 54. — Expérience de Scheiner.

Pour chaque œil la faculté d'accommodation a ses limites que l'on connaît sous les noms de *point rapproché* et de *point éloigné* de la vue distincte, et que l'on est convenu de désigner par *p* (*punctum proximum*), et par *r* (*punctum remotum*). L'un exprime la distance la plus courte, l'autre la plus éloignée des objets qui peuvent être vus nettement. L'espace compris entre ces deux points a reçu le nom d'*étendue de l'accommodation*. Un objet peut être vu distinctement en quelque point de cette étendue qu'il se trouve, parce que l'œil possède la faculté de se modifier successivement pour chacun des points intermédiaires au point le plus éloigné et au point le plus rapproché. Ainsi, pour chacun de ces points successivement, les rayons lumineux feront foyer sur la rétine, tandis que pour les points situés en deçà ou au delà de l'étendue de l'accommodation, aucune réunion semblable n'aura lieu, et il se produira des cercles de diffusion sur la rétine, le foyer des rayons lumineux se faisant, soit en avant, soit en arrière de cette membrane. On peut constater ce fait, en rapprochant beaucoup de l'œil une tête d'épingle ; celle-ci paraît alors confuse par suite de la production de cercles de diffusion sur la rétine. Mais comme le diamètre des cercles de diffusion est en rapport, non-seulement avec la distance de l'objet, mais encore avec le diamètre de la pupille, la vision pourra être rendue nette si l'on interpose entre l'œil et l'objet une carte percée d'un trou très-petit qui supprime la partie excentrique des cercles de diffusion.

On a cherché dans ces derniers temps à apprécier l'étendue de l'accommodation d'une façon très-exacte, et M. Donders a, le premier, proposé une formule générale pour exprimer cette étendue de l'accommodation, c'est-à-dire la distance qui existe entre le point le plus rapproché p et le point le plus éloigné r de la vue distincte.

On peut, dit-il, obtenir cette valeur A, c'est-à-dire la distance à laquelle p et r sont de la surface antérieure du cristallin, en cherchant la distance focale a d'une lentille idéale, qui, placée sur la surface antérieure du cristallin, apporterait aux rayons émanés du point rapproché p la direction qu'ils auraient, s'ils venaient du point le plus éloigné r, autrement dit, qui ramènerait sur la rétine les rayons émanés de p. On peut supposer que cette lentille a est un ménisque placé sur la face antérieure du cristallin, puisque l'accommodation dépend presque exclusivement d'un changement dans la convexité de la face antérieure de celui-ci. On a alors la formule des lentilles $\frac{1}{p} - \frac{1}{r} = \frac{1}{a}$, d'où $A = \frac{1}{a}$. Prenons un exemple pour démontrer plus clairement la chose : supposons qu'un œil normal puisse voir de l'infini jusqu'à 5 pouces de la face antérieure du cristallin, nous aurons $r = \infty$ (l'infini) et $p = 5$. Si nous appliquons la formule $A = \frac{1}{p} - \frac{1}{r}$, nous aurons : $A = \frac{1}{5} - \frac{1}{8} = \frac{1}{5}$. Il est facile de supposer d'autres exemples, et l'on obtient ainsi des valeurs qu'il est possible de comparer entre elles.

M. de Graefe a aussi donné une méthode fort ingénieuse pour mesurer cette étendue de l'accommodation et reconnaître en même temps si l'œil est emmétrope, myope ou hypermétrope, c'est-à-dire construit pour ramener sur la rétine le foyer de rayons parallèles, divergents ou convergents. Il conseille de placer devant l'œil qu'on veut examiner une lentille biconvexe de 6 pouces de foyer, par exemple, et de rechercher le point le plus rapproché et celui le plus éloigné auxquels le sujet peut lire le numéro 1 du livre de Jaeger. Le rapport qui existe entre ces points r' et p' est le même que celui qui existe entre les vrais points p et r, et il est permis d'exprimer d'après eux la puissance d'accommodation : c'est ce que la figure 52 vous fera mieux comprendre. Soit

un œil R, en avant duquel est situé une lentille L de 6 pouces de
foyer : si nous plaçons en F, foyer principal de la lentille, un
point lumineux, les rayons qui en émanent, après avoir traversé
la lentille L, seront à leur sortie parallèles, et si l'œil R est un œil
normal, ils se réuniront en R sur la rétine. Rapprochons maintenant le point lumineux de l'œil, que va-t-il se passer? Le point
lumineux F′ étant situé entre la lentille L et son foyer principal F,
les rayons lumineux, après avoir traversé la lentille, sortiront en
divergeant, et ceux qui traverseront la cornée ne pourront plus
se réunir sur la rétine, si l'œil ne s'accommode pas pour dé-
truire leur divergence. Le cristallin C devra donc augmenter

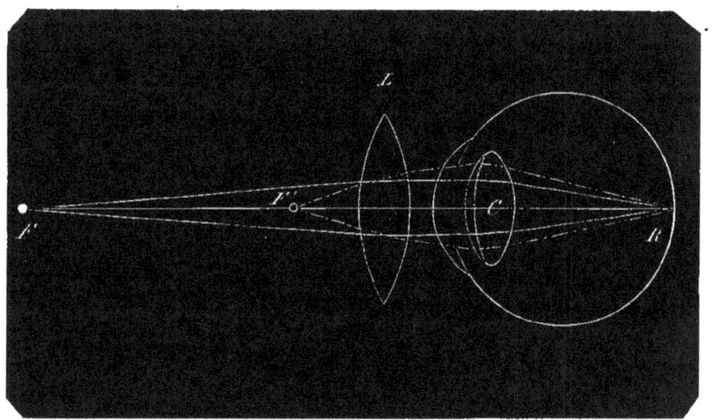

Fig. 52. — Mesure de l'étendue de l'accommodation.

de courbure, comme on le voit dans la figure 52, par les deux
lignes qui représentent la face antérieure du cristallin; mais
au fur et à mesure que le point lumineux se rapprochera de
la lentille, cette augmentation devra être plus considérable, et
il arrivera un moment où les rayons lumineux seront trop
divergents et où l'accommodation sera insuffisante; vous aurez
alors la limite de l'accommodation. Cette expérience permet
donc d'obtenir l'étendue de l'accommodation, puisqu'on fait
arriver successivement sur l'œil, d'abord des rayons parallèles,
puis des rayons de plus en plus divergents, et qui nécessi-
tent des efforts d'accommodation de plus en plus grands pour

opérer leur réunion sur la rétine. La formule $A = \frac{1}{p} - \frac{1}{r}$ peut dans ce cas donner également l'étendue de l'accommodation, puisque je vous ai montré que p' et r' sont dans le même rapport que p et r. Supposons d'abord qu'avec la lentille de 6 pouces $r' = 6$ pouces et $p' = 3$ pouces, nous aurons $A = \frac{1}{3} - \frac{1}{6} = \frac{1}{6}$, dans ce cas l'œil est normal, l'accommodation est assez étendue; mais si, en nous servant toujours d'une lentille de 6 pouces de foyer, $r' = 4$ pouces et $p' = 3$ pouces, nous aurons une étendue d'accommodation bien moindre, $A = \frac{1}{3} - \frac{1}{4} = \frac{1}{12}$, et l'œil sera myope, c'est-à-dire qu'il ne pourra voir de loin qu'à la condition que les rayons soient divergents.

On peut, pour mesurer l'étendue de l'accommodation, se servir des échelles typographiques et d'instruments auxquels on a donné le nom d'*optomètres*. On recherche avec les échelles typographiques le point le plus rapproché et le point le plus éloigné auxquels l'individu peut lire un caractère fin comme le numéro 1. Tout œil qui lira, de 3 à 8 ou 10 pouces, le numéro 1 de ces échelles, pourra être considéré comme possédant un pouvoir normal d'accommodation.

Les optomètres dont on peut faire le plus facilement usage sont ceux de MM. de Graefe et Hasner. La carte percée de deux trous, qui sert à répéter l'expérience de Scheiner, constitue un optomètre; il resterait à mesurer la distance comprise entre l'œil et l'épingle, lorsque celle-ci est vue simple, pour avoir la distance moyenne de la vue. L'optomètre dont se sert M. de Graefe se compose d'une tige d'acier longue de 80 centimètres, graduée et terminée par un bouton à l'une de ses extrémités; sur cette tige glisse un petit cadre rectangulaire sur lequel sont disposés des fils de fer très-fins, verticaux et placés à 1 millimètre les uns des autres. Pour se servir de cet instrument, on place le bouton de la tige sur le front du sujet et l'on rapproche la grille, à 10 centimètres par exemple; si à cette distance, les fils sont vus doubles, on l'éloigne graduellement jusqu'à ce que les fils soient vus simples, nettement et sans fatigue. La distance à laquelle se trouve la grille, et qui est indiquée sur la tige, exprime le point le plus rapproché de la vision distincte. On éloigne ensuite cette grille de l'œil jusqu'à ce que le sujet observé aperçoive les fils doubles ou confus : on a alors le point le plus éloigné de la vue distincte.

L'optomètre de Hasner est construit sur le même principe que celui de M. de Graefe, seulement la grille est remplacée par une plaque percée de trous ayant un millimètre de diamètre environ. Tant que l'optomètre se trouve dans l'étendue d'accommodation, les trous sont vus nettement et ne semblent pas empiéter les uns sur les autres, ce qui arrive dès que l'on dépasse les limites de l'accommodation.

De tous ces essais il résulte que le point le plus rapproché de la vue distincte est en moyenne de 3 pouces et demi à 4 pouces. Mais l'œil ne peut guère s'accommoder pendant longtemps pour une aussi petite distance. Entre les deux points extrêmes de la puissance d'accommodation il y a une *distance de la vue moyenne,* c'est l'éloignement auquel un œil peut voir distinctement et pendant assez longtemps un petit objet, l'impression d'un livre par exemple. Cette distance est, dans l'œil normal, de 8 à 10 pouces. Pour déterminer rapidement et approximativement cette distance, on peut répéter l'expérience que je vous ai mentionnée en vous parlant des cercles de diffusion. On tend un fil devant l'œil dans la direction de l'axe optique : à la distance de la vue moyenne, le fil paraît simple, tandis que dans le reste de son étendue il est double ou conique.

Mais l'œil n'est pas accommodé exclusivement pour un seul point, il paraît l'être aussi pour une ligne s'étendant un peu en deçà et un peu au delà du point que fixe l'observateur. Czermack a donné le nom de *point d'accommodation* au point pour la distance duquel l'œil est accommodé, et celui de *ligne d'accommodation* à la ligne étendue en deçà et au delà de ce point. Chacun des points de cette ligne est vu nettement par l'observateur, quoique l'œil soit accommodé exactement pour le point d'accommodation. Vous ne confondrez pas, messieurs, la ligne d'accommodation avec l'espace désigné sous le nom d'*étendue de l'accommodation,* espace dans lequel peut se mouvoir un objet sans qu'il cesse d'être vu distinctement, ce qui est la conséquence des modifications que l'œil subit dans la vision aux diverses distances. La ligne d'accommodation exprime au contraire, comme je viens de vous le dire, la somme des points qui peuvent être vus nettement et en même temps sur un objet pour lequel l'œil est accommodé. L'existence de cette ligne d'accommodation est démontrée par une expérience qui consiste à tendre devant l'œil un fil dans la direction de l'axe optique (fig. 53). Un point b de ce fil, pour lequel l'œil est accommodé, sera vu nettement, mais il en sera de même des points compris entre a et c; tandis qu'au delà et en deçà de ces points, il n'en sera plus de même, et la confusion s'accroîtra avec l'éloignement de ces points.

La ligne d'accommodation est due en grande partie, sinon uniquement, à cette circonstance que les cercles de diffusion sur la rétine n'altèrent pas la netteté de la vision lorsqu'ils ne dépassent pas certaines limites. Si l'on examine la table de Listing, on trouve qu'un objet distant de 65 mètres de l'œil schématique idéal paraîtra aussi net qu'un autre objet situé à l'infini, c'ett-à-dire assez éloigné pour que les rayons lumineux qui en émanent, aient une direction absolument parallèle; les cercles de diffusion pour l'objet situé à 65 mètres ayant seulement $0^{mm},0011$ de diamètre, il s'ensuit que l'œil accommodé pour l'infini est en même temps adapté pour percevoir nettement les objets distants de plus de 65 mètres, et que dans ce cas la ligne d'accommodation commence à 65 mètres de l'œil et s'étend jusqu'à l'infini. Ceci explique,

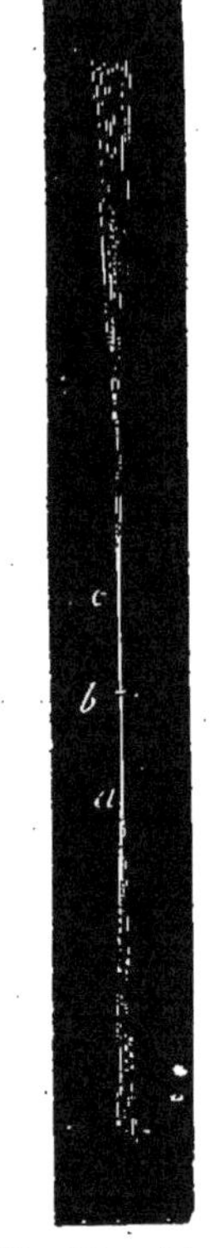

Fig. 53. — Ligne d'accommodation et point d'accommodation.

du reste, comment nous voyons à la fois des objets situés à une assez grande distance les uns derrière les autres. Mais lorsque l'œil est adapté pour un point plus rapproché, la ligne d'accommodation est alors très-courte, car nous savons, d'après la table de Listing, que plus l'objet est près, plus est grand le diamètre des cercles de diffusion. On peut donc dire, d'une façon générale, que la ligne d'accommodation est d'autant plus longue que le point d'accommodation correspondant est plus éloigné de l'œil, et *vice versâ*, qu'elle est d'autant plus courte que le point est plus rapproché.

Czermack a indiqué un autre moyen de constater l'existence de la ligne d'accommodation. Ce moyen consiste à tenir un verre plan, transparent, sur lequel on a fait un petit point noir, devant une ligne d'imprimerie, et à le rapprocher de l'œil autant qu'il est possible, sans que le point cesse d'être vu nettement. On peut d'abord voir distinctement, mais non en même temps, le point ou la ligne d'imprimerie, suivant qu'on regarde fixement l'un ou l'autre. Cependant si l'on éloigne ensuite le verre plan en regardant toujours le caractère d'imprimerie, la confusion sous laquelle apparaît le point noir s'efface de plus en plus, et, à une certaine distance de l'œil, les deux objets, caractères d'imprimerie et point noir, paraissent également distincts : ils se trouvent alors dans une même ligne d'accommodation.

L'existence du pouvoir d'accommodation de l'œil ne peut donc pas être mise en doute; mais de plus, tous ceux qui, dans ces dernières années, ont examiné avec soin les détails de ce curieux phénomène, sont d'accord pour reconnaître que la condition essentielle de la puissance d'accommodation consiste en un chan-. gement dans la forme du cristallin. C'est Thomas Young (1) qui, vers la fin du siècle dernier et au commencement du nôtre, émit le premier l'opinion que le cristallin éprouvait quelque change- ment durant l'accommodation de l'œil. Il arriva à cette hypo- thèse par une expérience dont l'idée fut d'abord émise par Ramsden. Il examina l'image d'une lampe sur la cornée dans la vision rapprochée et dans la vision éloignée, et conclut de l'in- variabilité de l'image dans les deux cas, à l'invariabilité de cour- bure de la surface réfléchissante. Cette expérience renversa la théorie d'Olbers, qui admettait, dans la vision aux diverses distances, un changement de courbure de la cornée, sous l'in- fluence de la contraction des muscles extrinsèques de l'œil. Young ne poussa pas plus loin ses expériences, et admit, par voie d'élimination, des changements dans la forme du cristal-

____

(1) *On the mechanism of the eye* (*Philos. Transactions,* 1793 and 1801).

lin, dont il dota les fibres de propriétés contractiles. Il croyait même que cette modification de la courbure se faisait plutôt à la partie postérieure qu'à la partie antérieure de la lentille oculaire.

D'autres physiologistes, avant les recherches récentes, ont encore soutenu que le cristallin jouait un rôle essentiel dans l'adaptation. Ribes et Jacobson (Copenhague, 1821) n'admettaient pas un changement dans ses courbures; mais pour eux, il y avait propulsion du cristallin en avant, et le foyer se trouvait ainsi ramené sur la rétine dans la vision des objets rapprochés. Cette propulsion du cristallin aurait eu lieu sous l'influence de la contraction des muscles extrinsèques de l'œil, et, suivant ces auteurs, ce déplacement était rendu possible par le passage de l'humeur aqueuse en arrière du cristallin, à travers de prétendus orifices situés sûr la partie antérieure du canal godronné.

La célèbre expérience de Purkinje (1) sur la formation par la cornée et le cristallin de trois images d'une simple lumière tenue devant l'œil, expérience que Sanson (2) appliquait plus tard au diagnostic de la cataracte, est devenue la base des recherches modernes sur l'accommodation de l'œil. C'est cette expérience qui permit à Langenbeck de constater le premier, en 1849, les phénomènes qui se passent dans l'œil lorsqu'il s'adapte à la vision des objets rapprochés; il put ainsi observer l'augmentation dans la courbure de la surface antérieure du cristallin. Mais cette observation, qui lui assure la priorité dans cette nouvelle voie d'études, ne fixa pas l'attention d'une façon suffisante, et resta perdue dans un coin de la littérature médicale allemande (3). Cramer et Helmholtz ont eu l'honneur de démontrer, d'une façon saisissante pour tous, que la condition essentielle de l'accommodation de l'œil dans la vision des objets rapprochés est une augmentation dans la courbure de la face antérieure du cristallin, tandis que la face postérieure subit seulement un très-léger changement de forme.

Les travaux de Cramer ont précédé ceux d'Helmholtz. Le phy-

(1) *De examine physiologico organi visus*. Breslau, 1823.
(2) *Leçons sur les maladies des yeux*. Paris, 1837.
(3) *Klinisch. Beiträg*. Göttingen, 1849.

siologiste hollandais les inséra d'abord, en 1857, dans le *Journal
de la Société de médecine de Harlem*, et les réunit, en 1853,
dans un travail qui porte pour titre : *Net accommodatie vermo-
gen des Oogen physiologisch taegelicht* (Harlem, 1853). Ceux
d'Helmholtz, entrepris sans connaître les recherches de Cramer,
furent d'abord communiqués, en février 1853, à l'Académie de
Berlin, et plus complétement publiés dans le tome Ier des *Archiv
für Ophthalmologie*. Depuis lors, les travaux de Donders (1), de
H. Müller (2), de Henke (3), de Giraud-Teulon (4), etc., ont
agrandi le champ des études physiologiques sur l'accommodation
de l'œil et ses altérations.

L'examen scientifique du pouvoir d'accommodation de l'œil
comprend : 1° l'observation attentive des phénomènes qui se
passent dans l'œil au moment où il s'adapte à la vision des objets
rapprochés ; 2° la théorie du mécanisme de cette curieuse fonction.

1° *Phénomènes de l'accommodation de l'œil.* — Un certain
changement dans les rapports réciproques des axes optiques est
un des premiers phénomènes qu'on observe dans les yeux qui
s'adaptent à la vision d'objets rapprochés. Quand les yeux sont à
l'état de repos et adaptés à la vision d'objets très-éloignés, les axes
optiques sont presque parallèles ; mais lorsqu'ils viennent à s'arrêter sur un objet situé à une petite distance, on observe aussitôt
un certain degré de convergence des axes optiques vers l'objet
en question. Puis, si les yeux cessent de regarder cet objet rapproché, pour se diriger de nouveau vers l'infini, on voit les axes
optiques reprendre peu à peu une direction presque parallèle. Ce
premier phénomène n'est point à négliger dans une appréciation

(1) Donders, *Beiträge zur Kenntniss der Refractions und Accommodationsano-
malien* (*Archiv für Ophthalmologie*, 1860, Bd. VI, Abth. I, S. 62).

(2) Heinrich Müller, *Ueber einen ringförmigen Muskel aus Ciliarkörper des Men-
schen und über den Mechanismus der Accommodation* (*Archiv für Ophth.*, Bd. III,
Abth. I, S. 1, 1857).

(3) Henke, *Der Mechanismus der Accommodation für Nähe und Ferne* (*Archiv
für Ophth.*, 1860, Bd. VI, Abth. I, S. 53).

(4) Giraud-Teulon, *Physiologie et pathologie fonctionnelle de la vision binoculaire*. Paris, 1861.

générale de l'accommodation de l'œil. En effet, dès que, par des causes que nous mentionnerons plus tard, cette convergence des axes optiques est gênée, il se produit aussitôt un certain trouble dans l'accommodation de l'œil et de la diplopie.

Si l'on vient à fermer un œil, celui qui reste ouvert peut encore s'accommoder, mais cela moins facilement que dans les conditions normales; son axe optique s'incline cependant vers le nez, et, chose curieuse, l'axe optique de l'œil fermé subit un changement analogue, quoique pas tout à fait égal, à celui de l'œil ouvert. En effet, si l'on vient à écarter brusquement les paupières de l'œil clos, on aperçoit, durant un temps infiniment court, une image double de l'objet pour lequel l'œil ouvert était adapté. C'est qu'à cause d'un petit défaut dans la convergence des axes optiques, l'image ne se faisait pas sur des points identiques des rétines; mais aussitôt l'accommodation s'effectue et l'objet est vu simple.

Il n'existe pas cependant une dépendance absolue entre la puissance d'accommodation et la convergence des axes optiques, du moins dans la vision binoculaire. Les expériences suivantes viennent à l'appui de cette assertion.

Si l'on place devant l'un des yeux d'un sujet qui possède une puissance normale d'accommodation, et qui regarde un objet éloigné de quelques pieds seulement, un verre biconcave ou biconvexe faible, cet œil pourra s'accommoder suffisamment pour voir l'objet désigné aussi nettement qu'auparavant, quoique dans ce cas il n'y ait pas de modification dans la convergence des axes optiques.

Une autre expérience démontre d'une façon inverse cette indépendance de l'accommodation et de la convergence des axes optiques. Placez devant un œil normal, regardant un objet situé à quelques pieds, un prisme faible, à base tournée en dehors, il y aura déviation des rayons lumineux du côté de la base du prisme, les images ne se feront plus dans chacun des yeux sur des points identiques de la rétine, et il se produira de la diplopie. Vous verrez alors l'œil devant lequel on a placé le prisme s'incliner en dedans afin de voir distinctement l'objet désigné. Cette déviation de l'œil a pour but d'effacer la diplopie, et quoiqu'il y ait eu un changement dans les rapports réciproques des axes optiques, l'accommodation est restée la même. Mais cette indépendance dont je vous parle est toujours très-limitée, aussi n'en tenons-nous pas compte généralement; et d'ailleurs, elle n'existe que dans la vision binoculaire.

Si ces expériences curieuses, dues à M. de Graefe, ont pour but d'établir que la dépendance de l'accommodation et de la convergence des axes optiques n'est pas absolue, vous pouvez tenir comme généralement vrai, que les axes optiques, dans l'accommodation pour la vision des objets rapprochés, s'inclinent également en dedans, et qu'ils se portent en dehors lorsque les yeux se dirigent vers le loin.

Il se produit aussi, durant l'accommodation de l'œil, un changement remarquable dans la grandeur de la pupille et dans la position de l'iris. Lorsque l'œil s'accommode de près, la pupille se rétrécit, pour se dilater de nouveau quand l'œil se dirige vers des objets éloignés. On observe cette contraction de la pupille, qu'on exerce un œil ou les deux à la fois; mais elle est plus nette lorsque les yeux convergent régulièrement. L'examen de l'œil dans une direction oblique permet encore de constater un véritable déplacement de l'iris; en effet, quand la pupille se contracte, le bord pupillaire de l'iris est projeté en avant d'environ 1/50⁰ de pouce, puis retourne en arrière lorsque la pupille se dilate. Helmholtz a démontré cette projection de l'iris en avant par une expérience très-curieuse, qui consiste à examiner le déplacement d'une image réfléchie à la surface de l'iris. En même temps que le bord pupillaire se porte en avant, le bord externe de l'iris s'éloigne d'une quantité correspondante en arrière, et cela s'explique déjà un peu par l'absence de tout changement dans la cornée et par le refoulement obligé de l'humeur aqueuse du centre à la périphérie de la chambre antérieure. Nous verrons plus loin que le mouvement de projection de l'iris en avant est sous la dépendance d'un changement de forme du cristallin.

Mais, j'arrive à l'étude des conditions fondamentales de la faculté d'accommodation de l'œil, et c'est par l'examen des changements que subissent, dans l'exercice de cette faculté, les images produites par la cornée et les deux faces du cristallin, que nous nous ferons une idée très-exacte de ce phénomène. Je vous dirai tout de suite que la cornée ne change ni de position ni de forme; mais que le cristallin, dans la vision des objets rapprochés, modifie les courbures de ses faces antérieure et postérieure.

Vous pourrez constater facilement ces phénomènes, à l'aide d'un appareil employé par Cramer, mais il faut prendre pour sujet de l'expérience un homme adulte qui possède un pouvoir assez énergique d'accommodation et dont les pupilles ne soient pas trop contractées.

L'appareil de Cramer (fig. 54) consiste en un demi-cercle gradué de cuivre *hh*, sur lequel est disposé un tube conique noirci *ef*, évasé à l'une de ses extrémités, coupé en biseau à l'autre. On a pratiqué sur la partie du tube opposée au biseau une fente *f*, à travers laquelle l'œil du sujet observé regarde plusieurs points de repère. On voit en *i* un microscope d'un faible grossissement, qui peut, par une disposition assez simple que j'ai fait ajouter à l'instrument primitif de M. Cramer, s'incliner dans le sens vertical à l'aide de la vis *j* qui l'élève ou l'abaisse, ou dans le sens horizontal par la tige *m* que l'observateur porte à droite ou à gauche. On dirige ainsi facilement le microscope vers l'œil en expérience et on le met au point à l'aide de la crémaillère *l*. Une alidade, *g*, surmontée d'une petite tige, sert de point de repère à cet œil pour la vision des objets rapprochés. Tout cet appareil est monté sur un pied *bb'* qui peut s'élever à volonté par la crémaillère *c*, et ce pied est lui-même fixé à une table en *a*.

On dispose une bougie *d* sur le côté de l'œil du sujet observé, qui doit regarder à travers la fente, soit un objet situé à une assez grande distance, soit le point de repère de l'alidade mobile *g* ; on déplace cette alidade de façon à amener l'œil dans une position telle, que les rayons lumineux partis de la bougie viennent le frapper obliquement. Le microscope dans lequel l'observateur regarde en *k* est arrangé pour examiner les images cornéenne et cristallines sous un angle égal à celui sous lequel les rayons lumineux arrivent à l'œil observé. Il est bon de remarquer ici que le microscope renverse les images; mais, dans la description

qui va suivre, je ne tiendrai pas compte du renversement dû au
microscope. Pour rendre l'expérience plus facile, on a soin
de couvrir d'un bandeau l'œil qui n'est pas en expérimentation,
et l'on exerce l'autre à regarder alternativement de près et de
loin sans changer sa ligne de vision.

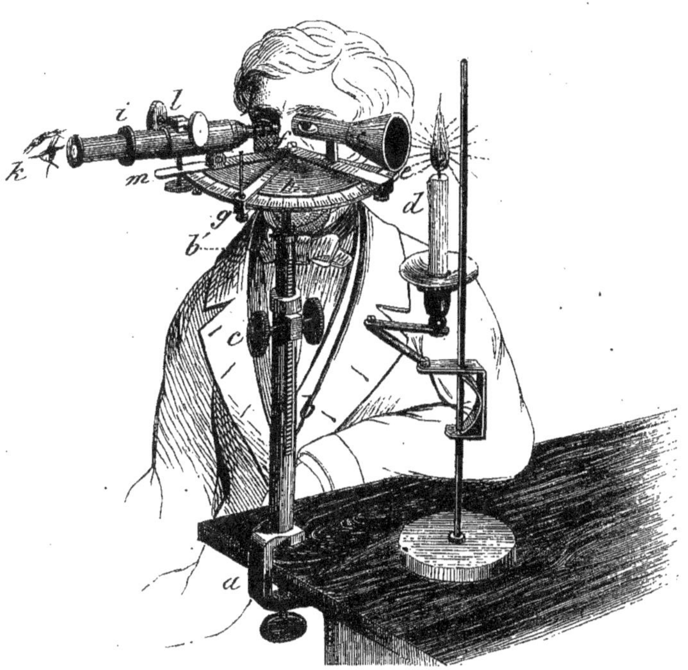

Fig. 54. — Appareil de Cramer pour démontrer les phénomènes intra-oculaires
dans l'accommodation de l'œil.

Lorsque l'œil observé est dirigé vers un point éloigné, et que
la pupille est assez large (fig. 55), il est possible d'y distinguer
trois images. On voit d'abord, en partant du côté correspondant
à la lumière, une image *c* droite, nette, assez large et fortement
éclairée de la flamme : c'est l'image cornéenne; en se rapprochant du centre de la pupille, on découvre bientôt une deuxième
image *a*, droite aussi, mais d'apparence moins vive, moins lumineuse, et dans laquelle parfois on reconnaît à peine les contours

de la flamme : c'est l'image de la surface antérieure du cristallin ; enfin il existe, vers le bord de la pupille opposé à l'image cornéenne, une troisième image k, plus petite, plus lumineuse que la dernière, mais renversée. Quand la pupille est étroite, cette image se cache même derrière le bord pupillaire, et cela jette quelque incertitude dans l'examen. Aussi, pour ne point être gêné dans ce cas, l'expérience doit être faite sur des pupilles larges ou très-légèrement dilatées par les mydriatiques.

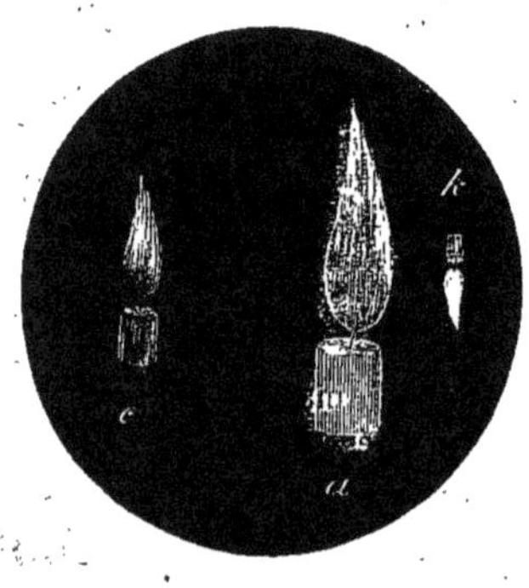

Fig. 55. — Position des trois images dans la vision des objets éloignés, pupille dilatée : c, image droite produite par la cornée ; a, image droite produite par la face antérieure du cristallin ; k, image renversée produite par la face postérieure du cristallin.

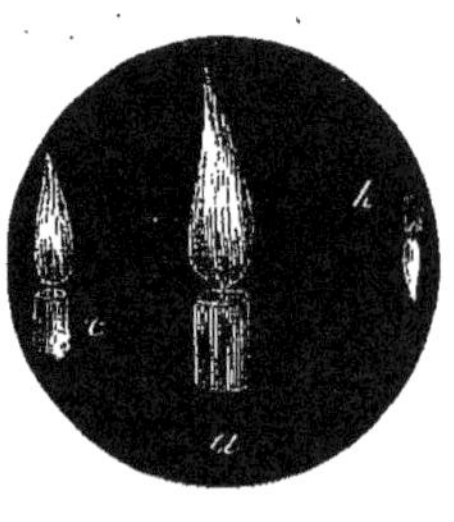

Fig. 56. — Position des trois images dans l'adaptation de l'œil à la vision des objets rapprochés, pupille rétrécie : c, image de la cornée ; a, image de la face antérieure du cristallin ; k, image de la face postérieure du cristallin.

Lorsqu'on a bien constaté la forme, l'éclat et la position relative de ces trois images, on prescrit au sujet en expérience de diriger son œil vers un point très-rapproché de lui, l'alidade de l'instrument, par exemple, et l'on constate alors (fig. 56) : 1° que l'image de la cornée c ne subit aucun changement dans sa forme, ni dans son éclat, ni dans sa position ; 2° que l'image moyenne a, due à la surface antérieure du cristallin, se rétrécit, devient plus nette sur ses bords, plus lumineuse, et se rapproche de l'image cornéenne c ; 3° enfin que la troisième image k éprouve à peine de diminution dans ses diamètres, et qu'elle s'éloigne très-faiblement de l'image cornéenne.

Quelle conclusion doit-on tirer de cette expérience ? C'est que dans la vision des objets rapprochés, la cornée ne change pas, tandis que les faces antérieure et postérieure du cristallin subissent une augmentation dans leur courbure, et que l'iris est projeté en avant. La figure ci-jointe représente une coupe de l'œil destinée à montrer ces déformations du cristallin. En l et en i,

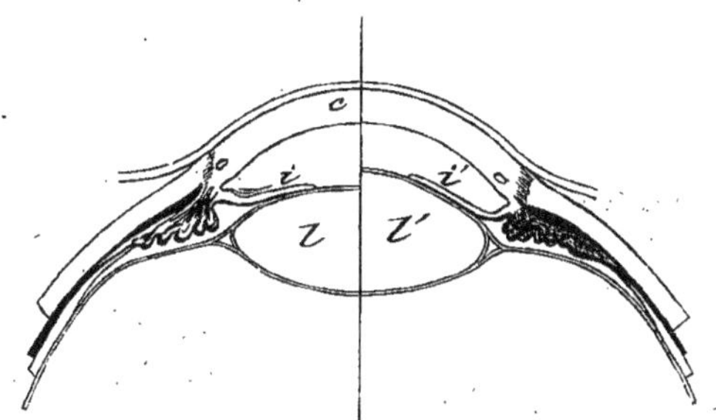

FIG. 57. — Coupe de l'œil destinée à montrer la déformation du cristallin dans la vision des objets rapprochés.

le cristallin est à l'état de repos; en l' et en i', le cristallin est accommodé pour la vision des objets rapprochés; la cornée c n'a pas changé de courbure. Vous comprendrez facilement que les changements dans la grandeur des images cristallines doivent être rapportés à des modifications dans les courbures du cristallin, si vous vous rappelez les propriétés des miroirs sphériques et la relation qui existe entre leur rayon de courbure et la grandeur des images qu'ils réfléchissent. De plus, ce changement très-prononcé pour la face antérieure du cristallin est presque insignifiant pour sa face postérieure.

Mais la diminution de diamètre des images cristallines n'est pas la seule modification que l'on constate à l'aide de l'appareil de Cramer, dans la vision des objets rapprochés; il y a encore, ainsi que je vous l'ai dit, un changement dans la position relative des images cornéenne et cristallines. Eh bien! messieurs, ce changement, marqué surtout pour la seconde image droite, doit être rapporté à la même cause que la diminution dans les diamètres de cette image, et constitue une preuve de plus de l'augmentation dans la courbure de la face antérieure du cristallin pour la vision

des objets rapprochés : c'est ce que la figure ci-jointe, empruntée
à M. Donders, nous montrera, du reste, de la façon la plus nette.

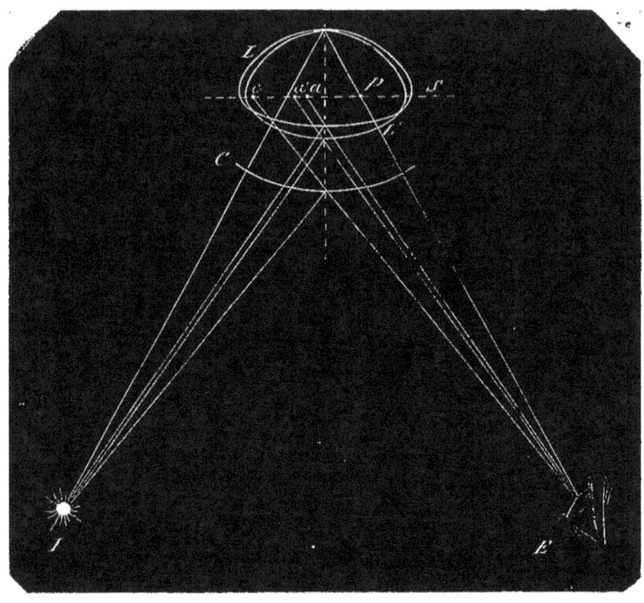

FIG. 58. — Figure schématique de M. Donders pour expliquer le déplacement
de l'image produite par la surface antérieure du cristallin.

Soient, dans une coupe horizontale de l'œil adapté pour la
vision éloignée, c la cornée, et L le cristallin. Plaçons une lumière en I, et en E l'œil de l'observateur ou le microscope de
l'appareil de Cramer, et supposons que S soit un plan de projection dans lequel se trouvent les trois images cornéennes et cristallines. Les rayons émanés de ces images arriveront à l'observateur suivant les directions Ec, Ea et Ep, et les distances qui
séparent les points c, a et p seront en relation directe avec la
position relative de ces images. Si maintenant l'œil s'adapte pour
la vision d'objets rapprochés, la cornée ne subira aucun changement ; la face antérieure du cristallin augmentera de courbure
et viendra en L′, tandis que sa face postérieure subira une légère
modification dont nous pouvons ne pas tenir compte. Il en résulte
que l'image réfléchie par la cornée et celle réfléchie par la face

postérieure du cristallin seront toujours rapportées dans le plan de projection par l'œil de l'observateur en *c* et en *p*, tandis que l'image réfléchie par la surface antérieure du cristallin ne sera plus rapportée dans le plan de projection en *a* par l'observateur, mais bien en *a'*. D'où nous pouvons conclure que l'augmentation de courbure de la face antérieure du cristallin a pour effet de rapprocher l'image réfléchie par cette face de l'image cornéenne, et c'est justement ce que nous avions constaté dans l'expérience de Cramer en faisant regarder à l'observé un objet rapproché de lui.

On arrive, avec un peu d'habitude, à répéter facilement la curieuse expérience qui sert de base aux vues nouvelles sur l'accommodation de l'œil. Mais l'instrument de Cramer ne laisse pas mesurer avec toute l'exactitude nécessaire les variations de grandeur des images, et M. Helmholtz a eu le mérite de construire un appareil qui permet de calculer ces valeurs d'une façon précise. L'ophthalmomètre de M. Helmholtz est un instrument analogue à celui qu'on connaît en astronomie sous le nom d'*héliomètre*; il repose sur un principe que je vais essayer de vous faire comprendre par une expérience qui vous donnera une idée générale de cet instrument, trop compliqué pour être décrit ici dans tous ses détails. Soit (fig. 59) un point *l* projetant des rayons lumineux sur deux lames de verres à faces parallèles, placées l'une au-dessus de l'autre et pouvant tourner sur un même axe vertical. Supposons qu'un rayon de lumière arrive sur une première lame de verre *ab*, limitée par des surfaces parallèles; ce rayon subira en ce point une réfraction que vous connaissez; il sortira parallèle à sa direction première pour arriver en *f* sur l'œil *o*, et semblera provenir du point *l''*, placé près du point *l*; le point *l''* sera d'autant plus écarté du point *l* que le rayon lumineux tombera plus obliquement sur la lame de verre *ab*. L'écartement entre ces deux points augmentera également avec l'épaisseur de la lame de verre et son indice de réfraction. Un rayon lumineux émané de *l*, qui tombera sur la plaque *cd*, subira la même réfraction, et son origine sera rapportée au point *l''*. L'œil de l'observateur, placé en *o*, verra donc deux images du point *l*. De plus, la distance qui sépare ces deux images, variant suivant l'obliquité des lames de verre, on peut arriver, en faisant varier cette inclinaison des lames l'une sur l'autre, à fusionner en une seule les deux images du point *l*.

L'instrument de M. Helmholtz se compose aussi de deux lames de verre à surfaces parallèles, d'égale épaisseur, situées l'une au-dessus de l'autre, mobiles en sens opposé autour d'un axe vertical, et placées devant l'objectif d'une lunette, de façon que la lame supérieure se trouve devant la moitié supérieure de celui-ci, et la lame inférieure devant sa moitié inférieure. Ces deux lames tournent de telle façon que l'axe de la lunette passe par le sommet de l'angle qu'elles forment entre elles. Cela posé, voyons comment, au moyen de cet instrument, on peut déterminer le diamètre d'une image lumineuse donnée, par exemple l'image d'une bougie réfléchie sur la cornée. Cette image vue dans l'ophthalmomètre paraîtra double, suivant ce que nous venons de dire; mais si nous amenons les lames à être parallèles, alors les deux images de la flamme se fusionneront et la flamme paraîtra simple. Notons alors la position des lames, puis commençons à faire varier leur

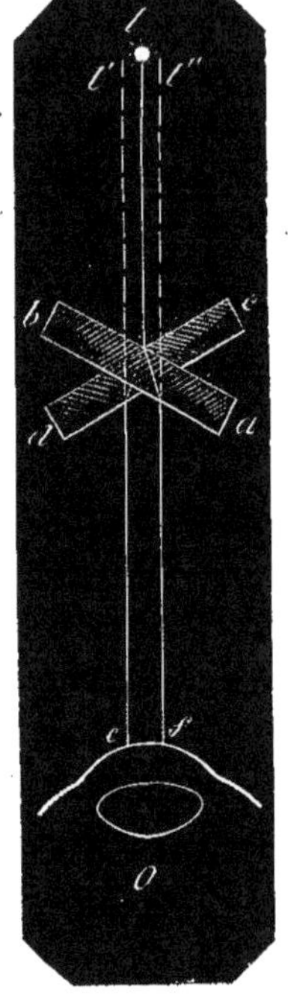

Fig. 59. — Principe de l'appareil de Helmholtz.

inclinaison : la flamme se dédoublera à l'instant ; continuons jusqu'à ce que les deux images de la flamme paraissent se toucher par leurs bords extérieurs, et notons l'angle actuel que les lames font entre elles. Il est clair que dans le mouvement qui s'est produit depuis le moment où les deux images étaient superposées jusqu'au moment où elles se sont touchées par leurs bords, ces images se sont écartées de toute la grandeur de leur diamètre. Le diamètre de la flamme a donc été mesuré ici par l'angle des lames, et en effet un calcul très-simple permet de conclure ce diamètre de la valeur de cet angle qui est donné par l'instrument. Tel est, messieurs, le principe sur lequel repose l'ophthalmomètre de M. Helmholtz.

Après avoir placé l'observé dans les conditions que je vous ai indiquées en vous décrivant les expériences de M. Cramer, M. Helmholtz fait former sur la cornée deux images lumineuses d'égale grandeur. Pour cela, de chaque côté, en avant et à égale distance de l'observé, est placée une lampe entourée d'un diaphragme noir percé d'une petite ouverture carrée, égale à celle du côté opposé. Il se produit ainsi à la surface de la cornée deux images lumineuses d'égale grandeur. La forte courbure de la cornée rendrait tellement petite l'image d'une flamme un peu éloignée, qu'il est nécessaire, dans la pratique, d'employer deux images que l'on considère comme les extrémités d'une très-grande image unique. Les deux images sont vues nécessairement quadruples dans l'ophthalmomètre, mais par un mouvement convenable des lames on les réduit d'abord à deux; on note l'angle correspondant, et, continuant le mouvement, on fait coïncider l'image donnée par une lampe avec celle de l'autre. La différence qui existe entre l'angle que font alors les glaces et celui qu'elles faisaient lorsque les images étaient seulement juxtaposées, est liée à la grandeur de l'image réfléchie à la surface de la cornée; et il est possible, par le calcul, de déterminer, d'après cet angle, la grandeur de cette image. Ceci fait, rien n'est alors plus simple que d'arriver à la connaissance des rayons de courbure de la cornée, car nous avons tous les éléments du problème : distance qui sépare la surface lumineuse de la surface réfléchissante, c'est-à-dire de la cornée; grandeur de la surface lumineuse et grandeur de l'image réfléchie.

On répète ensuite cette expérience pour les images cristallines, et lorsqu'on a obtenu le rayon de courbure de la cornée et des faces du cristallin dans la vision éloignée, on recommence la même mensuration des images dans la vision rapprochée.

C'est à l'aide de ce précieux appareil, qui donne une précision que ne permettait pas d'obtenir l'instrument de M. Cramer, que M. Helmholtz a pu apprécier avec une grande exactitude les changements qu'éprouve la forme du cristallin. Il a, dans ce but, examiné sur deux personnes dont les yeux étaient normaux les modifications que subit l'image de la surface antérieure du cristallin, et il a obtenu les résultats suivants. Chez l'un des sujets, le rayon de courbure de la surface antérieure du cristallin était de 11^{mm},9 pour la vision à grande distance, et de 8^{mm},6 pour la vision rapprochée, la pupille s'avançant dans ce cas de 0^{mm},36. Sur le second sujet, il a trouvé 8^{mm},8 pour la vision à distance, 5^{mm},9 pour la vision rapprochée, et 0^{mm},44 pour le déplacement pupillaire. Il a estimé que la diminution dans le rayon de courbure de la surface postérieure du cristallin équivalait environ à 0^{mm},5, mais que la position de la surface postérieure de la lentille n'était pas changée. Ainsi cette surface postérieure conserve la même distance de la rétine dans la vision de près et dans celle des objets éloignés; c'est seulement la surface antérieure du cristallin qui bombe et se rapproche de la cornée. Cette dernière membrane n'éprouve aucune altération dans sa courbure, car l'ophthalmomètre d'Helmholtz, avec lequel on peut apprécier un changement de 1/200e de millimètre dans le rayon de courbure de la cornée, n'indique rien à cet égard.

Après vous avoir fait connaître les résultats expérimentaux qu'ont obtenus d'habiles expérimentateurs, il me faut vous exposer les théories à l'aide desquelles on a cherché à expliquer le mécanisme de l'accommodation de l'œil.

2° *Mécanisme de l'accommodation de l'œil.* — Les recherches entreprises sur ce sujet sont très-nombreuses; elles ont souvent occupé les physiologistes, et, du fond de leur cabinet, des calculateurs distingués n'ont pas craint de nous donner aussi toute une théorie mathématique de cette curieuse fonction. Mais, si le pouvoir réfringent de quelques milieux de l'œil se prête assez bien à une estimation à peu près exacte, il ne saurait en être de même de l'accommodation, que mille circonstances physiologiques font incessamment varier. Nous ne parlerons pas ici des anciennes théories sur ce sujet, qu'on trouvera d'ailleurs consciencieusement exposées dans beaucoup de traités de physiologie ; et nous ne ferons intervenir que les données plus récentes que nous a fournies la méthode expérimentale dont il a déjà été question. Cependant il est bon de faire remarquer qu'une des anciennes hypothèses sur le mécanisme de l'accommodation de l'œil, celle qui place cette fonction sous l'influence des muscles du globe oculaire, pourrait bien être partiellement applicable à certains cas pathologiques où fait défaut l'appareil normal de l'accommodation de l'œil. En effet, si presque tous les individus opérés de la cataracte ont perdu le pouvoir d'accommoder leurs yeux à la vision des objets rapprochés, il en est cependant quelques-uns chez lesquels ce pouvoir paraît en partie maintenu ; or, il est permis de se demander si alors l'instrument normal de cette fonction ne se ferait pas suppléer ici par quelques-uns des muscles extérieurs du globe. Quoi qu'il en soit, l'action de ces muscles n'est plus tenue aujourd'hui comme cause primordiale de l'accommodation de l'œil que par M. Arlt (de Vienne) ; et il suppose que l'adaptation de l'œil à la vision des objets rapprochés est produite par l'allongement du globe oculaire suivant l'axe optique, par le recul de la paroi postérieure de ce globe, etc. Les agents de ce déplacement sont, selon lui, d'un côté, les muscles droits et obliques ; de l'autre, le muscle ciliaire, tous organes qui sont alors simultanément placés dans un haut degré de tension. Mais un cas observé par M. de Graefe démontre que les muscles moteurs du globe oculaire ne sont point les agents de l'accommodation de l'œil. En effet, chez un malade, tous les muscles droits et obliques des yeux se trouvaient paralysés ; les globes oculaires étaient complétement immobiles, et cependant le pouvoir d'accommodation était parfaitement conservé.

L'examen de l'image formée par la cornée ayant démontré que cette membrane ne peut pas être, par sa déformation, l'agent de la fonction que nous étudions ici, toute l'attention des physiologistes s'est alors portée sur les changements que le muscle ciliaire et l'iris peuvent produire dans le cristallin.

Young, qui avait le premier placé dans le cristallin la cause de l'accommodation de l'œil, supposait que cette lentille était de nature musculaire et douée d'une contraction propre qui pouvait expliquer l'augmentation de sa courbure. Mais, d'une part, au point de vue anatomique, on sait à quoi s'en tenir aujourd'hui sur la muscularité du cristallin ; et, de l'autre, M. Cramer a soumis un cristallin au courant d'une forte batterie électrique sans le faire changer de forme. C'est cependant en vertu d'une action musculaire que l'accommodation se fait, et il serait difficile de comprendre qu'il en fût autrement, quand on songe avec quelle rapidité on accommode son œil à la vision d'objets rapprochés, et combien est instantané le déplacement de l'image antérieure du cristallin dans la célèbre expérience de M. Cramer. De plus, quand on exerce son œil à quelques essais d'accommodation, on arrive bientôt à graduer, pour ainsi dire, ce mouvement de déplacement de l'image, et à faire, si l'on se soumet à l'expérience, que la seconde image droite se déplace, à volonté, instantanément ou peu à peu. Mais quel est le siége de cette action musculaire ?

M. Cramer a entrepris des expériences pour démontrer que cette action musculaire s'exerce à l'intérieur de l'œil. Il a soumis au courant d'une machine électro-galvanique l'œil isolé d'un jeune phoque récemment tué, et il a constaté alors dans cet œil un changement des images semblable à celui qui se voit dans l'œil vivant, lorsque l'accommodation se fait pour la vision d'objets rapprochés. On obtient les mêmes résultats sur des yeux de pigeon; mais on ne réussit pas également bien sur les yeux de chien et de lapin, car, sur ces derniers animaux, il existe une grande contractilité de la pupille, ce qui ne permet pas de bien voir les images cristallines, et de plus les humeurs et les membranes de l'œil prennent une teinte opaline qui nuit à l'observation.

Ces expériences établissent donc que la modification de forme du cristallin est sous une influence musculaire qui s'exprime à l'intérieur de l'œil; c'est donc dans le muscle ciliaire ou dans l'iris, ou dans ces deux parties à la fois, que les physiologistes ont cherché les agents de l'accommodation de l'œil.

Mais, parmi ceux qui reconnaissent au muscle ciliaire et à l'iris une action réelle dans ce cas, il en est qui pensent que ces organes agissent directement sur le cristallin pour le comprimer, et d'autres qui supposent que la contraction musculaire n'a qu'une action indirecte. Cette contraction, dans ce dernier cas, opérerait seulement des changements dans la quantité de sang contenue dans l'une ou l'autre des parties très-vasculaires de l'œil, et la tuméfaction sanguine comprimerait seule le cristallin.

Il est impossible d'aller plus loin dans cet exposé du mécanisme de l'accommodation de l'œil, sans rappeler quelques-unes des données anatomiques sur lesquelles il repose. Je serai très-bref sur ce point, car les faits sont ici d'une constatation très-facile, et n'exigent pas, pour être vérifiés, une grande habileté anatomique.

La partie de l'œil connue sous le nom de *ligament ciliaire* n'est qu'un véritable muscle (fig. 60) composé de deux parties : l'une, radiée, découverte à peu près en même temps par Brücke et par M. Bowman ; l'autre, annulaire, signalée plus récemment par M. Henri Müller. La portion radiée du muscle ciliaire, connue encore sous le nom de *muscle de Brücke*, forme une couche de fibres musculaires lisses, qui s'étendent en rayonnant de la sclérotique au corps ciliaire. Son insertion antérieure se fait sur la paroi interne du canal veineux de Schlemm H ; le faisceau musculaire naît là d'un ruban assez serré, qui, selon M. Kölliker, se confond en arrière avec la sclérotique, et reçoit en avant une portion des fibres qui terminent la membrane de Descemet. De là ce muscle se porte en arrière, et les fibres divergentes G s'insèrent, les externes et les plus longues sur la choroïde, vers l'*ora serrata*, les autres à la surface externe des procès ciliaires E ; enfin les dernières se confondent avec la base de l'iris B.

La seconde partie du muscle, découverte par M. H. Müller, consiste en un anneau F parallèle au bord de la cornée. Ces faisceaux circulaires forment la couche la plus profonde du muscle, et siégent vers sa partie antérieure, près de son insertion à l'iris.

Il résulte de tous ces faits que le muscle ciliaire et l'iris, vers sa base, ont des connexions intimes. Le tissu qui les fixe tous deux à la paroi interne du canal de Schlemm est très-élastique, et cette circonstance explique encore quelques-uns des phénomènes dont nous parlerons plus loin.

Pour bien comprendre le mécanisme du déplacement de l'iris dans l'accommodation de l'œil, il est encore utile de rappeler un détail anatomique important : c'est que la surface postérieure de

l'iris B est en contact parfait avec la surface antérieure du cristallin C, du bord pupillaire jusque près de sa base. Ainsi la chambre
postérieure, que quelques anatomistes ont si minutieusement
mesurée, n'existe pas. Aussi les déplacements du cristallin en-
traînent-ils des déplacements correspondants de l'iris. Les expériences de MM. Cramer et Helmholtz ont bien démontré ce fait,

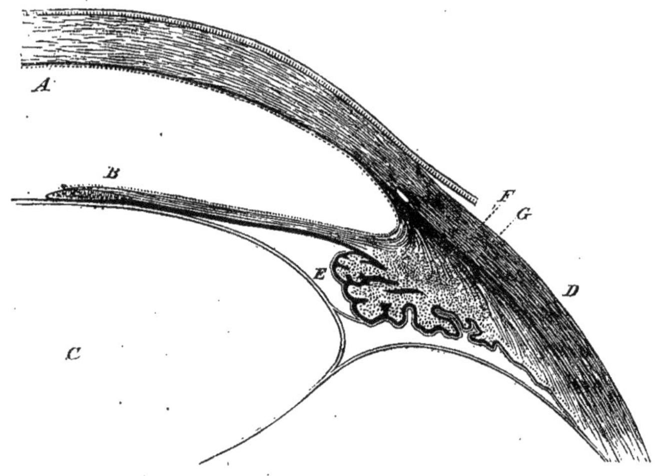

Fig. 60. — Coupe de l'œil destinée à montrer le muscle ciliaire. — A, cornée ;
D, sclérotique ; H, canal de Schlemm ; G, portion radiée du muscle ciliaire ;
F, portion circulaire du même muscle ; E, procès ciliaires ; C, cristallin ; B, iris.

sur lequel les belles planches de la dissertation de M. Ch. G. von
Reeken (1) ne peuvent laisser aucun doute. M. Helmholtz avait
observé que la réflexion d'une forte lumière sur l'iris et sur la
surface antérieure du cristallin n'est point divisée par un intervalle obscur au bord de la pupille, ce qui serait le cas s'il existait
quelque espace entre l'iris et le cristallin. D'ailleurs, quand on
fait coaguler des yeux provenant d'un animal qui vient de suc-
comber, on peut s'assurer, par des coupes multipliées, que la
face postérieure de l'iris est nettement appuyée sur le cristal-

(1) Cette thèse, soutenue à Utrecht en 1855, porte un faux titre en latin :
Disquisitio microscopico-anatomica inauguralis de apparatu oculi accommodationis,
mais elle est écrite en hollandais.

lin, et l'on ne trouve pas le moindre glaçon entre ces deux parties.

Enfin, il ne faut pas oublier ici que le cristallin est suspendu par la zone de Zinn, et les fibres élastiques qui se trouvent dans cette partie passent de l'*ora serrata* et des procès ciliaires aux parties antérieure et postérieure du cristallin, près de son bord.

Je ne pousserai pas plus loin ces remarques anatomiques (1), et j'aborde tout de suite l'examen des diverses hypothèses dans lesquelles on a fait jouer un rôle au muscle ciliaire et à l'iris dans l'accommodation de l'œil.

M. Cramer a admis que l'augmentation dans la courbure antérieure du cristallin pendant l'accommodation de l'œil était produite par l'iris. Le dilatateur et le sphincter de la pupille sont, selon lui, contractés en même temps; la portion périphérique de l'iris est projetée en arrière, et ainsi une certaine pression s'exerce alors sur le bord de la lentille que recouvre l'iris. C'est cette pression qui, dans cette hypothèse, augmente la courbure de la surface antérieure du cristallin. La tension des fibres circulaires et radiées de l'iris fait diminuer la pression dans la chambre antérieure et augmente celle du corps vitré. Quant au muscle ciliaire, son rôle se bornerait à empêcher le cristallin d'être poussé en arrière sous la pression de l'iris, et à protéger la rétine contre cette pression. M. Cramer apporte à l'appui de son hypothèse sur l'action de l'iris l'expérience suivante. En divisant l'iris sur des yeux d'animaux, il n'a plus vu se produire, sous l'influence de l'électricité, les changements qu'il avait notés déjà

---

(1) Le muscle ciliaire a été observé non-seulement chez l'homme, mais encore chez les mammifères, les oiseaux, les reptiles et les poissons. Chez les oiseaux, dont la force de vision est considérable, le muscle ciliaire est composé de fibres musculaires striées. Leur pouvoir d'adaptation est très-grand. On trouve chez les animaux, dans la structure de la sclérotique, un argument contre la théorie de l'allongement de l'axe optique dans l'adaptation de l'œil. En effet, la sclérotique est osseuse ou presque osseuse chez les poissons, et garnie d'un cadre de pièces osseuses incapables de glissement chez les oiseaux et les reptiles.

Le muscle ciliaire fut signalé chez les animaux avant d'avoir été observé chez l'homme. On a décrit d'autres faisceaux musculaires dans l'œil de certains animaux, mais ces faits ont besoin de confirmation.

avant la section de l'iris. Sans m'arrêter aux difficultés de cette expérience, je dirai que bien des circonstances plaident contre l'action unique de l'iris dans l'accommodation de l'œil. Je ne rappellerai qu'un fait à cet égard, mais ce fait suffit à montrer que l'iris peut manquer sans que le malade perde la fonction d'accommodation. Un homme âgé de vingt-sept ans fut frappé à l'œil droit d'un éclat de métal, et vint à la clinique de M. de Graefe. La vue s'affaiblit et une violente douleur se produisit dans l'œil. Le jour suivant, on trouva près du bord de la cornée un large prolapsus de l'iris avec déformation correspondante de la pupille. On conseilla le repos au lit, des instillations d'atropine et l'occlusion des paupières. Mais, vers le quatrième jour, il se fit un gonflement considérable du prolapsus irien, et l'on voulut en pratiquer l'excision. Pendant l'opération, un mouvement brusque du malade détacha l'iris du côté opposé au prolapsus, et l'on dut ramener peu à peu au dehors l'iris en entier. Il n'y eut pas d'écoulement sanguin, et, dix jours après cette opération, la cornée avait repris toute sa transparence. On pouvait voir alors, à l'ophthalmoscope, les procès ciliaires mis à nu. Or voici quel était l'état de la vision : le malade pouvait, à 150 pieds, compter les doigts ; lire le numéro 20 de Jaeger à 24 pieds, le numéro 16 à 10 pieds, le numéro 11 à 3 pieds, le numéro 8 à 20 pouces, le numéro 4 à 14 pouces, le numéro 2 à 9 pouces, enfin le numéro 1 à 8 pouces. Il lisait le numéro 1 avec quelque difficulté, mais avec précision ; le reste était lu couramment. On put s'assurer, par différentes expériences, que le pouvoir d'accommodation était tout à fait normal ; de plus, on constata qu'en instillant une forte solution d'atropine dans l'œil, on paralysait complétement ce pouvoir d'accommodation (1).

M. le professeur Donders accepte en grande partie les opinions de M. Cramer sur l'action de l'iris dans ce cas. Il pense que le

____

(1) M. Ruete a également mentionné un cas dans lequel l'accommodation existait normalement, quoiqu'il y eût absence de l'iris. Nous avons, nous-même observé une femme qui avait une puissance d'accommodation normale, pouvait lire et coudre, quoiqu'elle eût perdu l'iris à la suite d'un coup de tranchet qu'elle avait reçu dans l'œil pendant son enfance.

muscle ciliaire, en attirant en arrière, contre la paroi du canal de Schlemm, le bord périphérique de l'iris, forme un point fixe postérieur pour le dilatateur de la pupille, tandis que le point fixe antérieur est formé par le sphincter de cette pupille; il reconnaît d'ailleurs que le muscle ciliaire est dans ce cas un puissant auxiliaire de l'iris.

M. Helmholtz s'accorde avec M. Donders sur l'action combinée de l'iris et du muscle ciliaire dans l'accommodation de l'œil; ces deux parties compriment le bord du cristallin directement et à travers les procès ciliaires et le liquide du canal de Petit. Quand le muscle ciliaire se contracte, l'insertion de ce muscle et de la base de l'iris le long de la ligne de jonction de la cornée avec la sclérotique est attirée un peu en arrière, et de là sorte la partie externe de la chambre antérieure s'élargit transversalement; les fibres les plus-longues du muscle attirent en avant la choroïde, et relâchent les fibres élastiques du ligament suspenseur du cristallin; enfin les extrémités postérieures des procès ciliaires sont attirées en avant, près des bords du cristallin, ce qui produit un certain degré de compression sur la périphérie de la lentille.

La découverte faite par M. H. Müller de deux sortes de fibres dans le muscle ciliaire a ouvert la voie à de nouvelles hypothèses; car, dans toutes celles que nous venons de passer en revue, on n'a jamais tenu compte que de l'action des fibres radiées. M. H. Müller, séparant l'action de ces deux sortes de fibres, pense que les fibres circulaires du muscle exercent une pression sur le bord de la lentille, ce qui la fait devenir plus épaisse, et que les fibres longitudinales, en tendant la choroïde, et par conséquent le corps vitré, empêchent le cristallin de se porter en arrière, en concentrant sur sa surface antérieure la pression que produisent à sa circonférence les fibres circulaires. La pression de l'iris tendu sur la portion périphérique de la face antérieure du cristallin aide aussi à augmenter la convexité de cette face et à prévenir la voussure de la surface postérieure. M. H. Müller admet encore que la contraction du muscle ciliaire relâche la portion antérieure de la zonule, ce qui contribue assurément à favoriser aussi la voussure de la lentille.

L'explication donnée par M. H. Müller nous paraît répondre mieux que les autres aux exigences du problème ; l'action des deux sortes de fibres se trouve ainsi nettement expliquée, en même temps qu'on se rend compte des différents mouvements de l'iris dans l'adaptation de l'œil à la vision des objets rapprochés : aussi adopterons-nous cette hypothèse.

Tous les physiologistes n'ont pas admis un état de repos de l'œil, dont l'appareil d'accommodation serait relâché pour recevoir les rayons parallèles venant de l'infini. MM. Weber et de Graefe supposent que l'œil, à l'état de repos, n'est accommodé ni pour le loin ni pour le près, mais pour une espèce de distance moyenne, et que l'adaptation de l'œil pour les objets rapprochés ou éloignés exige un certain effort d'accommodation. On a désigné sous le nom d'*accommodation négative* celle qu'on suppose avoir lieu pour les objets éloignés, et l'on réserve le nom d'*accommodation positive* pour la vision des objets rapprochés. M. de Graefe a aussi émis l'idée que cette accommodation négative serait produite par la pression qu'exerceraient sur le globe certains de ses muscles extérieurs : la cornée s'aplatirait alors un peu, et le pouvoir réfringent de l'œil serait diminué. M. Henke a cru aussi trouver dans les deux couches de fibres du muscle ciliaire la condition de ces deux sortes d'accommodation : les fibres circulaires, en se contractant, produiraient dans le cristallin les modifications qu'exige la vision des objets rapprochés, et les fibres radiées agiraient seulement dans la vision des objets éloignés ; durant la contraction d'un système de fibres, le système opposé serait relâché.

Le fait de l'accommodation négative ne nous paraît pas démontré, et, quant à l'hypothèse de M. Henke, il faudrait, pour qu'elle fût acceptable, prouver que les fibres circulaires et les fibres radiées du muscle ciliaire sont animées par des nerfs différents.

Nous continuerons donc à admettre que dans l'état de repos l'appareil de l'accommodation est tout à fait relâché, et qu'un œil normal est disposé pour que des rayons parallèles venant de l'infini fassent leur foyer sur la rétine. Quand, au contraire, l'œil veut distinguer des objets rapprochés de lui, il s'accommode à la vision de ces objets ; mais ce pouvoir d'accommodation est limité par l'énergie du muscle ciliaire et par la mollesse variable du cristallin. Le point le plus rapproché de la vision distincte doit donc, par certaines dispositions du muscle ciliaire et du cristallin, se modifier à l'infini.

En résumé, messieurs, l'accommodation de l'œil est un phénomène indispensable pour la vision nette aux diverses distances, et consiste en une augmentation de courbure des faces du cristallin sous l'influence de la contraction du muscle ciliaire. Si vous vous rappelez maintenant ce que je vous ai dit de la marche des rayons lumineux dans l'œil, vous comprendrez facilement que l'accommodation est d'autant plus nécessaire, que l'objet est plus rapproché ; par conséquent, que l'augmentation dans la courbure des faces du cristallin et dans la contraction du muscle ciliaire varie en sens inverse de la distance de l'objet ; en un mot, que plus l'objet se rapproche de l'œil, plus la courbure des faces du cristallin doit augmenter, et plus la contraction du muscle ciliaire doit être énergique. Mais lorsque l'objet se rapproche graduellement de l'œil, il arrive un moment où la vision est confuse : c'est qu'alors on a dépassé la limite de l'accommodation, et que celle-ci est insuffisante pour produire dans la marche des rayons lumineux les modifications que nécessite la position de l'objet. Cette limite, la plus rapprochée de la vue distincte, est de 3 pouces et demi à 4 pouces.

L'étendue de l'accommodation s'étend donc, pour l'œil normal, de l'infini jusqu'à 3 pouces et demi à 4 pouces. Mais cette étendue n'est pas la même pour tous les individus, et l'on observe, soit primitivement, soit sous l'influence d'états pathologiques, des différences assez notables qui déterminent des troubles visuels sur lesquels je reviendrai plus tard, et qu'on désigne sous le nom de *troubles de l'accommodation*.

SEPTIÈME LEÇON.

MESSIEURS,

Des données théoriques et expérimentales que je vous ai exposées dans la leçon précédente, il résulte que l'œil jouit de deux propriétés distinctes. La première, toute physique, continue, s'exerçant en dehors de toute influence vitale, n'a rien de spécial à cet organe et lui est commune avec tous les milieux transparents étrangers à la vie : c'est la *réfraction*. La seconde, au contraire, physiologique, intermittente, ne se produit que dans certaines conditions et vient alors s'associer à la première : c'est l'*accommodation*. La vision nette des objets est liée à l'intégrité de ces deux fonctions, et leur altération détermine des troubles visuels dont je vais vous entretenir aujourd'hui.

Troubles de la réfraction. — Je vous ai donné déjà la classification des yeux suivant leur pouvoir réfringent. L'œil normal ou *emmétrope*, vous ai-je dit, est celui dans lequel, à l'état de repos, les rayons lumineux parallèles viennent faire foyer sur la rétine. Mais que doit-on entendre par rayons parallèles ? Mathématiquement, ce sont des rayons venant de l'infini. Une pareille exactitude n'est pas absolument nécessaire dans l'étude des questions qui nous occupent aujourd'hui, et des rayons venant d'un objet éloigné peuvent être considérés comme parallèles. De plus, la distance de l'objet peut diminuer avec le volume de celui-ci, sans que les rayons qui en émanent offrent une direction différente : c'est ce que vous comprendrez facilement si vous vous rappelez ce que je vous ai dit de l'angle visuel. Aussi regarderons-nous comme à peu près parallèles les rayons lumineux émanés d'un point quelconque du numéro 20 de l'échelle typographique de Jaeger, situé à une distance de 20 pieds, et cela suffira aux déterminations dont nous avons besoin. L'œil normal, quant à la réfraction, est donc pour nous celui qui, à une distance de 20 pieds, peut lire le numéro 20 de Jaeger, sans que la vision soit améliorée par l'interposition au-devant de cet œil d'un verre convexe ou concave faible.

Si, au contraire, l'œil ne peut lire à cette distance ces caractères, c'est que le foyer des rayons lumineux ne se fait plus sur la rétine, et qu'il est situé en avant ou en arrière de celle-ci. Dans le premier cas, l'œil sera *myope*, les rayons réfractés par l'œil seront trop convergents, et la vision sera rendue distincte par l'interposition d'un verre concave d'un numéro approprié.

Dans le second cas, au contraire, l'œil sera *hypermétrope*, les rayons lumineux réfractés par l'œil manqueront d'un certain degré de convergence, et l'interposition d'un verre convexe d'un numéro convenable rendra la vision distincte.

En un mot, la puissance réfringente de l'œil peut pécher par excès ou par défaut.

Mais jusqu'ici nous n'avons considéré l'œil que dans son ensemble, et nous avons supposé que le système dioptrique jouissait d'une réfringence égale dans ses divers méridiens ; cependant, même dans l'œil normal, il n'en est pas ainsi, et c'est à cette asymétrie de puissance réfringente de l'œil qu'on a donné le nom d'*astigmatisme*.

J'aurai donc à vous entretenir successivement des moyens de reconnaître les troubles visuels que déterminent la *myopie*, l'*hypermétropie* et l'*astigmatisme*.

A. – *Myopie.*

Je devrais peut-être, pour rester exactement dans le programme de ces leçons, me borner à vous indiquer le moyen de constater la myopie et le degré de cette affection. Mais à cette simple constatation se rattachent un grand nombre de questions importantes que tout médecin doit se poser quand il est consulté par un myope. Aussi prendrai-je la liberté de vous en rappeler quelques-unes en exposant devant vous, le plus brièvement possible, les principales conditions anatomiques et physiologiques qui constituent la myopie.

L'œil myope est celui dans lequel les rayons lumineux émanés de l'infini, par conséquent parallèles, viennent faire foyer en avant de la rétine, en l'absence de toute accommodation, lorsque cet œil se trouve dans des conditions de repos qui permettent de le comparer à un instrument d'optique soustrait aux conditions de la vie.

Pour rendre normal un œil myope, il suffit de donner aux rayons parallèles qui se réunissent en un foyer prérétinien une divergence telle qu'ils puissent se rassembler sur la rétine même. La figure 61 donnera une idée du principe de la myopie et de sa correction par les verres concaves.

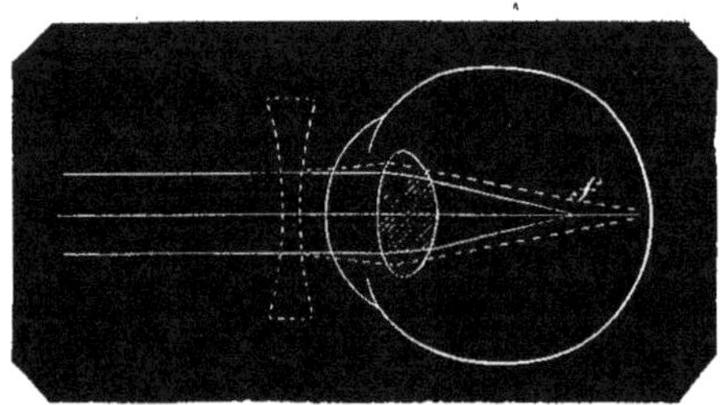

FIG. 61. — Œil myope. — Axe optique pouvant atteindre jusqu'à 33^{mim}.

On peut établir que la condition la plus générale de la myopie est l'allongement de l'axe optique; cependant, comme je vous le dirai bientôt, on peut rencontrer des myopes chez lesquels l'axe optique ne dépasse pas les conditions normales. Cet agrandisse-

ment antéro-postérieur de l'œil chez les myopes a été ancienne-
ment constaté. Ainsi, dès 1746, Boerhaave l'indiquait très-nettement en ces termes : « *Nimia longitudo oculi myopiam facit.* »
Plus tard, vers 1817, Beer écrivait que le globe oculaire chez le
myope peut être quelquefois à peine recouvert par les paupières,
et il rapportait cet état à un allongement de l'axe optique, produit
soit par la pression des muscles obliques de l'œil, soit par un
défaut de formation. Scarpa rattacha cet allongement de l'axe
optique à la présence du staphylôme postérieur, et son opinion
fut reprise, en 1832, par Ammon, qui fit, en outre, remarquer
que le staphylôme postérieur n'était pas aussi rare qu'on l'avait
supposé. A dater de cette époque, les observations sur l'état anatomique des yeux myopes se multiplièrent et vinrent confirmer
l'opinion d'Ammon. Des coupes d'yeux myopes faites par un
grand nombre d'observateurs ont montré dans l'axe optique un
notable allongement, qui est surtout formé aux dépens de la
paroi postérieure du globe. Aujourd'hui l'ophthalmoscope, en
nous permettant de reconnaître sur le vivant la présence d'un
staphylôme postérieur, nous rend cette observation facile.

Je viens de vous dire que l'allongement de l'axe optique était
la condition *presque* essentielle de la myopie ; mais on comprend
très-bien que les troubles visuels de la myopie puissent exister
sans qu'il y ait allongement de l'axe optique, et, réciproquement,
qu'il puisse y avoir allongement de l'axe optique sans que l'œil
soit nécessairement myope ; cela dépend de la valeur des indices
de réfraction des milieux de l'œil. Ainsi, quand un allongement
de l'axe optique coïncide avec un indice de réfraction très-faible
des milieux de l'œil, le foyer des rayons lumineux parallèles peut
être sur la rétine, tandis qu'un indice de réfraction très-fort des
milieux peut faire converger les rayons lumineux parallèles en
avant de la rétine, et rendre myope un œil dont l'axe optique
présente les dimensions normales. Mais il faut dire toutefois que
les faits manquent à l'appui de ces hypothèses sur la myopie par
augmentation dans la valeur de l'indice de réfraction, hypothèses qui sont, du reste, une conséquence très-légitime de tout
ce que je vous ai dit sur la réfraction physiologique de l'œil. Au

contraire l'allongement de l'axe optique dans la myopie est non-seulement une conception théorique, mais un fait d'observation.

C'est aussi parmi les hypothèses probables qu'on peut ranger l'opinion de ceux qui pensent qu'à la suite d'une accommodation forcée, et longtemps prolongée, il peut se produire une augmentation permanente dans les courbures du cristallin qui devient ainsi plus convergent.

La myopie peut être congénitale, héréditaire, ou acquise. La myopie congénitale non-héréditaire paraît due à la persistance d'un état fœtal, la protubérance embryonnaire de la sclérotique, par suite d'un arrêt de développement de cette membrane. L'hérédité est une cause de myopie beaucoup plus fréquente, et Böhm, dans son livre sur le *nystagmus*, prétend que la myopie est héréditaire dix-neuf fois sur vingt. Tout en reconnaissant la fréquence de l'hérédité pour cette affection, l'opinion de cet auteur me paraît un peu exagérée.

Les causes de la myopie acquise sont l'examen habituel de petits objets et le travail dans des endroits sombres sur des objets peu éclairés; dans ces conditions, il y a accommodation forcée, par suite congestion et tendance à cette atrophie choroïdo-scléroticale qui prédispose à l'allongement antéro-postérieur du globe oculaire. Certains troubles de la cornée, du cristallin, dans l'enfance, l'habitude de travailler penché, de telle façon que la vision ne se fait qu'à une distance très-rapprochée de l'œil, ont encore été considérés comme des causes de myopie.

La myopie est une affection très-fréquente, plus fréquente même qu'on ne le pense généralement, car beaucoup d'individus qui ne croient point être myopes ont cependant ce défaut de la vision, et quand on vient à placer devant leurs yeux des verres concaves très-faibles, comme les numéros 60, par exemple, on rend plus nette la vision des objets éloignés. Elle est plus commune chez les garçons que chez les filles, dans les premières années du séjour à l'école, et on ne la voit pas d'une égale fréquence dans toutes les classes de la société. Il résulte des relevés faits pour les conseils de révision, que le nombre des myopes est beaucoup plus considérable parmi la population des villes, et la classe aisée de la société surtout, que parmi les populations des campagnes et la classe pauvre. Doit-on rapporter cette plus grande fréquence au travail des collèges pendant le jeune âge? La chose est probable. En effet, dans l'enfance, la mauvaise habitude d'écrire la tête penchée sur le papier et très-rapprochée de lui, afin d'obtenir facilement de grandes images rétiniennes, peut amener un état congestif des membranes profondes de l'œil, ce qui, joint à la plus grande succulence de la sclérotique à cet âge, favorise la distension antéro-postérieure du globe, et partant la myopie. Mais si cette condition était absolue, tous les enfants dont les yeux sont fatigués vers l'âge de sept ans seraient myopes, ce qui n'est pas. Il faut donc admettre, en outre, une prédisposition héréditaire très-fréquente.

Je n'ai point la prétention de vous faire ici un exposé sympto-matologique de tous les troubles visuels que peut occasionner la myopie, je vais me borner à vous en dire quelques mots. Vous savez tous qu'il existe bien des degrés de myopie, et l'on a cher-ché à renfermer ces degrés dans des divisions absolues basées sur la distance des points le plus éloigné et le plus rapproché de la vision distincte. Il n'est guère possible d'accepter ces divi-sions absolues, presque mathématiques, mais on peut faire trois groupes des différentes sortes de myopies. Il y a une *myopie faible latente*, qui n'oblige point à porter des lunettes pour la vision des objets éloignés, et qui laisse la vision très-nette pour les objets rapprochés; il y a une *myopie moyenne*, dans laquelle l'individu voit très-bien les objets rapprochés en faisant usage de ses deux yeux, mais qui ne permet pas d'avoir une notion bien exacte des objets éloignés; enfin il y a une *myopie forte*, c'est celle où le point le plus éloigné et le point le plus rapproché de la vision distincte sont très-près de l'œil. Ainsi le point r sera situé de 12 à 5 pouces, et le point p à 2 pouces et demi environ; souvent alors le myope ne fait usage que d'un œil.

On devait trouver un principe plus exact de classification des yeux myopes dans l'existence ou l'absence de lésions intra-oculaires.

Il est certain que quelques myopies ne s'accompagnent d'aucune altération choroïdo-scléroticale, tandis que dans d'autres la choroïde et la sclérotique sont atrophiées, et la rétine même est altérée par distension ; mais comme il y a des myopies faibles avec quelques traces de choroïdite atrophique, on ne peut pas se fier absolument aux altérations choroïdiennes pour classer les myopes.

Dans les *myopies faibles* et dans quelques *myopies moyennes*, le malade peut lire sans lunettes ; il distingue très-bien les petits objets en les rapprochant de l'œil, tandis que les objets éloignés sont mal vus ou même ne sont pas vus du tout. Mais, dans quelques cas, les myopes arrivent, par un certain artifice, à distinguer assez nettement les objets éloignés, c'est en rapprochant fortement les deux paupières. Ce clignement, qui a donné son nom à la myopie (μύειν, cligner ; ὤψ, œil), devenu parfois instinctif, a pour but d'éloigner les rayons visuels périphériques, en diminuant le champ de la pupille et en supprimant ainsi les cercles de diffusion sur la rétine ; il peut aussi contribuer à aplatir un peu la cornée et à abaisser par ce moyen le degré de réfringence de l'œil.

Dans les *myopies fortes*, nous avons dit que le point le plus éloigné de la vision distincte variait de 12 à 5 pouces, et que le point le plus rapproché était à 2 pouces et demi environ. C'est alors qu'on voit des globes oculaires volumineux, saillants, se remuant difficilement dans l'orbite ; et en faisant diriger fortement l'œil en dedans, on peut constater l'allongement de l'axe optique et quelquefois des saillies staphylomateuses. La vision binoculaire dans la lecture et l'écriture ne se fait que difficilement ou même est impossible, parce que la convergence des axes optiques ne peut pas avoir lieu à la petite distance où les livres doivent être placés pour que les lettres soient nettement perçues.

Aux degrés les plus faibles de cette myopie forte, quand la limite extrême de la vision distincte est de 12 à 8 pouces, les malades peuvent encore regarder fixement et voir les objets avec les deux yeux ; mais ils se fatiguent et ne peuvent les regarder longtemps, car une tension trop forte des muscles de l'œil détermine promptement une grande gêne oculaire, et il arrive souvent que l'œil le plus fort voit seul l'objet pendant que l'autre se repose. En effet lorsque, chez le myope, là distance extrême de la vision distincte est moindre de 8 pouces, la vision binoculaire est tout à fait impossible; dans l'examen d'un objet, il y a de la diplopie qui force à fermer un œil. Le malade prend alors l'habitude de ne se servir que d'un seul œil, et la tête s'incline du côté de celui-ci. L'œil inactif perd alors ses propriétés physiologiques, et si une cataracte se montre sur son congénère, le malade se trouve complétement aveugle. Ce n'est qu'après des exercices nombreux et un temps souvent assez long qu'on peut rendre au premier œil une faible partie des qualités qu'il a perdues dans l'inaction.

Maintenant que vous connaissez les principales espéces de myopie, vous comprendrez bien une certaine variété de cette affection qui a plus d'une fois éveillé l'attention des observateurs, et qu'on a désignée sous le nom de *myopie à distance*. Vous rencontrerez quelquefois des individus qui peuvent lire à une distance normale, à 12 pouces, par exemple, le numéro 1 de Jaeger, et qui, à une distance relativement très-peu éloignée, ne peuvent plus distinguer de très gros caractères. Ainsi, tel de ces individus qui lit bien à la distance indiquée le numéro 1 de Jaeger, ne pourra pas voir à 30 pieds des lettres de 1 pied de hauteur. Ce n'est pas ainsi que se comporte en général la myopie; aussi, quand on eut l'occasion d'étudier pour la première fois ces cas singuliers, crut-on à l'existence d'une affection nouvelle. Ce n'est toutefois là qu'une variété de myopie dans laquelle le point r est fort rapproché de l'œil. M. de Graefe a bien mis en lumière ce point intéressant de pratique ophthalmologique.

La myopie congénitale se fait sentir de six à quinze ans, à l'âge où l'enfant exerce ses yeux à lire et à écrire; puis elle s'accroît souvent peu à peu jusqu'au moment où l'individu arrive à son complet développement, vers l'âge de vingt ans. Toutefois elle peut rester stationnaire, mais ne rétrograde jamais.

· Cependant la myopie paraît s'améliorer avec l'âge, et l'on répète partout dans le monde que les yeux myopes sont de bons yeux, qui se guérissent spontanément à mesure que l'individu vieillit. Cela s'explique facilement. Lorsque l'œil devient presbyope par l'âge, il se fait une modification dans la puissance réfringente du cristallin ; l'appareil de l'accommodation fonctionne moins bien par suite d'une certaine altération de la lentille devenue moins élastique. Eh bien ! ce changement dans le cristallin diminue la réfringence des milieux oculaires, et le point le plus rapproché de la vision distincte s'écarte de l'œil. C'est cette possibilité pour le myope de voir alors à une plus grande distance certains objets qui a fait croire à la guérison spontanée de la myopie. Ce qui se fait pour le point le plus rapproché de la vision distincte se produit aussi pour le point le plus éloigné : c'est ainsi que la myopie peut en apparence s'améliorer, et que des malades peuvent se dispenser de porter des verres concaves pour la vision d'objets éloignés.

La myopie forte, loin de rester stationnaire, suit en général une marche envahissante, et la vision finit par être gravement altérée. Il se forme des staphylômes dans différents points de la sclérotique ; la choroïde s'atrophie dans une grande étendue ; la rétine se distend, s'amincit, perd ses qualités ; enfin le corps vitré, dont la nutrition est sous la dépendance des vaisseaux choroïdiens, devient trouble et jumenteux. La myopie acquise se développe ordinairement avec lenteur ; quant à la myopie subite, elle est due à un travail exagéré d'accommodation, et j'en parlerai plus tard.

Il est assez facile de constater la myopie en apportant à cet examen la rigueur d'observation qui doit vous conduire dans toutes ces recherches ophthalmoscopiques. Cependant, comme il peut arriver que la myopie soit accompagnée d'un affaiblissement visuel dû à quelque lésion choroïdienne ou rétinienne, je dois vous dire tout de suite comment vous devrez vous y prendre pour apprécier ces deux états si différents de gravité. Un amblyopique, comme un myope, rapproche beaucoup les petits objets de ses yeux, mais c'est pour produire à la surface de sa rétine de plus grosses images qu'il percevra plus facilement ; et les verres biconcaves, loin d'amener de la netteté dans la vision amblyopique, n'y jettent que de la confusion , parce que loin d'augmenter, ils diminuent la grandeur des images. Vous pouvez encore reconnaître l'amblyopie sans employer des

verres concaves, si vous avez à votre disposition quelques caractères des échelles typographiques dont je vous ai parlé. Puisqu'un amblyopique ne cherche, en rapprochant les objets de ses
yeux, qu'à obtenir de plus grandes images rétiniennes, il doit
exister un rapport constant, quant à la netteté de la vision, entre
la grandeur des caractères et la distance à laquelle ils sont vus.
Ainsi, quand un amblyopique voit nettement à 6 pouces le caractère numéro 4 de Jaeger, il doit voir aussi nettement à
12 pouces le caractère numéro 8: c'est ce qui arrive en effet,
parce que les images rétiniennes augmentent en proportion de la
grosseur des caractères; mais il est facile de comprendre, d'après
la nature de la myopie, qu'il n'existera plus le même rapport
entre la distance et le diamètre du caractère lu.

Si la myopie s'accompagne, comme cela se voit si souvent,
d'amblyopie, les verres concaves ne pourront plus corriger complétement le défaut de la vision : ainsi, le numéro 20 de Jaeger,
qui doit être lu à 20 pieds par un œil normal, ne pourra pas,
avec le verre concave le plus convenable, être lu à cette distance.
Le malade, armé de son verre de correction, ne le lira librement,
facilement, qu'à 15 pieds par exemple ; toute la différence entre
20 et 15 pieds est en faveur de l'amblyopie. Le myope atteint
d'amblyopie rapproche encore plus les objets pour produire des
images plus grandes sur sa rétine, quoique déjà, chez lui, les
images soient plus grandes que dans l'œil normal pour une
distance égale de l'objet. En effet, par suite de l'allongement de
l'axe optique dans la myopie, l'écran rétinien est situé à une
distance plus grande du centre optique que dans l'œil normal;
et les axes secondaires qui passent par les extrémités de l'objet et
mesurent la grandeur de l'image, présentent un écartement plus
considérable lorsqu'ils rencontrent la rétine dans l'œil myope,
que dans l'œil emmétrope, puisque dans le premier cas la rétine
est plus éloignée du sommet de l'angle que forment ces axes au
niveau du centre optique.

Maintenant, comment peut-on mesurer la myopie, c'est-à-dire
déterminer son degré ? C'est chose assez facile. Vous placerez
votre sujet à examiner à 20 pieds de distance devant le nu-

méro 20 des échelles typographiques, et vous l'engagerez à lire ce caractère; s'il le lit très-facilement, on peut supposer qu'il s'agit d'un œil à peu près normal, car à cette distance les rayons émanés de chaque point de ces lettres peuvent être considérés comme parallèles. Toutefois vous placerez devant ses yeux des verres concaves faibles, des numéros 50 à 60, et si la vision est notablement améliorée, on peut dire qu'on a à traiter une myopie faible de $\frac{1}{50}$ à $\frac{1}{60}$, fait très-commun et qui passe souvent inaperçu.

M. Donders a exprimé, à l'aide d'une méthode ingénieuse, les divers degrés de myopie, et je vais essayer de vous la faire bien comprendre, car dans les observations que vous recueillerez il sera très-utile d'exprimer en valeurs numériques le degré cherché de la myopie. Supposons qu'un myope ne puisse lire que jusqu'à 5 pouces de distance le numéro 1 de Jaeger, qui doit être lu à 1 pied par un œil normal; nous dirons que son point le plus éloigné de la vision distincte est à 5 pouces: il aura donc une myopie que M. Donders exprime par $\frac{1}{5}$, car avec un verre biconcave de 5 pouces de foyer il pourra ramener sur la rétine des rayons parallèles. En effet, ce verre concave change la direction des rayons parallèles et leur donne une divergence égale à celle qu'ils auraient s'ils venaient d'une distance de 5 pouces devant l'œil, c'est-à-dire d'une distance égale au point r de l'œil myope observé. La figure 62 rendra la chose facile à saisir.

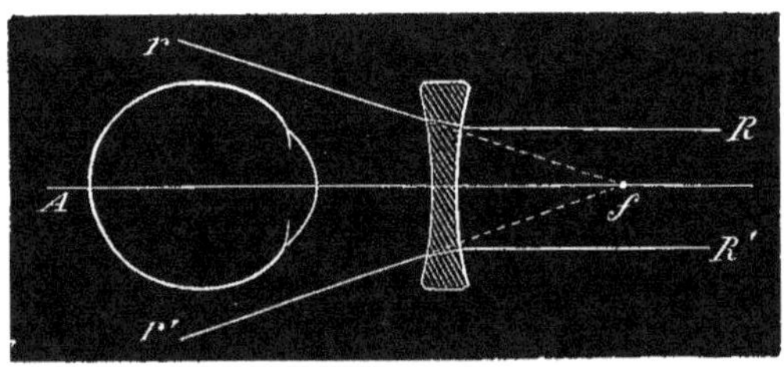

FIG. 62. — Mesure du degré de myopie.

A est l'œil myope dont le point le plus éloigné de la vision distincte est à la distance Af de l'œil, distance égale à 5 pouces; R,R', sont deux rayons parallèles qui sont réfractés par la lentille L, de façon à devenir très-divergents en r et r' et à faire un foyer virtuel en f, qui, comme je l'ai dit, est à 5 pouces de l'œil. Il faudrait donc à l'individu myope un verre de 5 pouces, toutefois on a reconnu qu'un tel verre serait trop fort à cause de la convergence des axes optiques ; en effet, cette convergence empêche l'œil de s'accommoder pour son point le plus éloigné. Quand un œil accommode pour son point r, ses axes optiques, loin de converger, deviennent parallèles. Pour cela et à cause de la convergence très-grande qu'exige un pareil cas, on devra employer des verres de 5 pouces et demi ou 6 pouces de foyer.

Nous avons supposé un œil myope sans aucune complication d'amblyopie ; il s'agit maintenant de savoir si ce verre de 5 pouces est trop fort ou trop faible. Si ce verre est convenable, il doit permettre au malade de lire distinctement et sans fatigue, à 20 pieds, le numéro 20 de Jaeger ; car à cette distance de ce numéro 20 les rayons sont supposés être parallèles. Mais, pour nous assurer du fait, nous plaçons alternativement devant ces verres numéro 5 des verres concaves faibles numéro 50 ou numéro 40, et des verres convexes faibles numéro 60 à 72, par exemple, et nous cherchons si le malade, ses yeux armés du numéro 5 concave, lit couramment le numéro 20 de Jaeger à 20 pieds. Si un verre concave faible numéro 40, par exemple, rend la vision meilleure, c'est que le numéro 5 est trop faible ; si au contraire un verre convexe faible l'améliore, c'est que le numéro 5 est trop fort. Dans le cas où les verres concaves ou convexes ne modifient rien, c'est que le verre numéro 5 est le plus convenable. D'autres exemples feront encore mieux comprendre les choses. Supposons que le malade atteint d'une myopie de $\frac{1}{5}$ se fatigue à lire, avec des verres concaves numéro 5, à 20 pieds, le numéro 20 de Jaeger ; nous plaçons devant ces verres successivement des numéros 60, 50 et 40, et nous trouvons, par exemple, que le numéro 40 améliore très-convenablement, et d'une façon durable, la vision des objets éloignés. Que faut-il conclure de ceci ? C'est que le verre numéro 5 est trop fort, et qu'il doit être diminué de la valeur du verre numéro 40. Nous obtiendrons tout de suite la chose par les formules suivantes :
$\frac{1}{5} - \frac{1}{40} = \frac{1}{8}$. C'est donc le verre numéro 8 qui conviendra, et

non le verre numéro 5, qui exigeait un trop grand effort d'accommodation. Le calcul inverse est facile à faire. Si le myope, en lisant avec un verre de 5 pouces de foyer le numéro 20 de Jaeger, voit sa vision devenir plus nette lorsqu'on place devant ce verre numéro 5 un verre biconcave numéro 40, il faut en conclure que ce verre numéro 5 est trop faible, et, pour avoir le verre convenable, on devra employer un verre égal à $\frac{1}{5} + \frac{1}{40} = \frac{1}{4}$ $^1/_2$. C'est donc par un numéro 4 1/2 qu'il faudrait remplacer le numéro 5 trop faible.

Mais vous serez quelquefois consultés par des myopes qui veulent avoir des lunettes pour voir à une plus courte distance que l'infini, pour lire à la distance d'un pied, par exemple. Supposons un individu d'une myopie $\frac{1}{6}$, par exemple, ce qui veut dire que son point r est situé à 6 pouces de l'œil, et qu'une lentille biconcave de 6 pouces de foyer réunit sur la rétine les rayons parallèles. On trouvera le verre qui conviendra dans la lecture à 1 pied par la formule suivante : $- \frac{1}{6} + \frac{1}{12} = \frac{1}{12}$. C'est un verre biconcave de 12 pouces qui sera le plus convenable.

La myopie est un trouble dans la réfraction de l'œil, aussi l'accommodation peut être conservée normalement dans ce cas. Toutefois il est bon de s'en assurer pour savoir dans quelle mesure on peut conseiller l'emploi des lunettes dans la vision des objets rapprochés. M. Donders a indiqué dans ce but une méthode que je vous conseille de mettre en usage. Il faut d'abord donner au malade des verres qui corrigent son anomalie de réfraction, sa myopie, c'est-à-dire, par exemple, qui lui permettent d'apercevoir nettement à 20 pieds le numéro 20 de Jaeger. Si nous supposons qu'avec le verre biconcave numéro 30 ces lettres sont nettement distinguées, nous en conclurons qu'à l'aide de ce verre nous avons reconstruit un œil normal. Nous chercherons alors quelle est la distance la plus rapprochée à laquelle le sujet puisse lire facilement avec ce verre le numéro 1 de l'échelle typographique. Si nous admettons que c'est à 8 pouces, nous aurons, par la formule déjà connue $A = \frac{1}{p} - \frac{1}{r}$, la valeur de cette accommodation : $r = \infty$ et $p = 8$ pouces : c'est donc $A = \frac{1}{8} - \frac{1}{\infty} = \frac{1}{8}$. On obtient, mais moins rigoureusement, l'étendue de l'accommodation en recherchant le point le plus éloigné r et le point le plus rapproché p auxquels le malade peut lire le numéro 1 de Jaeger. Soient $p = 4$ et $r = 8$ pouces; nous aurons $A = \frac{1}{p} - \frac{1}{r} = \frac{1}{4} - \frac{1}{8} = \frac{1}{8}$. Mais, dans ce dernier procédé, la convergence obligée des axes optiques au point le plus éloigné, c'est-à-dire à 8 pouces, empêche l'appareil de l'accommodation de se détendre complétement; aussi n'obtient-on pas très-bien l'expression absolue de la valeur cherchée.

Il est en tout cas nécessaire de donner les plus faibles verres avec lesquels le malade puisse voir de loin, et cela s'explique facilement. En effet, lorsqu'un individu porte des lunettes convenablement adaptées pour rectifier la vue des objets éloignés, il lui arrive de voir aussi des objets plus rapprochés ; dans ce dernier cas, si les lunettes sont trop divergentes, les images peuvent se faire en arrière de la rétine, et l'appareil de l'accommodation est obligé d'intervenir pour ramener ces images sur l'écran rétinien. Il faut tâcher que ces efforts d'accommodation soient le moins marqués possible, afin de ne pas fatiguer les yeux par des exercices continus ou souvent répétés d'une accommodation en excès.

Mais doit-on conseiller aux myopes de porter des lunettes pour travailler sur des objets rapprochés, comme dans la lecture et l'écriture. Tout cela dépend de la puissance d'accommodation : si cette puissance est bien conservée et s'il n'existe pas de désordres intra-oculaires graves, il n'y a point d'inconvénient à donner aux myopes des verres qui neutralisent complétement leur myopie; mais le myope doit savoir qu'il ne doit point, après avoir lu quelque temps avec ses lunettes, les mettre de côté pour lire en rapprochant beaucoup le livre des yeux. En effet, qu'arrive-t-il alors ? Le rapprochement du livre donne de plus grandes images et rend ces objets momentanément plus apparents, mais il commande de grands efforts d'accommodation et une fatigue qui tourne au profit du développement de la myopie. Il faut conclure de là que les myopes avec un peu d'amblyopie et un faible degré d'accommodation ne doivent point porter de lunettes pour lire ou écrire.

Permettez-moi d'ajouter quelques détails pratiques aux démonstrations théoriques qui précèdent. Ils sont très-importants à connaître pour l'application de tous les moyens destinés à modifier avantageusement la vision.

Les verres destinés aux myopes sont désignés par différents numéros depuis le numéro 1 jusqu'aux numéros 48, 50 et 60. Ces numéros représentent les distances focales principales de ces verres exprimées en pouces de Paris. Les verres sont biconcaves, plan-concaves et ménisques concaves. On les désigne sous le nom de verres négatifs, et, pour les distinguer, on fait précéder leur numéro du signe — .

Les deux verres d'une lunette binoculaire doivent toujours avoir une même distance focale. Dans le cas où la myopie existe à des degrés différents dans les deux yeux, il faut prendre pour mesure la distance de la vision de l'œil qu'on suppose devoir servir plus particulièrement pour la vision des objets éloignés; en général, c'est l'œil le moins myope. On n'arrive pas à un bon résultat, si l'on veut donner des verres appropriés à la myopie de chacun des yeux. L'œil le plus myope est, en effet, supprimé le plus souvent dans la vision binoculaire des objets éloignés; et en corrigeant cette différence de réfraction des deux yeux par des verres différents, la vue est troublée par la moindre différence des images. Il n'est guère plus convenable d'employer des verres dont la longueur focale est égale à la moitié de la somme des distances du point r pour chaque œil; les verres sont alors trop faibles pour un œil et trop forts pour l'autre.

Les lunettes doivent toujours être binoculaires, et supportées par des branches qui les rendent immobiles et les fixent solidement le plus près possible de l'œil, de façon que les axes des deux lentilles correspondent presque aux axes optiques dans la vision des objets éloignés. Les verres seront bien centrés et leur surface fera un angle droit avec le prolongement de l'axe optique; de plus ils seront assez grands pour couvrir la pupille dans les mouvements de latéralité du globe oculaire.

Les centres des verres devront correspondre aux sommets des cornées; car, dans le cas contraire, il n'y aurait que les rayons

lumineux ayant traversé la partie latérale du verre qui pénétre-
raient dans l'œil; et ces parties latérales agissent sur les rayons
lumineux à la manière des prismes. Les troubles qui en résultent
sont d'autant plus prononcés, que les verres sont plus forts. Les
images rétiniennes sont alors brisées, ou bien doubles; le malade
peut les fusionner, mais ce fusionnement est rendu difficile, à
cause de la portion latérale des deux images rétiniennes; il
produit un degré de convergence des axes optiques qui n'est pas
en harmonie avec l'état d'accommodation des yeux, et l'asthénopie en est la conséquence.

Il faudrait donc calculer exactement pour chaque individu la
distance du sommet des cornées, et placer les centres des deux
lentilles à une distance égale. Mais les lunettes ne sont pas
employées pour une seule distance, et les axes optiques changent
de direction pour chaque distance de l'objet. Pour remédier à
cet inconvénient, il faudrait alors rapprocher ou écarter les
verres, suivant le mouvement correspondant des axes. Les limites
entre lesquelles oscille cette distance des verres entre eux sont
larges pour les verres faibles et étroites pour les verres forts,
mais dans ce cas assez étroites pour rendre impraticable l'emploi des mêmes verres pour de grandes et de petites distances.
Aussi les centres des lunettes destinées à la vision d'objets éloignés
doivent-ils être plus écartés que les centres des lunettes qui sont
employées pour la vision rapprochée. Et si dans de hauts degrés
de myopie, les mêmes lunettes peuvent servir dans la vue de
loin et pour la lecture, sans qu'il y ait de fatigue, cela tient à ce
que le malade n'emploie qu'un œil dans la vision rapprochée.

Pour réduire autant que possible la déviation prismatique, les
surfaces des verres de lunettes devront en outre être disposées
dans un même plan vertical pour les lunettes servant à la vision
éloignée, tandis que, dans le cas contraire, les surfaces doivent
former un angle proportionné au degré de convergence des axes
optiques. Voilà, messieurs, quelques détails de construction de
lunettes que je vous engage à étudier, car vous rencontrerez
souvent dans la pratique des accidents dus à d'énormes défauts
dans la disposition de ces instruments.

B.—*Hypermétropie.*

L'hypermétropie est une anomalie de la réfraction de l'œil, dans lequel le foyer des rayons lumineux parallèles se fait en arrière de la rétine. Cela est dû, soit à un raccourcissement de l'axe optique, soit à une faiblesse dans l'indice de réfraction des milieux réfringents. Cet état est l'opposé de la myopie, car chez le myope les rayons lumineux qui arrivent à l'œil parallèlement se rencontrent en avant de la rétine, soit à cause d'un allongement de l'axe optique, soit par un indice de réfraction trop fort des milieux. En résumé, le myope a un foyer pré-rétinien, et l'hypermétrope un foyer post-rétinien.

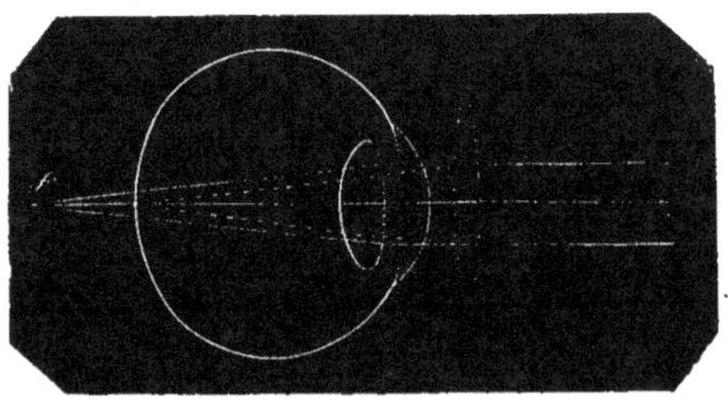

Fɪɢ. 63. — Œil hypermétrope. — Axe optique d'environ 19^{mm}.

Cet état de l'œil, décrit avec soin par M. de Graefe (1), est assez commun, et occasionne souvent cette espèce de fatigue oculaire connue sous le nom d'*asthénopie*. On l'a désigné d'abord par les mots d'*hyperpresbyopie*, d'*hypéropie*, parce qu'on croyait dans ce cas à une presbyopie exagérée ; mais il est préférable de lui appliquer l'expression d'*hypermétropie* employée par M. Donders. En effet, l'hypermétropie (ὑπέρ, sur ; μέτρον, mesure) n'est point un degré plus avancé de la presbyopie, c'est une disposition de l'œil dans laquelle les rayons lumineux parallèles vont au delà de la mesure, qui est la rétine ; et comme vous le verrez plus tard, c'est un état différent de la presbyopie, qui peut, du reste, se montrer dans un œil hypermétrope comme dans un œil myope.

(1) *Archiv für Ophthalm.*, t. II, p. 179.

Si l'œil hypermétrope n'est pas assez réfringent pour faire converger sur la rétine des rayons parallèles, il est encore moins bien disposé pour y réunir des rayons divergents ; ce sont des rayons convergents qui peuvent seuls convenir dans ce cas pour former un foyer rétinien. Vous voyez déjà que les lentilles biconvexes doivent seules servir à corriger cette anomalie de la réfraction oculaire.

On peut artificiellement faire d'un œil normal un œil hypermétrope, en plaçant devant lui une lentille biconcave. En effet, si un œil normal regarde des objets situés à une grande distance, les rayons émanant de ces objets arriveront parallèles à la lentille, qui les rendra divergents et leur fera faire foyer en arrière de la rétine.

L'œil hypermétrope, considéré en dehors de tout acte d'accommodation, est véritablement impropre à la vision nette, si son hypermétropie est un peu notable. En effet (fig. 64), nous venons de voir que les rayons lumineux parallèles R, R, émanés d'objets situés à l'infini, font leur foyer en arrière de la rétine en f ; c'est déjà là une cause de trouble visuel, puisque, si l'accommodation n'intervient pas, ces objets ne seront perçus que par des cercles de diffusion. Mais je suppose que l'objet que nous voulons voir se

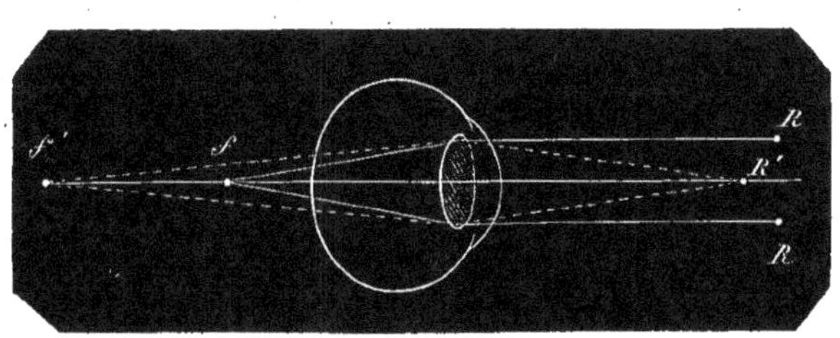

Fig. 64. — Des rapports du foyer post-rétinien avec la position d'un objet devant l'œil hypermétrope.

rapproche de l'œil en R'. Qu'arrive-t-il alors ? Il se fait ce que nous voyons se produire dans les foyers conjugués des lentilles, c'est-à-dire qu'à mesure que l'objet se rapproche de l'œil, le foyer post-rétinien s'écarte de la rétine en f'. Dans l'œil myope le foyer est en avant de la rétine, et l'objet se rapprochant, il y a une certaine distance de l'objet pour laquelle le foyer arrive à se faire sur la rétine sans aucun effort d'accommodation ; mais pour l'œil hypermétrope dans les mêmes conditions, jamais le foyer ne se trouvera sur la rétine. Si vous examinez la figure 64, vous vous rendrez facilement compte de la marche des choses à ce point de vue. J'étais donc, messieurs, parfaitement fondé à vous dire que l'œil hypermétrope, considéré comme un instrument dioptrique, est absolument impropre à la vision sans le secours de l'accommodation active. Supprimez ce pouvoir d'accommodation, et vous produirez la cécité. Du reste, cette puissance d'accommodation doit être d'autant plus forte, que le pouvoir réfringent de l'œil est plus faible et que l'objet est plus rapproché.

La nécessité à laquelle est condamné l'œil hypermétrope de s'accommoder pour voir nettement tous les objets, ne permet pas d'abord de comprendre comment s'effectue la vision d'ensemble. Cette espèce de vision existe cependant chez l'hypermétrope comme dans l'œil normal pour les objets éloignés. C'est que l'œil hypermétrope distingue des objets qui font seulement sur la rétine des cercles de diffusion, à la condition que ces cercles seront petits. Nous savons, d'autre part, que dans les lentilles à très-court foyer, comme l'œil, le foyer ne se déplace que très-peu pour un déplacement même assez considérable de l'objet, et si vous vous rappelez ce que je vous ai déjà dit dans une leçon précédente, à propos des cercles de diffusion et des calculs de Listing, vous comprendrez facilement le développement de ces idées, et la possibilité pour l'œil hypermétrope de voir encore plus ou moins nettement un ensemble d'objets éloignés.

Dans l'hypermétropie, les images rétiniennes sont plus petites que dans l'œil normal, et, à plus forte raison, que dans l'œil myope, pour une même distance de l'objet. Ce fait est une conséquence de la brièveté de l'axe optique dans l'hypermétropie. En effet, le centre optique, situé près de la face postérieure du cristallin, est plus rapproché de la rétine dans l'hypermétropie, et il en résulte que, dans ce cas, les axes secondaires passant par les extrémités d'un objet rencontrent cette membrane lorsqu'ils offrent un moindre degré d'écartement que dans l'œil normal et l'œil myope, l'angle visuel restant le même.

La faculté de réunir sur la rétine des rayons convergents n'appartient pas exclusivement à l'œil hypermétrope. On trouve des yeux normaux qui, non-seulement voient bien de près ou à distance, mais encore peuvent relâcher leur pouvoir d'accommodation dans une étendue assez grande, pour amener sur la rétine le foyer de rayons convergents ; ces yeux peuvent alors voir nettement à distance, en regardant à travers des verres lé-gèrement convexes. On a donné à cette sorte d'accommodation négative le nom d'*hypermétropie facultative*.

Je viens de vous parler de l'hypermétropie absolue, mais on observe bien plus souvent une hypermétropie latente, qui reste cachée tant que l'accommodation est assez puissante pour im-primer aux rayons lumineux la convergence qui leur fait défaut pour former un foyer rétinien. Cette hypermétropie latente est une cause assez fréquente de troubles visuels, par suite de l'usage exagéré de l'accommodation. Si, en effet, on représente par 1 l'effort de l'accommodation pour un œil normal à une distance déterminée, l'effort d'accommodation pour un œil hypermétrope et à la même distance, sera représenté par $1 + \frac{1}{2}$ ou $1 + \frac{2}{3}$ et même 2, suivant le degré de l'hypermétropie.

L'hypermétropie peut être quelquefois soupçonnée à la simple vue de l'œil malade, avant tout examen approfondi. Ainsi, M. Donders prétend que chez l'hypermétrope l'œil est plus petit qu'à l'état normal et aplati à sa face antérieure; qu'il ne remplit pas tout à fait la cavité orbitaire; que l'on peut constater un cer-tain vide, surtout à l'angle externe de l'œil, et que la surface an-térieure de la sclérotique ne présente qu'une faible courbure avec incurvation rapide à l'équateur. On voit bien cela au côté externe de l'œil, quand celui-ci est, autant que possible, tourné en dedans; la chambre antérieure est alors peu profonde et la pupille très-petite.

L'hypermétropie s'annonce par des troubles visuels assez mar-qués. Si la vision éloignée est encore assez distincte, il n'en est pas de même de la vision rapprochée : le point le plus rapproché de la vision distincte est à une distance plus grande que pour l'œil normal, et lorsque l'hypermétrope regarde des objets rapprochés, il éprouve au bout de peu de temps une tension excessive dans la région sus-orbitaire, de la céphalalgie; ses yeux se brouillent et se remplissent de larmes; enfin la vision devient confuse, et le malade est forcé d'abandonner son travail. Les troubles de l'accommodation ne se montrent guère que de trente à quarante ans, car plus tôt il existe ordinairement une grande puissance d'accommodation qui corrige une hypermétropie souvent même assez forte.

Très-souvent l'hypermétrope, qui corrige par une forte accommodation son trouble visuel dans l'examen des objets rapprochés, ne vient pas réclamer les conseils du médecin. Il s'aperçoit bien qu'il ne voit pas très-nettement de loin; mais comme peu de professions exigent une adaptation de la vue pour des objets éloignés, et que, d'ailleurs, on n'est pas aussi difficile pour la vision d'objets éloignés que pour celle d'objets rapprochés, il en résulte que l'hypermétropie latente nous échappe souvent.

L'hypermétropie conduit aussi à un changement très-notable dans la direction des axes optiques, à un strabisme convergent dont je vais essayer de vous faire comprendre l'origine. Un œil hypermétrope voulant corriger son anomalie visuelle cherche à augmenter outre mesure sa puissance d'accommodation. Or, cet effort exagéré d'accommodation provoque à son tour une convergence exagérée du muscle droit interne. D'abord cette contraction est transitoire, et le strabisme ne vient qu'au moment où le sujet veut voir sans lunettes des objets fins et rapprochés; mais peu à peu ce strabisme dure plus longtemps et devient fixe, permanent. On peut artificiellement produire cette sorte d'hypermétropie, si l'on place devant un œil normal dirigé vers un objet éloigné un verre concave; on en fait, comme je vous l'ai déjà dit, un œil hypermétrope, et pour ramener sur la rétine le foyer post-rétinien des rayons lumineux émanés de cet objet, il faudra, soit un effort d'accommodation, soit l'emploi d'un verre convexe. Si le verre biconcave est faible, un certain effort d'accommodation surmonte facilement cette hypermétropie artificielle; mais si l'on emploie un verre concave fort, l'œil ne peut plus surmonter, par un simple effort d'accommodation, l'hypermétropie acquise, et se dévie alors en dedans pour augmenter ainsi son pouvoir d'accommodation, et de là un strabisme temporaire et artificiellement provoqué, qui ressemble à celui de l'hypermétropie.

Ce strabisme hypermétropique n'est pas rare chez les enfants de trois à quatre ans, lorsqu'ils cherchent à voir nettement des objets rapprochés. Leur hypermétropie n'est pas toujours très-forte; on la voit quelquefois représentée par $\frac{1}{40}$, mais elle peut grandir jusqu'à $\frac{1}{10}$.

L'hypermétropie, moins fréquente que la myopie, est cependant encore assez commune; parfois héréditaire, elle est souvent acquise, comme après l'opération de la cataracte par extraction, ou dans certaines atrophies générales du globe consécutives à des lésions choroïdo-rétiniennes. L'extraction de la cataracte diminue très-notablement la réfringence des milieux, et rejette ainsi en arrière de la rétine le foyer des rayons parallèles. On remarque plus souvent cette affection chez les individus des villes que chez les campagnards; mais cette différence est plus apparente que réelle, parce que les individus des campagnes n'exercent pas autant que ceux des villes la vision pour des objets rapprochés.

La méthode que vous devrez employer pour déterminer le degré de l'hypermétropie est des plus simples, et elle vous conduira facilement à indiquer le verre le plus convenable pour corriger ce vice de la réfraction. Pour cela, vous placerez le sujet à observer à 20 pieds du numéro 20 de l'échelle typographique de Jaeger, et vous l'engagerez à lire les mots que porte ce numéro. A cette distance de 20 pieds, les rayons lumineux qui partent des différents points de ces caractères peuvent être considérés comme sensiblement parallèles. En général, un individu atteint d'une hypermétropie faible lira bien le numéro 20 à 20 pieds, mais il verra bien moins distinctement le numéro 19; il faut alors placer devant l'œil qu'on examine un verre convexe faible des numéros 50 à 40. Si, dans ces conditions, la vision s'améliore, si l'observé lit très-nettement le numéro 20, et lit couramment les numéros 19 et même 18, il faut en conclure que ce sujet est hypermétrope. Vous chercherez ensuite quel numéro des verres convexes rendra la vision plus nette, et le numéro trouvé exprimera le degré de l'hypermétropie apparente. Si ce numéro est 16, par exemple, on dira que l'hypermétropie $= \frac{1}{16}$, c'est-à-dire qu'il manque à la lentille oculaire un ménisque convergent d'un numéro 16 pour corriger ce défaut de la réfraction.

Mais si vous faites l'expérience dans les conditions que je viens de vous rappeler, et si vous conseillez au sujet observé de porter définitivement des verres numéro 16, vous n'arriverez souvent qu'à un résultat insuffisant. En effet, votre hypermétrope, après avoir pendant quelque temps fait usage de verres numéro 16, reviendra vous trouver pour vous dire qu'à la vérité sa vision est améliorée, mais que toutefois ses lunettes ne lui donnent pas une satisfaction complète, car elles ne lui permettent pas de travailler longtemps sans se fatiguer. Que s'est-il donc passé dans ce cas? La chose est, messieurs, assez facile à expliquer, et la fatigue oculaire provient d'une insuffisance d'action des lunettes, qui sont trop faibles.

L'œil hypermétrope s'habitue facilement à un excès d'accommodation, à une tension exagérée et permanente de son muscle ciliaire, mais il ne peut pas supprimer tout de suite cet excès d'accommodation, même lorsque le défaut de puissance réfringente de son œil est compensé par une lentille biconvexe numéro 16. Or, pour avoir une exacte mesure de la lentille biconvexe qui convient dans ce cas, il faut supprimer l'accommodation de l'œil, et, cette suppression faite, chercher à corriger alors le seul défaut de la réfraction. Vous devrez donc paralyser l'agent de l'accommodation, et pour cela vous instillerez dans l'œil quelques gouttes d'une forte solution de sulfate d'atropine (0^{gr},20 pour 30 grammes). L'action complète du mydriatique sera produite au bout de deux heures, et alors le malade ne pourra plus du tout lire sans verres biconvexes le numéro 20 de Jaeger, à 20 pieds; ce que pourrait faire un œil normal, après la suppression de l'accommodation, puisque, à cette distance, les rayons lumineux émanés des différents points du numéro 20 peuvent être considérés comme parallèles. Toutefois M. Donders pense aussi qu'après l'instillation de l'atropine, l'œil normal devient légèrement hypermétrope, et que la vision des objets éloignés est rendue plus nette si l'œil est armé de verres convexes de 80 à 60 pouces de foyer. Mais, quoi qu'il en soit, chez le malade supposé, vous trouverez une différence très-grande entre le degré d'hypermétropie que vous avez constaté avant l'instillation de la belladone et celui que vous constaterez après celle-ci : ainsi, tandis que dans le premier examen, le malade pouvait lire le numéro 20 de Jaeger avec un verre convexe numéro 16, il lui faudra maintenant un verre convexe du numéro 8, par exemple. La différence qui existe entre les numéros 8 et 16 exprimera l'effort d'accommodation de l'hypermétrope armé du verre biconvexe numéro 16. Cette différence est surtout prononcée chez les jeunes gens.

La vision, chez l'hypermétrope, ne se faisant, ainsi que je vous l'ai dit, qu'à grand renfort d'accommodation, vous ne devrez pour cette raison n'instiller du sulfate d'atropine que dans un seul œil à la fois, afin de ne pas aveugler votre malade pendant quelques jours, ce qui arriverait, si vous faisiez l'expérience en même temps sur les deux yeux.

Mais, après avoir constaté de la sorte le verre qui corrige le mieux l'hypermétropie absolue, après avoir établi que ce verre est dans le cas supposé le numéro 8, obtiendrez-vous avec ce verre biconvexe un soulagement immédiat ? Assurément, non. C'est que l'œil est habitué à se *suraccommoder*, et qu'il ne se place pas tout de suite dans un repos complet.. Il faut alors accoutumer les yeux à dés verres de plus en plus forts. C'est ainsi que, pour une hypermétropie de $\frac{1}{16}$ avant l'atropine et de $\frac{1}{8}$ après l'atropine, on donnera d'abord des verres des numéros 18 ou 20, puis 16, 14, 12, et enfin le numéro 8, qui, au début, eût été trop fort pour la vision d'objets éloignés et même rapprochés. Il faut n'arriver que peu à peu à l'emploi de ces derniers verres ; quelques semaines, quelques mois même doivent s'écouler avant que le malade porte les verres les plus forts; on doit même, dans un bon nombre de cas, lui conseiller de prendre d'abord des verres plus faibles que ceux qui corrigent son hypermétropie avant l'atropine. C'est en agissant de la sorte qu'on arrive sans fatigue à donner le numéro convenable au malade.

L'hypermétropie est un trouble de la réfraction qui peut exister avec une puissance normale d'accommodation, dont vous devrez, messieurs, chercher à constater le degré. Du reste la chose est des plus simples. On commence par donner à l'œil hypermétrope un verre qui corrige complétement son degré d'hypermétropie, puis cela fait, on recherche le point le plus rapproché auquel cet œil puisse lire le numéro 1 de Jaeger. Supposons qu'avec le verre biconvexe numéro 8 le malade puisse lire le numéro 1 de Jaeger jusqu'à 5 pouces, nous dirons que $p = 5$ pouces, et que $r = \infty$, puisque le verre numéro 8 a ramené cet œil hypermétrope aux conditions de la vision normale. Nous aurons alors par la formule déjà connue $A = \frac{1}{p} - \frac{1}{r} = \frac{1}{5} - \frac{1}{\infty} = \frac{1}{5}$. Cette étendue d'accommodation est donc $\frac{1}{5}$.

On peut chercher l'étendue de l'accommodation avec le verre qui a neutralisé complétement l'hypermétropie, mais nous venons de voir que l'œil ne s'habitue à ce verre que lentement, au bout de quelques semaines, de quelques mois même. Si l'on veut obtenir la détermination du pouvoir d'accommodation plus vite, c'est-à-dire dès que l'action de l'atropine est épuisée, environ huit jours après son emploi, voici comment on doit s'y prendre : supposons qu'avant l'emploi de l'atropine un verre numéro 16 ait été nécessaire pour faire lire nettement le numéro 20 de Jaeger, et qu'après l'atropine on ait dû employer un verre numéro 8, on prendra alors pour faire l'expérience proposée un verre intermédiaire, le numéro 12 par exemple, et l'on agira comme je l'ai dit plus haut.

Ce sont là, messieurs, des méthodes très-simples et qui suffisent dans la plupart des cas.

Je vous ai dit que l'œil hypermétrope, comme l'œil normal et comme l'œil myope, pouvait devenir presbyte. Je vous mon-

trerai plus tard le moyen de déterminer exactement le degré de
la presbyopie dans cet œil hypermétrope ; je me borne à vous
dire aujourd'hui que vous reconnaîtrez le développement de la
presbyopie quand l'œil hypermétrope, convenablement corrigé
par un verre biconvexe et pouvant alors très-nettement distinguer à 20 pieds les caractères numéros 20 et même 19 de Jaeger,
ne pourra lire qu'à 12 et 14 pouces le numéro 1 de Jaeger,
qu'un œil normal lit à 8 pouces. Mais nous reviendrons plus tard
sur ce défaut de l'accommodation (*presbyopie*) qui complique le
défaut de la réfraction (*hypermétropie*).

Les hypermétropes ne prennent guère de lunettes pour
voir de loin, ils ne s'en servent que pour la vision rapprochée ;
mais lorsque l'hypermétropie existe à un très-haut degré, et surtout lorsqu'elle est compliquée de presbyopie, les malades doivent
prendre deux paires de lunettes, l'une faible pour la vision d'objets éloignés, l'autre forte pour la vision d'objets rapprochés. Cependant il convient de recommander à tous les hypermétropes
de porter toujours des lunettes, même pour voir de loin ; c'est le
moyen de ne pas fatiguer leur appareil d'accommodation en lui
donnant une tension exagérée.

Je termine ce que j'ai à vous dire de l'hypermétropie, en
appelant votre attention sur un développement presque normal
de l'hypermétropie à une certaine époque de l'existence.
M. Donders a remarqué que de très-bonne heure le point le plus
rapproché de la vue distincte s'éloigne de l'œil, mais que le
point le plus éloigné reste fixe. Or, à partir de cinquante à cin-
quante-cinq ans la vision des objets éloignés n'est plus aussi nette
qu'auparavant, l'œil devient un peu hypermétrope, et cela s'explique sans doute par un certain aplatissement du cristallin, ce
qui diminue la réfringence des milieux. Cette hypermétropie
ne va guère au delà de $\frac{1}{24}$, c'est-à-dire qu'un verre numéro 24
suffit à corriger cette diminution du pouvoir réfringent de l'œil
dans la vision des objets éloignés.

Vous venez d'étudier avec moi les deux principaux troubles de
la réfraction de l'œil, la *myopie* et l'*hypermétropie*, nous allons
les retrouver maintenant réunis ou combinés isolément avec une

disposition normale d'une certaine partie de l'œil, dans ce trouble visuel qu'on désigne sous le nom d'*astigmatisme*.

C. — *Astigmatisme*.

Nous avons examiné les anomalies de la réfraction dues à un excès ou à un défaut de puissance réfringente du système dioptrique de l'œil, considéré dans son ensemble; mais il existe une autre anomalie de la réfraction qui donne également naissance à des troubles visuels, et qui résulte d'une inégalité de puissance réfringente entre les divers *méridiens* de l'œil ou entre les divers *secteurs d'un de ces méridiens*.

On désigne sous le nom de méridien de l'œil l'intersection du globe oculaire par un plan passant par l'axe optique. Si ce plan est vertical, on l'appelle le *méridien vertical* de l'œil, et *méridien horizontal* dans le cas où le plan est horizontal. Le secteur d'un méridien est un arc de ce méridien.

C'est M. Donders qui a le premier analysé avec soin la puissance réfringente des divers méridiens de l'œil, et c'est lui qui a bien constaté que cette puissance réfringente n'est pas toujours égale pour tous les méridiens, c'est-à-dire que les rayons lumineux passant par un méridien déterminé, le vertical par exemple, se réunissent en avant ou en arrière du point de réunion des rayons lumineux traversant un méridien opposé, le méridien horizontal. On peut facilement s'assurer de ce fait par une expérience très-simple, en plaçant devant l'œil la fente d'une lunette dite sténopéique. Cette lunette est formée par un segment de cylindre bouché à l'une de ses extrémités par une plaque noire dans l'épaisseur de laquelle existe une fente longitudinale de 1 millimètre de largeur. Or, en regardant un objet à travers cette fente dirigée tour à tour suivant les divers méridiens de l'œil, on constate que le point de la vision distincte n'est plus à la même distance dans les différents cas: ainsi le degré de réfringence du méridien vertical n'est pas le même que celui du méridien horizontal.

M. Donders, poussant plus loin l'analyse, a admis que non-seulement les méridiens de l'œil n'avaient pas une puissance réfringente égale, mais encore que celle-ci variait pour les divers secteurs d'un même méridien. Cette différence dans la réfraction des méridiens ou des divers secteurs d'un même méridien constitue ce qu'on nomme l'*astigmatisme* (α privatif et στίγμα point). L'astigmatisme est donc une anomalie de la réfraction et dépend de la myopie ou de l'hypermétropie de l'un des méridiens ou des divers secteurs d'un même méridien. Lorsqu'il existe une différence de réfraction dans les divers secteurs d'un même méridien, l'*astigmatisme* est *irrégulier*, il ne peut pas être corrigé par des verres convenables, et c'est à lui que M. Donders attribue la polyopie monoculaire. L'*astigmatisme régulier*, celui qu'on désigne généralement par le mot astigmatisme, et le seul dont nous devons nous occuper ici, consiste en une différence dans la réfraction des méridiens principaux. Cette différence peut exister entre tous les méridiens, mais elle est peu prononcée entre des méridiens voisins, et augmente graduellement à mesure que les méridiens sont plus éloignés, pour atteindre son maximum lorsque les méridiens sont perpendiculaires entre eux. Il résulte de là qu'on doit chercher surtout le degré de réfringence des méridiens horizontaux et verticaux.

L'astigmatisme régulier, signalé pour la première fois par Th. Young, et ensuite par l'astronome anglais Airy, n'est pas un fait rare, ainsi qu'on l'avait cru jusqu'à ce jour ; c'est au contraire un fait presque normal. L'astigmatisme, en effet, se rencontre dans le plus grand nombre des yeux, et son absence peut être considérée comme une exception ; seulement, il existe le plus souvent à un degré très-peu prononcé qui ne nuit en rien à la netteté de la vision.

Vous pourrez vous assurer de l'existence de ce léger degré d'astigmatisme normal en répétant l'expérience suivante : faites regarder deux fils, l'un vertical, l'autre horizontal, se croisant dans un même plan, ou mieux un tableau comme celui que vous voyez ci-contre, il arrivera le plus souvent qu'on ne pourra pas voir distinctement à la même distance les barres verticales et les barres horizontales. La plupart des yeux voient nettement les

lignes horizontales à une distance plus courte que les lignes verticales, c'est-à-dire qu'un méridien est très-légèrement myope par rapport à l'autre ; mais tout cela est une sorte d'astigmatisme normal dont nous ne nous apercevons pas. L'astigmatisme est anomal lorsqu'il détermine certains troubles de la vision, ainsi lorsque des lignes de même longueur mais de directions opposées ne paraissent pas également longues et qu'un carré semble un rectangle. La vision de lignes situées dans un même plan et dans des directions diverses est aussi sensiblement troublée, et c'est ainsi que les lettres capitales romaines qui résultent de lignes verticales et horizontales placées dans un même plan ne peuvent être vues avec netteté par un œil astigmatique. Un point lumineux n'est pas non plus vu distinctement ; les rayons qui en émanent ne se réunissent plus avec exactitude sur la rétine, et lorsque l'œil est accommodé pour que la vision soit aussi nette que possible, ce point lumineux est vu sous la forme d'un petit cercle, car il se forme sur la rétine une tache de dispersion ronde due à l'intersection par cette membrane des rayons lumineux disposés en un cône dont le sommet se trouve en avant ou en arrière d'elle. L'œil étant ainsi accommodé, si l'on place alternativement devant lui un verre légèrement concave, puis un autre légèrement convexe, de manière à faire alterner une myopie et une hypermétropie légères, ce point lumineux apparaîtra, dans les deux cas, sous forme d'une ligne, et ces lignes auront une direction perpendiculaire l'une à l'autre. En agissant ainsi on exagère la différence qui existe entre la puissance réfringente des deux méridiens (1). Ce phénomène est propre à l'astigmatisme, et la direction des lignes que forme alors la tache de dispersion indique celle des méridiens qui diffèrent le plus dans leur pouvoir réfringent. Ces méridiens, comme nous l'avons dit plus haut, sont perpendiculaires l'un à l'autre, et ce sont ordinairement le méridien horizontal et le vertical.

Th. Young avait placé le siége de l'astigmatisme dans le cristal-

---

(1) Nous renvoyons, pour plus de détails sur ce sujet, à l'ouvrage de M. Donders : *L'astigmatisme et les verres cylindriques*, traduit par M. Dor.

lin; Chez lui, en effet, l'astigmatisme persistait si, plongeant la cornée dans l'eau, il remplaçait son action par celle d'une lentille convexe. Derniérement, M. Warthon Jones a assigné pour cause l'asymétrie de la cornée, mais il n'a donné cette explication que comme une simple hypothèse. L'ophthalmomètre de M. Helmholtz, permettant de mesurer les images réfléchies à la surface de la cornée avec une précision d'un centième de millimètre, offrait un moyen de mesurer le rayon de courbure des divers méridiens de la cornée. En effet, connaissant l'étendue sur un miroir convexe de l'image d'une surface lumineuse située à une distance déterminée, il est facile d'en déduire le rayon de courbure de ce miroir. MM. Donders et Knapp ont fait des mensurations nombreuses d'images réfléchies sur les différents points de la cornée, et il résulte de leurs expériences que la cornée n'offre pas le même rayon de courbure dans les divers méridiens, que les méridiens dont les rayons diffèrent le plus sont perpendiculaires entre eux, que ces méridiens sont ordinairement les méridiens horizontal et vertical, et que c'est presque toujours au méridien vertical que correspond le maximum de courbure. De là, deux variétés d'astigmatisme suivant son siége : l'*astigmatisme cornéen* et l'*astigmatisme cristallinien.*

Ces deux formes d'astigmatisme peuvent exister isolément et se compliquer. Elles peuvent aussi être congénitales ou acquises. L'astigmatisme succède alors, suivant qu'il est cornéen ou cristallinien, à des ulcérations de la cornée qui ont altéré sa forme, ou à la luxation du cristallin.

L'astigmatisme a été divisé en astigmatisme cornéen et cristallinien au point de vue du siége ; mais une division beaucoup plus importante est celle qui est basée sur la différence de puissance réfringente des deux méridiens. Prenons le cas le plus simple, en admettant que pour l'un des méridiens la réfraction est normale, et que le méridien opposé, c'est-à-dire perpendiculaire au premier, est fortement ou myope ou hypermétrope. Il résulte de là deux formes différentes d'astigmatisme, l'*astigmatisme myopique simple,* que M. Donders désigne par la formule A*m,* et l'*astigmatisme hypermétropique simple* (A*h*).

Les deux méridiens peuvent être myopes, mais alors à des degrés différents, et cette variété a reçu le nom d'*astigmatisme myopique composé* (M + A*m*). Si les deux méridiens sont hypermétropes, toujours à des degrés différents, cette forme prendra le nom d'*astigmatisme hypermétropique composé* (H + A*h*). Enfin, si l'un des deux méridiens étant myope, l'autre est hypermétrope, l'astigmatisme sera *mixte avec myopie prédominante* (A*mh*), ou avec *hypermétropie prédominante* (A*hm*). Telles sont les différentes formes que peut présenter l'astigmatisme, et pour les déterminer exactement, il faudra rechercher la direction des méridiens principaux et mesurer le pouvoir réfringent de chacun d'eux.

L'existence de l'astigmatisme est, comme nous l'avons vu, facile à établir en faisant regarder des lignes noires, verticales et horizontales tracées sur un carton, et en constatant qu'elles ne sont pas vues également noires à la même distance. Quant à la direction des méridiens, M. Donders la trouve dans la forme des taches de dispersion qui résultent de l'intersection par la rétine des faisceaux lumineux qui font foyer soit en avant soit en arrière de cette membrane, et il procède dans cette recherche de la manière suivante : il fait fixer au malade un trou percé dans un volet et ayant de 5 à 10 millimètres de diamètre (2 à 4 millimètres pour une distance de 10 à 15 pieds), tandis qu'à l'aide de verres concaves ou convexes, il fait alterner une myopie et une hypermétropie légères. On obtient ainsi généralement, même pour un œil normal, un allongement de l'image de dispersion dans deux directions opposées qui indiquent le maximum et le minimum de courbure de la cornée ; mais ce fait est surtout frappant dans les cas d'astigmatisme anomal.

Connaissant la direction des deux méridiens principaux, c'est-à-dire du maximum et du minimum de courbure de la cornée, il nous reste à déterminer l'état réfringent de ceux-ci. Dans ce but, on place devant l'œil une lunette sténopéique dont la fente est dirigée dans la direction de l'un des méridiens, puis, à l'aide d'une échelle typographique, en examinant à 20 pieds, par exemple, le numéro 20 du livre de Jaeger, on s'assure, comme dans la recherche de la myopie et de l'hypermétropie, si la distance de la vision distincte est normale, et, dans le cas contraire, quel est le numéro du verre positif ou négatif nécessaire pour ramener la vision distincte à cette distance normale. Ce numéro exprime alors le degré de myopie ou d'hypermétropie du méridien. On répète l'expérience pour l'autre méridien, et l'on a ainsi les éléments nécessaires pour indiquer quelle est la forme d'astigmatisme. Le degré d'astigmatisme est exprimé par la différence de réfraction des deux méridiens principaux.

Mais comment remédierons-nous aux troubles de l'astigmatisme? Parmi les rayons lumineux qui arrivent à l'œil astigmatique, les uns se réunissent exactement sur la rétine, tandis que les autres se réunissent en avant ou en arrière de cette membrane; il faut donc agir seulement sur les derniers, les rendre plus ou moins convergents, sans changer la direction des premiers. Eh bien! messieurs, les verres cylindriques nous permettent d'arriver à ce résultat.

Une lentille cylindrique ne produit, en effet, aucune déviation dans la marche des rayons lumineux qui passent par son axe, tandis que son action s'exerce sur les rayons lumineux qui ne passent pas par cet axe. Supposons un œil astigmatique, dont le méridien horizontal soit normal, que ferons-nous? Nous placerons devant cet œil un verre cylindrique dont l'axe sera dirigé horizontalement, et alors les rayons lumineux, passant par cet axe, ne subiront aucune réfraction, et comme le méridien horizontal de l'œil qu'ils traversent est normal, leur réunion se fera sur la rétine, mais les rayons lumineux situés en dehors de cet axe subiront, au contraire, l'influence du verre cylindrique, et si le numéro de ce verre est approprié au degré de l'astigmatisme, les rayons après réfraction feront leur foyer sur la rétine.

Ceci posé, il me reste à vous indiquer comment vous pourrez déterminer le numéro du verre cylindrique.

Les verres cylindriques sont, comme les verres sphériques, positifs ou négatifs. Les premiers rendent plus convergents les rayons qui ne passent pas par leur axe, les seconds, au contraire, les rendent plus divergents. Aussi emploierez-vous les

verres positifs pour le cas où vous aurez à remédier à l'hypermétropie d'un méridien, et les verres négatifs pour le cas où le
méridien anomal sera myope. Quant au numéro du verre, ces
lentilles étant désignées comme les verres sphériques par leur
rayon de courbure, exprimé en pouces de Paris, le numéro du
verre concave ou convexe qui corrige la vision du méridien
myope ou hypermétrope, lorsqu'on fait usage de la lunette sténopéique, indiquera le numéro du verre cylindrique qu'il faut
employer.

Ces verres cylindriques conviennent lorsque l'un des méridiens est normal et l'autre myope ou hypermétrope, c'est-à-dire
à ces formes d'astigmatisme désignées sous les noms d'*astigmatisme myopique simple* ou *hypermétropique simple.* Mais si
aucun des méridiens n'est normal, alors ces verres cylindriques
simples ne suffisent plus, et l'on a construit des verres bicylindriques et sphéro-cylindriques pour remédier aux troubles
visuels existant dans ces variétés d'astigmatisme.

Les verres bicylindriques ont deux surfaces courbes cylindriques, dont les axes sont perpendiculaires l'un sur l'autre; l'une
des surfaces est convexe, l'autre concave. Ces verres sont employés dans l'astigmatisme mixte, variété dans laquelle l'un des
méridiens est myope et l'autre hypermétrope. Le degré de myopie
du méridien myope exprime le numéro de la surface concave,
tandis que le degré d'hypermétropie de l'autre méridien exprime
le numéro de la surface convexe. L'axe de la surface concave sera
dans la direction du méridien hypermétrope, et *vice versâ* pour
l'axe de la surface convexe.

Les verres sphéro-cylindriques ont une surface sphérique et
l'autre cylindrique. Leur usage est indiqué dans les cas d'astigmatisme myopique ou hypermétropique composé. Ces surfaces seront convexes ou concaves suivant qu'il y aura hypermétropie ou myopie prédominante. Le numéro de la surface
sphérique sera indiqué par le degré de myopie ou d'hypermétropie du méridien qui en est atteint au plus faible degré,
tandis que le rayon de courbure de la surface cylindrique sera
indiqué par le degré de myopie ou d'hypermétropie du méridien

qui en est atteint d'une façon plus prononcée ; enfin l'axe du cylindre sera situé dans la direction du méridien qui est le moins myope ou hypermétrope.

Il est de la plus haute importance que les axes des lentilles cylindriques soient situés exactement dans la direction des méridiens principaux du système dioptrique de l'œil ; une petite déviation, surtout lorsque les verres sont forts, occasionne des troubles très-sensibles.

Lorsqu'il y a ectopie du cristallin, congénitale ou acquise, ce cristallin peut être si excentrique, qu'une portion de la pupille soit sans lentille oculaire. Dans ce cas, il y a un astigmatisme très-incommode, mais un astigmatisme irrégulier que les verres cylindriques ne corrigent nullement. Le meilleur moyen de corriger ce vice de conformation c'est de neutraliser avec des verres positifs l'hypermétropie existant dans la portion de la pupille où le cristallin fait défaut. On peut, en outre, rendre opaque une partie du verre de la lunette, afin d'intercepter ainsi les rayons qui devraient traverser le cristallin dévié. Mais lorsque le déplacement du cristallin est si faible, qu'il occupe encore tout le champ pupillaire, il en résulte de l'astigmatisme régulier, susceptible d'être amélioré par les verres cylindriques.

Je viens d'exposer assez longuement les différentes formes d'astigmatisme et les moyens de remédier aux troubles visuels qui en résultent ; mais si je suis entré ici dans des détails assez minutieux, c'est qu'il s'agit d'un sujet difficile, encore peu étudié et qui, pour être bien compris, demande tous ces développements.

HUITIÈME LEÇON.

Troubles de l'accommodation. — 1° Troubles iriens : *a*. Mydriase ; *b*. Myosis. — 2° Troubles cristalliniens et du muscle ciliaire ; *a*. Presbyopie. — Distinction entre l'hypermétropie et la presbyopie.—Conditions de la presbyopie. — Troubles visuels qu'elle détermine. — De la presbyopie survenant dans un œil normal, myope ou hypermétrope. — Altération du cristallin dans la presbyopie. — Formules pour exprimer le degré de presbyopie. — De l'emploi des verres biconvexes dans la presbyopie. — *b*. Paralysie du muscle ciliaire. — *c*. Spasme du muscle ciliaire. — 3° Troubles visuels dus à un défaut de convergence des axes optiques dans l'accommodation ; Asthénopie, diplopie. — Emploi des verres prismatiques.

·MESSIEURS,

L'accommodation de l'œil, pour la vision distincte aux diverses distances, est, comme je vous l'ai déjà dit, le résultat de trois actes se produisant simultanément, ce sont : 1° la diminution du diamètre de l'orifice pupillaire ; 2° l'augmentation dans la courbure des faces du cristallin sous l'influence de la contraction du muscle ciliaire ; 3° la convergence des axes optiques. A chacun de ces actes faisant défaut ou s'exécutant irrégulièrement, se rattachent des phénomènes pathologiques dont je veux vous entretenir aujourd'hui.

1° La diminution de la pupille ne se produit plus ou reste permanente : *mydriase* ou *myosis*.

2° Les changements dans les courbures du cristallin n'ont plus lieu, soit par un défaut de succulence du cristallin, qui est alors rebelle à l'action du muscle ciliaire (*presbyopie*), soit par suite d'une *atonie* ou d'une *paralysie du muscle ciliaire* qui ne se contracte plus ou se contracte d'une manière insuffisante ; ou bien ces changements peuvent se produire, mais d'une façon irrégulière (*spasme du muscle ciliaire*).

3° Les axes optiques ne convergent plus régulièrement, il y a, soit une *insuffisance d'action du muscle droit interne*, soit *un excès d'action de ce muscle*, par paralysie complète ou incomplète du muscle droit externe, et les troubles qui en résultent sont caractérisés par de l'*asthénopie* ou de la *diplopie*.

Nous allons étudier successivement chacun de ces phénomènes pathologiques, dont la réunion constitue l'ensemble des troubles de l'accommodation :

1° TROUBLES IRIENS.

A. — *Mydriase*.

Dans la mydriase, la pupille est dilatée, immobile, ou ne se meut que dans des limites très-étroites.

Vous constaterez, ainsi que je vous l'ai indiqué, la mesure de la dilatation pupillaire, et votre attention devra porter sur deux points : 1° sur le degré de mobilité de la pupille, et pour cela, vous exciterez la contraction de l'iris par l'excitant habituel de l'œil, la lumière, par des efforts d'accommodation et par la convergence des axes optiques ; 2° sur le degré de puissance d'accommodation conservée, ce que vous pourrez apprécier à l'aide de l'échelle typographique et des moyens que je vous ai indiqués pour mesurer l'étendue de l'accommodation.

La mydriase est une affection qui existe rarement seule, et qui le plus souvent accompagne un des autres troubles de l'accommodation, auxquels il est permis de rapporter l'affection de la vue.

B. — *Myosis*.

La pupille est alors réduite à ses limites les plus étroites et ne réagit plus guère par la lumière. Si on limite le champ visuel, on s'aperçoit alors que le malade ne distingue plus que certaines parties des gros objets et non leur totalité. L'éclat des images rétiniennes est diminué par suite du petit nombre de rayons lumineux qui pénètrent dans l'œil, et la vision en souffre. L'accommodation, qui est quelquefois troublée, peut cependant être conservée.

2° TROUBLES CRISTALLINIENS ET DU MUSCLE CILIAIRE.

A. — *Presbyopie.*

La presbyopie, dont je dois vous entretenir avec plus de détails, a été considérée pendant longtemps comme un trouble de la réfraction, opposé à la myopie parce que dans cette affection les images des objets rapprochés se font en arrière de la rétine. Mais nous savons maintenant que l'état opposé de la myopie est celui connu sous le nom d'hypermétropie que nous avons attribué à un raccourcissement de l'axe optique ou à un indice de réfraction trop faible des milieux de l'œil.

Si dans la presbyopie le foyer des rayons lumineux projetés par les objets rapprochés, se fait également en arrière de la rétine, ce n'est plus sous l'influence des mêmes causes que dans l'hypermétropie; c'est que le cristallin ne se trouve plus dans les conditions nécessaires pour une accommodation parfaite de l'œil aux diverses distances. Il s'est fait dans la lentille oculaire, sous l'influence de l'âge, un changement qui rend cet organe rebelle à l'action du muscle ciliaire, de telle sorte que ce cristallin ne peut plus augmenter dans son diamètre antéro-postérieur et imprimer aux rayons lumineux émanés d'objets rapprochés, une convergence telle, que leur image vienne se peindre exactement sur la rétine.

La presbyopie, survenant dans un œil normal, détermine certains troubles qui ont pu être pris pour de l'amblyopie; ainsi, au début, le malade ne peut plus voir les petits objets, surtout le soir, mais la vision des objets éloignés est encore nette. Le presbyte commence par éloigner peu à peu ces objets, pour les voir plus distinctement, c'est ainsi que pour lire, au lieu de placer le livre à 8 pouces, limite extrême de la vision habituelle, il les placera à 12, 14 pouces et au delà. Cependant quelques presbytes peuvent encore voir avec netteté de petits objets à la distance de la vision distincte, mais alors ils se fatiguent facilement, parce que la diminution dans la succulence et partant dans l'élasticité du cristallin nécessite une contraction exagérée du muscle ciliaire, afin de produire dans les courbures de la lentille oculaire lés changements nécessaires à une accommodation suffisante. La vision des petits objets à un degré plus avancé de presbyopie ne se fait plus nettement, toutefois les sujets peuvent lire encore en éclairant fortement les caractères. Dans ce cas, il y a rétrécissement de l'orifice pupillaire, et il ne pénètre dans l'œil qu'un nombre très-restreint de rayons lumineux qui traversent seulement la partie centrale du cristallin, et acquièrent là une convergence assez considérable pour que l'image se fasse plus ou moins nettement sur la rétine. Mais de tout cela résulte une fatigue oculaire, souvent très-marquée; la vue devient confuse et le sujet est bientôt obligé de mettre de côté le livre qu'il essaye de lire: Dans la presbyopie commençante, le point le plus éloigné de la vision distincte reste ce qu'il était avant le début de l'affection, mais le point le plus rapproché est reporté un peu plus loin de l'œil, parce que la réfraction n'a subi aucune modification, et que l'accommodation seule a perdu une partie de sa puissance.

On s'assure dans la presbyopie que le point le plus éloigné de la vision distincte n'a pas changé, en faisant lire, comme nous l'avons déjà indiqué à propos de la myopie et de l'hypermétropie, le numéro 20 de Jaeger, à vingt pieds par exemple. Si l'œil est normal quant au point r, des verres concaves ou convexes faibles ne rendent pas plus nette la perception des caractères.

Pour déterminer exactement le point où la presbyopie commence, on est convenu de regarder comme presbyte un individu dont le point le plus rapproché de la vision distincte (p) dépasse 8 pouces. Du reste, cette rétrocession du point p commence de bonne heure; ainsi, dès l'âge de douze à quinze ans, on trouve que le point le plus rapproché de la vision distincte s'éloigne déjà de l'œil; à quarante ans il est à 8 pouces et à cinquante il est à 11 ou 12 pouces. Pour bien constater ces phénomènes, il suffit de s'assurer d'abord si l'œil est myope ou hypermétrope ou normal; on recherchera ensuite, comme nous l'avons indiqué, le degré d'accommodation, et l'on verra ce que cette fonction a perdu.

Les troubles dus à la presbyopie ne se montrent donc que dans les efforts d'accommodation, et ils sont d'autant plus prononcés que ces efforts doivent être plus grands, c'est-à-dire que la vision doit avoir lieu pour des objets plus rapprochés.

Si maintenant, messieurs, vous vous rappelez comment varie la ligne d'accommodation, suivant la puissance réfringente de l'œil, vous comprendrez que les troubles qu'entraîne la presbyopie soient différents chez l'individu à œil normal, chez le myope et l'hypermétrope, et il vous sera facile, en outre, de prévoir quels sont ces troubles. Dans l'œil normal, qui est accommodé depuis l'infini jusqu'à une distance de 4 à 5 pouces, le point le plus éloigné de la vue distincte reste fixe, mais le point le plus rapproché s'est éloigné de l'œil. Plus la presbyopie fera de progrès, plus l'étendue de l'accommodation diminuera, et le point le plus éloigné r restant fixe, plus le point p s'écartera de l'œil.

Chez le myope, la presbyopie entraîne également une diminution dans l'étendue de l'accommodation, le point le plus éloigné de celle-ci restant fixe, tandis que le point le plus rapproché s'éloigne. Ainsi, soit un œil myope O (fig. 65) dont le point le plus éloigné r est à 16 pouces de l'œil, et le point le plus rapproché p

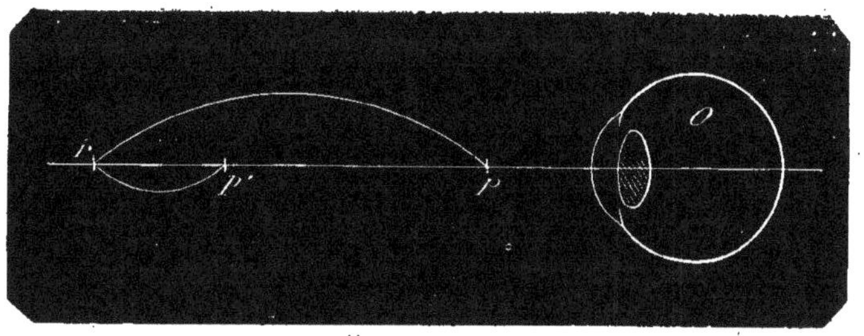

Fig. 65. — Mesure de la presbyopie dans un œil myope.

à 4 pouces; si cet œil devient presbyte, le point le plus rapproché p sera reporté en p', à 12 pouces par exemple, tandis que le point r reste invariable. C'est ce recul du point p qui a fait admettre, par erreur, la guérison de la myopie par le progrès de l'âge; cette myopie ne guérit pas, mais le sujet n'est plus obligé de tenir les objets aussi rapprochés de l'œil pour les distinguer nettement, et c'est ce qui a laissé croire à la guérison de la myopie.

Ce changement toutefois n'est guère avantageux, car il en résulte que la ligne d'accommodation n'a plus que la différence de
16 à 12 pouces, c'est-à-dire 4 pouces. Plus la presbyopie fera
de progrès, plus la ligne de vision nette diminuera d'étendue,
et cette vision n'aura plus lieu que pour des objets compris
entre des limites très-rapprochées. La figure ci-dessus fait bien
comprendre tous ces faits.

Si la presbyopie se montre dans un œil hypermétrope, la ligne
d'accommodation diminue également d'étendue, mais les troubles qui en résultent peuvent atteindre une intensité beaucoup
plus grande que chez le myope et dans l'œil normal. En effet,
la vision ne s'opère chez l'hypermétrope que par des efforts d'accommodation, et ce sont ces efforts qui font défaut dans la presbyopie. J'ai déjà démontré plus haut que la suppression de
l'accommodation rend la vision plus ou moins confuse, suivant le degré d'hypermétropie. La presbyopie, survenant chez
l'hypermétrope, produira donc, suivant son degré, des troubles
qui porteront d'abord sur la vision des objets rapprochés, puis
sur celle d'objets de plus en plus éloignés, et enfin, si l'accommodation est supprimée complétement, la perte de la vision
distincte en sera la conséquence. De plus, au début de la presbyopie, chez l'hypermétrope, le point le plus rapproché de la
vision distincte est assez éloigné de l'œil, et plus éloigné que pour
l'œil normal atteint de presbyopie, les efforts d'accommodation
étant, pour un objet situé à une même distance, plus considérables chez l'hypermétrope que chez l'emmétrope.

Je vous ai parlé, dans une leçon précédente, du moyen de
mesurer l'étendue de l'accommodation ; je vais me borner à vous
montrer aujourd'hui la formule $A = \frac{1}{p} - \frac{1}{r}$ dans son application
à la mesure de l'accommodation chez les presbyopes. Supposons
que le point p soit à 14 pouces et le point r à l'infini, nous aurons
pour mesure du degré d'accommodation chez ce presbyte
$A = \frac{1}{14} - \frac{1}{\infty} = \frac{1}{14}$, tandis que dans l'œil normal nous obtenions
pour mesure de l'accommodation la fraction $\frac{1}{6}$ ou $\frac{1}{5}$. Nous pouvons employer dans le même but la méthode de M. de Graefe,
dont je vous ai déjà parlé précédemment (voy. p. 205). Suppo-

sons que nous nous servons d'une lentille de 6 pouces de foyer
pour faire lire le numéro 1 de Jaeger ; nous savons déjà que
l'individu qui pourra lire avec ce verre convexe à 6 pouces de
distance du livre aura un œil normal adapté pour recevoir des
rayons parallèles ; nous savons, d'autre part, que dans cet œil
normal p est à 2 pouces et demi ou 3 pouces. Si, dans l'exemple
supposé, $r = 6$ et $p = 4$, nous aurons $A = \frac{1}{4} - \frac{1}{6} = \frac{1}{12}$, mesure de
l'accommodation de cet œil presbyte.

. La presbyopie ne se manifeste que vers l'âge de quarante à
quarante-cinq ans ; mais les conditions qui lui donnent lieu
commencent en réalité beaucoup plus tôt, et alors la presbyopie est latente. M. Donders a constaté qu'à partir de l'âge de dix
ans, le point le plus rapproché de la vision distincte commence
à s'éloigner de l'œil ; mais les modifications que subit le cristallin ne sont pas assez prononcées pour que le muscle ciliaire ne
puisse y suppléer par sa contraction, très-énergique chez les
jeunes sujets. Dans un âge plus avancé, au contraire, les modifications du cristallin sont plus profondes ; il n'a plus sa succulence
primitive, il est devenu plus sec, et le muscle ciliaire qui a aussi
perdu de son énergie se contracte en vain pour lui imprimer les
changements nécessaires à l'accommodation. Cette fonction cesse
de se produire peu à peu, et son agent principal, le muscle ciliaire,
subit, dans l'inaction à laquelle il est réduit, la transformation
graisseuse. C'est ainsi que le point le plus rapproché de la vision
distincte siége à quarante ans à 8 pouces, et à cinquante ans à 11
ou 12 pouces et au delà.

. L'éloignement de l'œil du point p, le plus rapproché de la vision distincte, se fait dans tous les yeux ; mais le point r, le plus
éloigné de la vision nette, subit aussi très-souvent, à partir de
cinquante ans, un certain changement dans sa position. Ainsi
tel œil qui jusqu'alors était construit pour amener sur la rétine
le foyer des rayons parallèles, c'est-à-dire l'œil normal, devient
peu à peu hypermétrope ; il n'est plus apte qu'à recevoir des
rayons convergents et il a besoin de verres biconvexes pour voir
très-nettement des objets situés au loin. M. Donders a calculé que
cette hypermétropie à soixante-dix ou quatre-vingts ans, pouvait

alteindre $\frac{1}{24}$, ce qui veut dire que le sujet, pour voir distinctement des objets éloignés, a besoin d'ajouter des verres biconvexes numéro 24 à son appareil réfringent affaibli par l'aplatissement sénile du cristallin.

La presbyopie, à son début, lorsque la vision des petits objets devient confuse, peut être confondue avec une amblyopie de nature non déterminée, parce que dans les deux cas les malades voient mieux les petits objets à l'aide de verres convexes qui agrandissent les images, mais il est facile d'éviter cette erreur. Le presbyte, avec un verre de correction convenable, pourra lire le numéro 1 du livre de Jaeger, de 8 à 12 pouces, tandis que l'amblyopique ne verra, à cette distance, que les numéros 4 et 6.

La presbyopie détermine des troubles assez analogues à ceux qu'on observe dans la paralysie du muscle ciliaire. Mais vous pourrez distinguer ces deux affections, non plus à l'aide des verres biconvexes ou des échelles typographiques, car vous trouveriez dans les deux cas des résultats analogues, mais d'après la marche, les antécédents et les accidents concomitants de la maladie. Dans la presbyopie, la marche de l'affection est lente, le malade s'aperçoit peu à peu qu'il est obligé d'éloigner les petits objets de son œil pour pouvoir les distinguer nettement. La paralysie du muscle ciliaire s'annonce, au contraire, par des troubles de la vision survenus assez brusquement, à la suite d'une maladie grave, de quelques fièvres continues, de la diphthérite, de la syphilis, et il existe souvent, en dehors des troubles généraux que ces affections amènent, des paralysies du même genre, mydriase, paralysie du voile du palais, anesthésie cutanée, etc.

Je ne fais que mentionner ici une sorte de presbyopie à marche rapide qui est un des signes précurseurs du glaucome, et je vous renvoie pour de plus amples développements à ce que j'ai dit de cette affection dans une précédente leçon.

Nous admettrons avec M. Donders qu'un individu est atteint de presbyopie lorsque le point le plus rapproché de sa vision est situé à une distance de l'œil plus grande que 8 pouces, car ce n'est qu'exceptionnellement qu'on voit des individus pouvoir lire sans fatigue à 11 ou 12 pouces, point le plus rapproché de leur vision distincte. Or cette distance de 8 pouces étant admise comme point le plus rapproché de la vision distincte, comment peut-on mesurer le degré de presbyopie, et comment faut-il s'y prendre pour corriger ce défaut d'accommodation? M. Donders a aussi ramené le degré de la presbyopie à une formule qui donne en même temps le numéro du verre à employer dans ce cas. En effet si l'on désigne par p la distance la plus rapprochée de la vision distincte, par pr la presbyopie, et par n la quantité qu'il faut ajouter à 8 pouces pour avoir le degré de la presbyopie, soit $8 + n$, on établira, selon lui, pour indiquer le degré de la presbyopie, la formule $pr = \frac{1}{8+n} - \frac{1}{8}$; et, si $p = 16$, on aura $pr = \frac{1}{8+8} - \frac{1}{8} = \frac{1}{16} - \frac{1}{8} = -\frac{1}{16}$. La presbyopie dans le cas que nous avons pris pour exemple a donc pour mesure $-\frac{1}{16}$, mais on obtient en même temps la valeur du ménisque convergent qu'il faut ajouter à la lentille oculaire pour que l'image de l'objet placé à 8 pouces soit vue comme si elle était rejetée à la distance où le presbyope voit nettement. Ainsi dans le cas supposé, on donnera au sujet une lentille biconvexe numéro 16.

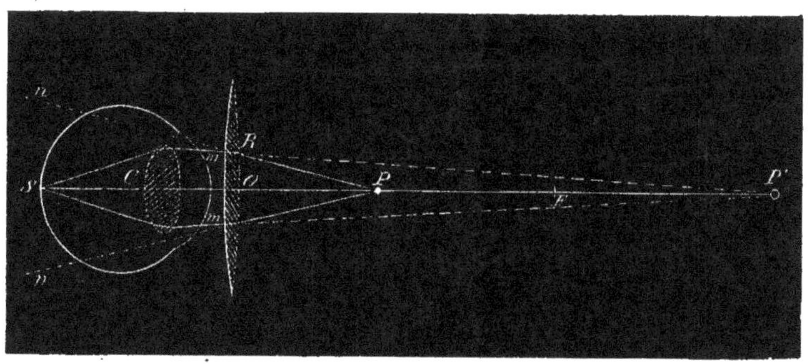

Fig. 66. — Action des lentilles biconvexes dans la presbyopie.

Il est facile de s'expliquer la signification de cette formule en se rappelant ce que nous avons dit précédemment sur les foyers des lentilles, et en jetant les yeux sur la figure ci-jointe. Soit OP' la plus petite distance de la vision distincte pour l'œil presbyope S, OP la distance normale, c'est-à-dire 8 pouces, OF la distance focale principale de la lentille additionnelle L. Cette lentille doit imprimer au rayon PR une déviation telle, qu'il paraisse émané du point P′ qui marque la limite la plus rapprochée, pour laquelle l'œil S puisse s'accommoder distinctement. On voit en effet que ce rayon PR au lieu de se diriger en n, prend la direction Rm, et devient ainsi plus convergent que Rn pour traverser le cristallin C et faire définitivement foyer sur la rétine en S. Cela établi, on a dès lors entre les distances OF, OP, OP′, d'après l'équation fondamentale sur les foyers des lentilles,

$$\frac{1}{OP'} - \frac{1}{OP} = \frac{1}{OF}.$$

Soit donc OP′ $= 16$, OP $= 8$, on aura $\frac{1}{16} - \frac{1}{8} = -\frac{1}{16}$, donc OF $= 16$, c'est-à-dire qu'à un œil presbyope qui ne voit bien qu'à 16 pouces au lieu de 8, il faut une lentille de 16 pouces de distance focale principale pour le mettre dans les conditions normales.

Dans l'équation donnée par M. Donders ($pr = \frac{1}{8+n} - \frac{1}{8}$), pr désigne $\frac{1}{OF}$, c'est-à-dire l'unité divisée par la distance focale principale de la lentille additionnelle, et c'est là ce qui est appelé la presbyopie.

Mais la formule $pr = \frac{1}{8+n} - \frac{1}{8}$ donne-t-elle toujours la mesure exacte des verres biconvexes qui conviennent le mieux au presbyte ? Ce serait une mesure exacte si l'on n'avait pas à tenir compte souvent d'un excès d'accommodation par suite d'une convergence plus grande des axes optiques, ce qui ramène les images à une distance moindre que 8 pouces de l'œil. Ainsi quand l'accommodation est encore puissante on peut donner des verres qui rendent la vision distincte, pour les petits objets, à 8 pouces, mais si cette accommodation est faible, on prendra des verres qui feront voir jusqu'à 10 ou 12 pouces. Du reste, on peut dire qu'on doit employer le verre biconvexe le plus faible avec lequel on peut lire à 8 pouces le numéro 1 de Jaeger. Quoi qu'il en soit, dès que la presbyopie commence, il convient de faire usage de verres, afin de ne pas fatiguer l'œil par un excès pénible d'accommodation.

Si la presbyopie survient chez un myope, il faudra conseiller

des verres concaves et des verres convexes : les premiers pour la
vision des objets éloignés, les seconds pour la vision des objets
rapprochés. Le myope se trouve, en effet, avoir un excès de
puissance réfringente dans le premier cas, et un défaut dans
le second. Soit un myope dont le point le plus éloigné est à
16 pouces, il devra se servir de verres concaves pour les objets
situés au delà de ce point. Mais si le point le plus rapproché de la vision est à 12 pouces par suite de la presbyopie, l'emploi de verres
convexes sera nécessaire pour ramener cette distance à 8 pouces.
C'est ainsi que dans le cas cité vous aurez une myopie représentée
par $-\frac{1}{16}$ et une presbyopie par $\frac{1}{24}$: ainsi ce malade aura besoin
d'un verre concave numéro 16 pour voir de loin et d'un verre
biconvexe numéro 24 pour voir de près, et ramener à 8 pouces
ce qui ne peut être vu qu'avec fatigue à 12 pouces. Mais quand la
myopie est très-forte, qu'elle atteint 7 pouces pour le point r,
cela n'a plus lieu.

Ce que nous venons de dire pour la myopie s'applique à l'hypermétropie; ainsi quand un individu depuis longtemps hypermétrope et muni d'un verre convenable pour corriger cette hypermétropie, c'est-à-dire pouvant lire à 8 pouces avec ce verre, ne
pourra plus lire qu'à 12 ou 14, alors on dira qu'il est à la fois
hypermétrope et presbyope. Il lui faudra des verres biconvexes de
deux sortes, les uns pour voir de l'infini jusqu'à 12 pouces, ce
seront ceux de son hypermétropie, et les autres, en rapport avec
son degré de presbyopie, qui ramèneront à 8 pouces la vision
des objets qu'il n'apercevait plus que confusément à 12 ou 14.

B. — *Défaut et irrégularité d'action du muscle ciliaire.*

Je vous ai indiqué, messieurs, quel était le rôle du muscle
ciliaire, et quoique tous les physiologistes ne soient pas complétement d'accord sur son mode d'action, je vous ai dit que ce
muscle était cependant reconnu aujourd'hui comme l'agent
principal de l'accommodation de l'œil. C'est sous l'influence de
sa contraction que se produisent dans les courbures du cristallin,
les modifications nécessaires à la vision des objets rapprochés.

L'accommodation de l'œil, pour être normale, nécessite donc l'intégrité d'action du muscle ciliaire. Mais cette action peut faire défaut ou être trop faible (*paralysie* et *atonie du muscle ciliaire*); elle peut encore être exagérée et irrégulière (*spasme du muscle ciliaire*). De là des troubles de la vision que vous devrez rechercher avec soin à l'aide des méthodes d'exploration dont je vous ai déjà entretenus.

a. — *Paralysie du muscle ciliaire.*

La paralysie du muscle ciliaire peut exister seule ou coïncider avec la paralysie de l'iris (*mydriase*), et même avec d'autres paralysies musculaires.

Il y a une paralysie du muscle ciliaire produite par l'action des *mydriatiques*. En effet, si l'on instille dans l'œil quelques gouttes d'une solution de sulfate d'atropine un peu concentrée (10 à 15 centigrammes de sulfate d'atropine pour 30 grammes d'eau distillée), comme je vous ai recommandé de le faire pour déterminer exactement le degré de l'hypermétropie, on paralyse le muscle ciliaire et l'on détermine des troubles de la vision qui peuvent persister pendant huit ou dix jours. Mais cette paralysie du muscle ciliaire se montre aussi à la suite d'affections cérébrales, syphilitiques, diphthéritiques, et chez quelques jeunes filles chloro-anémiques, là où il y a affaiblissement du système musculaire. C'est surtout à la suite de la diphthérie que vous pourrez souvent bien l'étudier. Elle constitue alors un accident qui dure de quelques jours à six semaines et qui se rattache par sa nature à d'autres paralysies musculaires, comme celle du voile du palais, etc. L'emploi des verres biconvexes permet d'établir tout de suite que ces troubles visuels suite de la diphthérite sont la conséquence d'un défaut dans l'accommodation de l'œil, car la vision pour les objets éloignés, par le seul effet de la réfraction, est bien conservée. Du reste, si vous vous rappelez tout ce que je vous ai dit sur la nature des yeux myopes et hypermétropes, vous comprendrez facilement que les symptômes de la paralysie du muscle ciliaire varieront suivant le pouvoir réfringent de l'œil, c'est-à-dire suivant que l'individu sera myope ou hypermétrope.

Lorsque la paralysie du muscle ciliaire survient dans un œil normal, dans un œil qui jouit de la faculté de réunir sur sa rétine des rayons parallèles, la vision des objets éloignés est nette tandis que la vision des objets rapprochés est confuse. Mais cette vision confuse pour les objets rapprochés ne s'accompagne ni de fatigue, ni de tension oculaire, et c'est là un signe précieux qui permet de séparer cette affection d'autres troubles visuels où existe un spasme douloureux de l'appareil de l'accommodation.

Si la paralysie du muscle ciliaire se montre chez un sujet atteint de myopie, comme la ligne de puissance réfringente (fig. 65) est peu considérable dans cet état de l'œil à cause de la myopie, et que d'autre part l'accommodation est abolie, le sujet ne pourra voir que les objets situés entre deux points assez voisins l'un de l'autre et à une distance éloignée de l'œil, mais moindre que pour l'œil normal. Chez l'hypermétrope, la paralysie du muscle ciliaire déterminera des troubles encore plus prononcés. J'ai montré précédemment que la vision ne s'effectuait chez l'hypermétrope que par des efforts d'accommodation, et que ces efforts devaient être d'autant plus grands que la vision s'exerçait sur des objets plus rapprochés. Il en résulte donc que l'accommodation étant supprimée par suite de la paralysie du muscle ciliaire, il y aura des troubles visuels bien plus prononcés que pour la même affection survenant dans un œil normal ou myope.

J'ai supposé dans tous ces cas que la paralysie du muscle ciliaire était complète et que l'accommodation était tout à fait abolie; mais s'il y a atonie ou paresse du muscle ciliaire, les troubles visuels seront alors moins prononcés. Il y aura encore accommodation, mais accommodation insuffisante, c'est-à-dire que le sujet verra les objets assez gros et situés à une distance plus grande que la distance de la vision distincte avant le début de l'affection. Ainsi chez l'hypermétrope, il n'y aura plus cécité complète, le malade pourra percevoir les objets éloignés, la vision de ceux-ci ne nécessitant que de faibles efforts d'accommodation. Mais quand il y a ainsi une insuffisance d'action du pouvoir d'accommodation, il survient de la gêne, de la fatigue dans l'œil pour la vision des objets rapprochés, parce que l'œil fait des efforts exagérés d'accommodation pour arriver à une vision nette.

Ces considérations sur la différence du pouvoir réfringent de l'œil chez les divers individus, nous permettent de rapporter à une seule cause, à la paralysie du muscle ciliaire, les troubles de la vision qu'on a compris sous le nom d'*amaurose diphthéritique*, et qui varient depuis la difficulté de lire les caractères d'imprimerie un peu fins jusqu'à une cécité presque complète.

Dans tous ces cas, l'examen ophthalmoscopique montre qu'il n'existe aucune altération de la choroïde ni de la rétine ; la papille est seulement un peu confuse sur ses bords, comme cela s'observe souvent chez les anémiques, et les milieux de l'œil sont parfaitement transparents. La paralysie de l'accommodation peut se montrer seule ou exister avec la mydriase, ou bien enfin accompagner une paralysie de toutes les branches de la troisième paire. L'indépendance de cette paralysie est cependant bien établie, car on peut la voir persister lorsque les parties animées par les autres branches paralysées de la troisième paire ont repris toute leur action. Du reste, vous savez déjà qu'avec de faibles ou de fortes solutions d'atropine on peut paralyser soit l'iris isolément, soit l'iris et le muscle ciliaire à la fois.

Maintenant que je vous ai exposé en quelques mots le caractère de cette paralysie du muscle ciliaire, il nous faut chercher le moyen d'en prouver, dans un cas donné, l'existence. Les antécédents du malade, une vision trouble, confuse des objets rapprochés, existant sans douleur, sans fatigue, permettent de soupçonner que le sujet est atteint de *paralysie du muscle ciliaire*, mais nous trouvons dans l'emploi des verres convexes un moyen sûr d'établir le diagnostic de cette affection.

Vous chercherez d'abord si la réfraction de l'œil est normale ou altérée en faisant lire au sujet le numéro 20 de Jaeger, à la distance de 20 pieds. Supposons que le malade lise nettement ces caractères à la distance voulue, vous devrez en conclure qu'il réunit sur sa rétine des rayons parallèles ; mais si ce même sujet

ne peut pas lire à la distance de 5 à 8 pouces les numéros 1 et 2
de Jaeger, vous serez sûr que son accommodation lui fait défaut.
Vous prendrez alors un verre convexe assez fort, des numéros 8
à 5 pouces de foyer, et vous chercherez à faire lire à la distance
normale de la vision distincte pour les objets rapprochés, ces numéros 1 à 2 de Jaeger. Si la lecture se fait facilement, vous en conclurez que votre malade est atteint d'un défaut d'accommodation
par paralysie du muscle ciliaire. Le numéro des verres convexes
employés devra être proportionné à l'intensité des troubles visuels,
et d'autant plus fort que la vision aura lieu pour des objets plus
fins et plus rapprochés. Les rayons lumineux en traversant ces
verres acquièrent une convergence qui remplace celle que ne
pouvaient pas leur communiquer les milieux de l'œil faute d'une
accommodation suffisante.

Quand on se rend bien compte, comme nous venons de le faire,
de la nature des troubles visuels produits par la paralysie du
muscle ciliaire, on s'explique facilement la thérapeutique qu'on
doit leur opposer. C'est d'abord de laisser reposer l'appareil de
l'accommodation de l'œil en le remplaçant par un verre biconvexe d'un numéro donné qui permet d'écrire et de lire à la distance de la vision distincte ; puis, quand on pense que l'œil est
suffisamment reposé, c'est de conseiller une gymnastique oculaire
dans laquelle on fait exercer la vue avec des verres biconvexes
d'abord forts puis de plus en plus faibles, afin de faire regagner
peu à peu au muscle ciliaire la force nécessaire pour imprimer
au cristallin une déformation inversement proportionnelle à ce
qu'on enlève à la réfraction de l'œil en diminuant la force des
lentilles biconvexes. Il ne faut pas oublier qu'en se servant de
verres de plus en plus faibles, il faut conserver la même distance de l'objet examiné, du livre lu, par exemple, à l'œil qui est
en expérience.

b. — Spasme du muscle ciliaire.

Le spasme du muscle ciliaire est une affection qui détermine
des troubles de la vision d'autant plus prononcés que celle-ci a

lieu pour des objets plus rapprochés. La lecture, par exemple, devient fatigante au bout de quelques instants ; il se manifeste de la douleur dans la région sus-orbitaire ; de la tension dans le globe oculaire, les yeux se remplissent de larmes, la vision n'est plus nette et le malade est obligé d'abandonner son travail.

Le spasme du muscle ciliaire se montre surtout chez les individus qui se livrent à des travaux nécessitant des efforts d'accommodation continuels, comme les écrivains, les horlogers, les graveurs, etc. L'hypermétropie, par la même raison, devient une prédisposition au spasme du muscle ciliaire.

Cette affection peut arriver peu à peu, ou se montrer subitement ; dans ce dernier cas, on lui donnait autrefois le nom de *myopie subite*. En effet, par suite de la contraction exagérée du muscle ciliaire, l'œil possède un pouvoir réfringent disproportionné avec la distance de la chose à examiner ; le foyer des rayons lumineux envoyés par les objets se fait en avant de la rétine, et leur nette distinction ne peut plus s'effectuer qu'en les plaçant à une distance de l'œil beaucoup moindre, parce que le foyer des rayons lumineux se trouve ainsi reporté en arrière et ramené sur la rétine. On produit tous ces phénomènes dans un œil normal en y instillant quelques gouttes d'une solution d'extrait de fève de Calabar, agent nouveau qui est un puissant antimydriatique et fait énergiquement contracter l'appareil musculaire de l'accommodation.

Le spasme du muscle ciliaire est une affection facile à reconnaître : l'intégrité des membranes de l'œil, révélée par l'examen ophthalmoscopique, et le trouble de la vision rapprochée survenant rapidement et s'accompagnant de fatigue et même de céphal-algie sus-orbitaire, sont assez caractéristiques de cette affection. En effet, tandis que dans la paralysie du muscle ciliaire et dans la presbyopie il y a impossibilité de voir les objets rapprochés, dans l'affection qui nous occupe, au contraire, le malade voit les objets rapprochés, mais aussitôt qu'il veut les fixer il y a douleur et la vision devient confuse. L'accommodation a lieu, mais elle est irrégulière, pénible, douloureuse.

Il y a des troubles de la vision qui offrent la plus grande ana-

logie avec ceux que produit le spasme du muscle ciliaire et qui
sont dus à un défaut de convergence des axes optiques; aussi
s'assurera-t-on s'il n'existe pas de strabisme lorsque le malade
fixe un objet et que la vision devient douloureuse et confuse.
Mais comme le défaut de convergence des axes optiques pourrait
occasionner ces troubles, sans être appréciable pour l'observateur,
il faudra faire lire le malade avec un seul œil, en plaçant un
bandeau sur l'autre, et si les troubles visuels se montrent dans la
vision mono-oculaire, il s'agira d'un spasme du muscle ciliaire.

L'emploi des verres convexes ajoutera une plus grande précision au diagnostic, et, en parlant du défaut de convergence des
axes optiques, je reviendrai sur ce sujet.

Le moyen qui conduit au diagnostic du spasme du muscle
ciliaire inspire le traitement : il faut faire reposer cet appareil
musculaire en le paralysant momentanément par les mydriatiques et en lui substituant des verres biconvexes d'un numéro
convenable pour permettre la lecture, etc. On pourra joindre à
ce moyen une médication dirigée d'après les conditions particu-
lières de l'individu.

Du reste, quand on supposera qu'un temps suffisant s'est
écoulé pour le repos du muscle ciliaire, on diminuera peu à
peu la force des verres biconvexes, de façon à laisser ce muscle
reprendre aussi peu à peu, sans fatigue, à petites doses, pour
ainsi dire, toute sa puissance d'action sur le cristallin.

3° TROUBLES VISUELS DUS A UN DÉFAUT DE CONVERGENCE DES AXES OPTIQUES.

Vous savez, messieurs, que, lorsque dans la vision binoculaire, les yeux sont dirigés vers l'infini, les axes optiques sont à
peu près parallèles, et que ces axes convergent de plus en plus
l'un vers l'autre à mesure que les yeux se dirigent vers des objets
de plus en plus rapprochés. Il n'y a pas, comme je vous l'ai déjà
dit, une dépendance absolue entre la convergence des axes optiques et le pouvoir d'accommodation pour les objets rapprochés,
mais ces deux actes sont liés l'un à l'autre par des liens très-étroits,

et l'on doit tenir compte de cette condition physiologique dans l'examen des troubles de l'accommodation. Je me propose de vous entretenir maintenant des altérations de la vue qui résultent d'un défaut d'harmonie dans les rapports réciproques des deux axes optiques soit, 1° par *atonie du muscle droit interne*, soit 2° par un *défaut d'action du droit externe* ou *une contraction exagérée du droit interne*.

Les troubles de la vision dus au défaut de convergence des axes optiques sont d'autant plus prononcés que la vision s'opère sur des objets plus rapprochés, et ce fait est une conséquence naturelle du rôle des axes optiques dans l'accommodation. Il y a deux sortes de troubles qui surviennent dans ces conditions, et je vais essayer d'en faire devant vous une analyse physiologique assez complète, pour que vous puissiez les rattacher aux lois générales que je vous ai exposées sur l'accommodation de l'œil. Ces troubles sont une *fatigue oculaire* qui va, plus ou moins rapidement, jusqu'à l'impossibilité de lire, et surtout une *diplopie*, accident des plus pénibles, et qui tourmente toujours beaucoup les malades. Cette fatigue oculaire, qu'on désigne encore par le mot d'*asthénopie*, peut exister seule ou se compliquer de diplopie.

Les malades chez lesquels les axes optiques ne convergent plus régulièrement racontent qu'ils ont la vue bonne, qu'ils peuvent voir des objets situés au loin, mais que lorsqu'ils fixent des objets rapprochés, comme dans la lecture et l'écriture, ils éprouvent de la fatigue, de la tension dans l'œil, et, enfin, sont obligés de renoncer à leur lecture, soit parce que la douleur devient intolérable, soit parce que la vue est troublée.

Certains malades peuvent, en se reposant quelques instants, recommencer cette lecture, mais ils sont de nouveau obligés de l'interrompre, et c'est en fragmentant souvent leur travail qu'ils peuvent le continuer. Chez d'autres, la fatigue se montre au début du travail seulement et disparaît au bout d'un certain temps. Mais, chose remarquable, ces mêmes individus pourront fixer longtemps des objets rapprochés, sans fatigue et sans que la vision soit troublée, s'ils ferment un œil. Nous avons observé un cas de cette nature chez un homme de lettres, qui travaille plu-

sieurs heures consécutives en mettant un bandeau alternativement sur l'un des yeux, tandis que la vision binoculaire des objets rapprochés est chez lui suivie, au bout de quelques instants,
de fatigue, de tension du globe oculaire, et même, s'il persiste à
fixer les objets rapprochés, de trouble dans les idées.

Cette espèce d'asthénopie est due à une insuffisance d'action du
muscle droit interne; elle peut exister d'abord sans vision double,
parce qu'alors le muscle droit interne se contracte le plus possible
et se fatigue, afin d'empêcher une déviation du globe suffisante
pour amener de la diplopie. Mais, dans ce cas, si l'on observe
avec attention le malade, on peut être témoin de ces efforts de
contraction du muscle droit interne.

Les malades chez lesquels existe cette fatigue oculaire sont,
en général, des myopes. Pour bien nous rendre compte de ce
qui se passe dans ce cas, nous nous informerons du point le plus
éloigné et du point le plus rapproché de la vue distincte. Supposons qu'un myope, atteint de cette fatigue oculaire, ait son point
le plus éloigné de la vision distincte à 12 pouces, et qu'il lise à
4 pouces, nous le ferons regarder à cette dernière distance un
objet, le bout du doigt par exemple, et en même temps qu'il le
regardera, nous examinerons la position relative de ses yeux.
Tout d'abord, les axes optiques convergeront régulièrement vers
le point fixé, puis, au bout de quelques instants, un des axes
optiques se déviera un peu et sera porté en dehors; mais bientôt
il sera ramené en dedans. Ces oscillations d'un œil continuent
ainsi quelque temps, jusqu'au moment où les efforts musculaires
deviennent insuffisants pour produire régulièrement cette convergence, et alors la vision devient tout à fait confuse.

Cette lutte du muscle droit interne, cause de la fatigue oculaire, a pour but de supprimer la diplopie. Aussi quand on vient,
en faisant toujours fixer le même objet, à couvrir avec la main
l'œil qui ne se dévie pas en dehors, la déviation de l'autre
œil se manifeste bien plus rapidement, puisque cet œil n'a point
de diplopie à corriger, et que son muscle droit interne n'a plus
de raison de se contracter énergiquement.

En résumé, vous devrez d'abord examiner avec soin ces rapports réciproques des axes optiques chez les individus qui se plaindront d'asthénopie, parce que l'irrégularité dans la convergence de ces axes est souvent très-peu marquée, et qu'il ne faut pas, dans ce cas, compter sur un strabisme évident.

Cette sorte d'asthénopie peut être confondue tout d'abord avec celle qu'amène un spasme, un effort exagéré de contraction du muscle ciliaire, mais nous avons quelques moyens de séparer ces deux affections l'une de l'autre.

Nous avons dit, en parlant du spasme du muscle ciliaire, qu'on peut faire cesser les troubles qui en résultent en éteignant l'action de ce muscle par l'interposition d'un verre convexe entre l'œil et les objets. Or, nous avons dans ce fait un caractère différentiel des deux affections, car les verres convexes, dans le cas d'asthénopie par défaut d'action du droit interne, loin de faire cesser les troubles, les augmentent en rendant les rayons lumineux plus convergents ; l'image s'extériore alors à une distance de l'œil moindre que celle de l'objet, et cela nécessite une convergence des axes plus prononcée. Les verres concaves, au contraire, produiraient du soulagement dans l'asthénopie due à un défaut d'action du muscle droit interne, puisqu'en permettant à l'image de s'extériorer plus loin, ils diminueraient la convergence des axes optiques et dégageraient d'autant les efforts d'action du muscle devenu plus faible. Enfin, dans cette asthénopie, la vision mono-oculaire est normale, et les troubles ne se manifestent que dans la vision binoculaire, tandis qu'ils se montrent dans les deux yeux séparément, lorsqu'il y a spasme du muscle ciliaire et qu'on ne place pas un verre convexe au-devant de l'œil.

Je viens de vous montrer que la contraction insuffisante du muscle droit interne amenait une fatigue oculaire souvent des plus prononcées sans diplopie. Cette absence de diplopie peut s'expliquer de différentes façons. Dans certains cas, la diplopie existe en réalité, mais n'est pas apparente ; les deux images sont alors très-rapprochées l'une de l'autre ; elles se confondent et l'objet, sans paraître double, semble augmenté de volume et mal limité sur ses bords. Mais, dans d'autres cas, c'est le cerveau qui se charge de supprimer l'image double dès qu'elle paraît, et cette suppression cérébrale de l'image se fait, en général, aux dépens de la vitalité fonctionnelle de l'œil. Je ne parle pas ici des cas où la diplopie est supprimée par l'occlusion des paupières du côté de l'œil dévié.

Mais à côté de ces cas où la diplopie n'est pas apparente, il faut placer ceux où elle est des plus nettes.

Dans la vision normale, les axes optiques convergent vers le même point et les images se font sur des points identiques de la rétine. Il n'en est plus de même lorsque les axes optiques ne convergent pas régulièrement ; les images se forment alors sur des points non identiques de la rétine, et il y a deux images pour un seul objet.

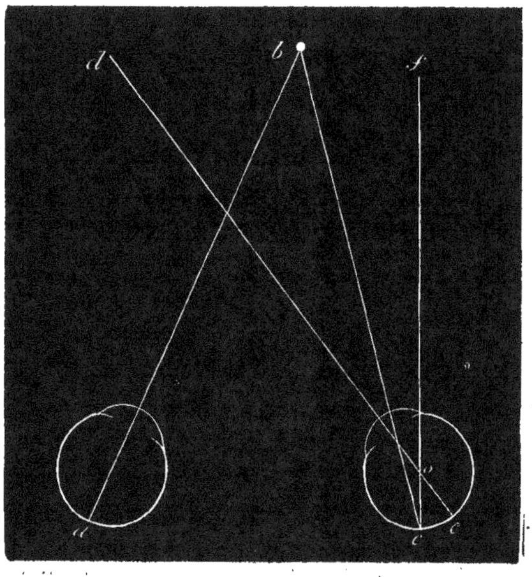

Fig. 67. — Strabisme convergent de l'œil droit. — Diplopie directe.

La *diplopie*, considérée d'une façon générale, peut être mono-oculaire ou binoculaire, mais nous ne nous occuperons ici que de la diplopie binoculaire, trouble dû au défaut de convergence des axes optiques et classé parmi les troubles de l'accommodation de l'œil.

La diplopie binoculaire peut être *directe* ou *croisée*. La diplopie binoculaire est directe lorsque l'image supplémentaire se produit du côté de l'œil qui donne lieu à la diplopie. Ainsi (fig. 67), soit un point *b* placé devant un individu dont l'œil gauche normal aura pour axe *ab*, tandis que l'œil droit affecté de strabisme convergent aura pour axe *cd*. Le point *b* impressionnera les deux rétines, mais en des points non identiques, en *a* pour l'œil gauche et en *e* pour l'œil droit. L'œil gauche rapportera la sensation lumineuse en *b*, mais l'œil droit la rapportera en un point d'une ligne passant par le point *e* et le centre optique de l'œil *o*, point situé à une distance du point *e* égale à la distance *be*, c'est-à-dire en *f*. On aura donc en *f* une image supplémentaire située du même côté que l'œil droit qui lui a donné naissance, et dans ce cas la diplopie sera *directe*.

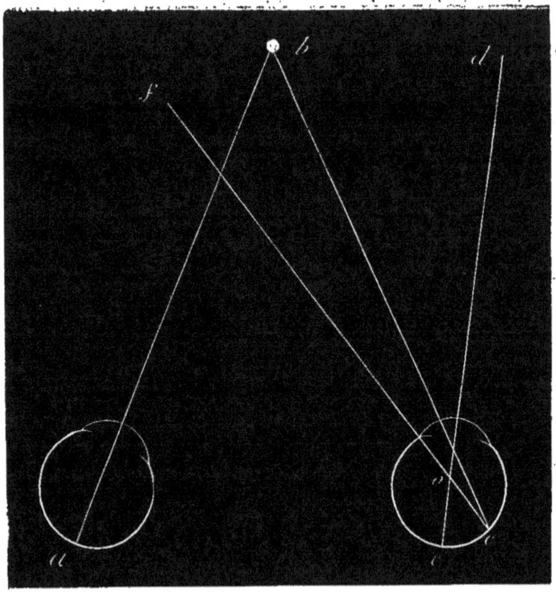

Fig. 68. — Strabisme divergent de l'œil droit. — Diplopie croisée.

La diplopie binoculaire est *croisée* lorsque l'image supplémentaire est située du côté opposé à l'œil qui lui donne naissance. Ainsi, dans la figure 68, les axes des yeux étant *ab* pour l'œil

gauche normal et *dc* pour l'œil droit atteint de strabisme divergent, un point lumineux situé en *b* impressionnera la rétine à
gauche en *a* et à droite en *e*. Pour l'œil gauche la sensation lumineuse sera rapportée en *b*, mais pour l'œil droit, sur le trajet
d'une ligne passant par le point *e* et le centre optique *o* de l'œil,
et à une distance du point *e* égale à la distance *eb*. On aura
alors en *f* une image supplémentaire située du côté opposé à
l'œil droit qui lui a donné naissance, et la diplopie sera *croisée*.

En résumé, la *diplopie directe* est le résultat d'un *strabisme
convergent* qui amène en dedans de la tache jaune l'image de
l'objet fixé par l'œil dévié, et la *diplopie croisée* résulte d'un
strabisme divergent qui amène, au contraire, en dehors de la
tache jaune, l'image de l'objet fixé par l'œil strabique.

Ce que je viens de vous dire pour la diplopie produite par un
strabisme divergent ou un strabisme convergent, s'applique aussi
à la diplopie causée par un *strabisme supérieur* ou un *strabisme
inférieur*. Ainsi, dans le strabisme supérieur l'image fausse se
fait au-dessous de l'image vraie, parce que l'impression se produit sur la partie supérieure de la rétine, et dans le strabisme
inférieur l'image supplémentaire est au-dessus de l'image normale, parce que l'impression a lieu sur un point de la partie inférieure de la rétine.

Enfin, messieurs, en constatant la position relative des images, vous devrez encore vous assurer si elles sont sur le même
plan. Quelquefois l'image supplémentaire est plus éloignée de
l'œil que l'image normale, et cela paraît dépendre d'une rétraction inégale des deux globes oculaires dans les orbites.

La diplopie binoculaire, directe ou croisée, n'est pas toujours
le résultat spontané d'un défaut de convergence des axes optiques. On peut la produire artificiellement à l'aide de verres prismatiques placés au-devant de l'un des yeux. Ces verres vous
permettent ainsi de vérifier expérimentalement ce que je viens
de vous dire, car suivant qu'on placera le prisme au-devant de
l'œil, la base tournée du côté du nez ou du côté de la tempe,
on produira la diplopie directe ou la diplopie croisée. Si nous
plaçons (fig. 69) un point lumineux *a*, une bougie par exemple,

devant deux yeux normaux dont les axes convergent régulièrement, ce point *a* impressionnera leurs rétines en deux points
identiques *b* et *c*. Mais si au-devant de l'œil droit nous mettons un
prisme à base tournée en dedans, le rayon lumineux *ac* subira une
déviation du côté de la base du prisme et viendra impressionner
en *e* la rétine droite qui rapportera la sensation lumineuse sur le
trajet d'une ligne passant par le point *e* et le centre optique *o* de
l'œil, c'est-à-dire en *d*. Nous aurons en ce point une image supplémentaire, tandis que l'image normale sera perçue par l'œil gauche
en *a*, et nous produirons ainsi la diplopie directe, l'image *d*
supplémentaire étant du côté de l'œil droit qui lui a donné

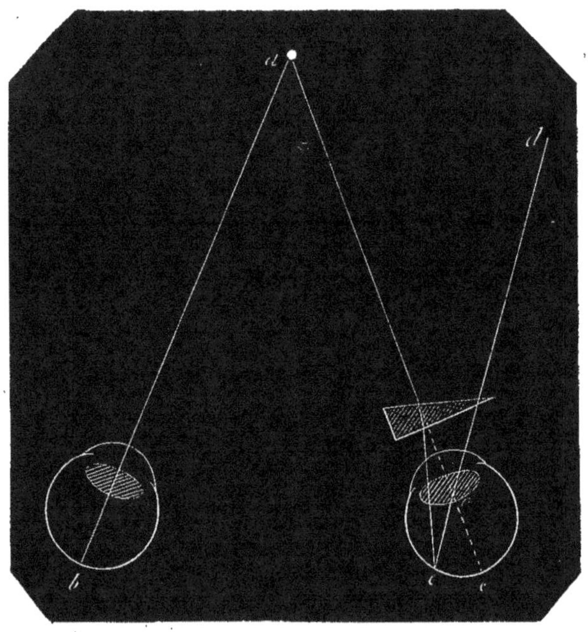

Fig. 69 — Diplopie directe produite par un prisme placé la base en dedans
devant un œil pendant la vision binoculaire.

naissance. L'application d'un prisme à base tournée en dedans,
au-devant de l'un des yeux, dans les conditions de la vision
normale, détermine donc la diplopie directe lorsque les axes
optiques convergent régulièrement.

Plaçons maintenant (fig. 70) au-devant de l'œil droit et sur le trajet du rayon lumineux *ac* un prisme ayant sa base tournée en dehors, ce rayon, dévié du côté de la base du prisme, impressionnera la rétine en *e* et non en *c*. Si alors nous menons une ligne passant par le point *e* et le centre optique de l'œil, c'est sur cette ligne, au point *d* par exemple, que la rétine rapportera la sensation lumineuse perçue en *e*. Dans ce cas, l'image supplémentaire sera produite par l'œil droit et située à gauche; il y aura diplopie croisée. Un prisme placé au-devant de l'un des yeux, sa base tournée en dehors, produit donc la diplopie croisée lorsque la convergence des deux axes optiques est régulière.

Mais cette diplopie obtenue à l'aide des prismes peut être corrigée par la contraction des muscles droits, externe ou interne, suivant que la diplopie est directe ou croisée. Ainsi, dans la figure 69, représentant une diplopie directe, si le muscle droit externe du côté droit se contracte énergiquement, il produira une déviation des axes optiques, l'axe de l'œil gauche ne sera plus *ac*, et le rayon réfracté n'impressionnera plus la rétine en *e*, mais en un point d'autant plus rapproché du point *c* que la contraction du muscle droit externe sera plus énergique. Si cette contraction est telle que le rayon réfracté vienne frapper la rétine en *c*, alors la vision sera unique, le point *c* étant identique avec le point *b* de la rétine de l'œil gauche. La correction de la diplopie ne se fait alors qu'aux dépens d'un strabisme divergent, provoqué par le besoin de faire cesser la diplopie.

Dans la figure 70, au contraire, où le prisme à base tournée en dehors produit la diplopie croisée, la contraction du muscle droit interne pourra faire cesser la diplopie en produisant dans les axes optiques un défaut de convergence tel, que le rayon réfracté impressionne la rétine en *c* au lieu de l'impressionner en *e*, ainsi que cela a lieu lorsque cette convergence des axes optiques est régulière. La nécessité de fusionner les doubles images a créé dans ce cas un strabisme convergent. Ce fusionnement se fait plus facilement dans le second cas que dans le premier, car le muscle droit interne peut, par sa contraction, corriger une diplopie produite par un prisme de 14 degrés, tandis que le muscle

droit externe ne pourrait guère, par sa contraction, corriger une
diplopie produite par un prisme de plus de 5 à 6 degrés.

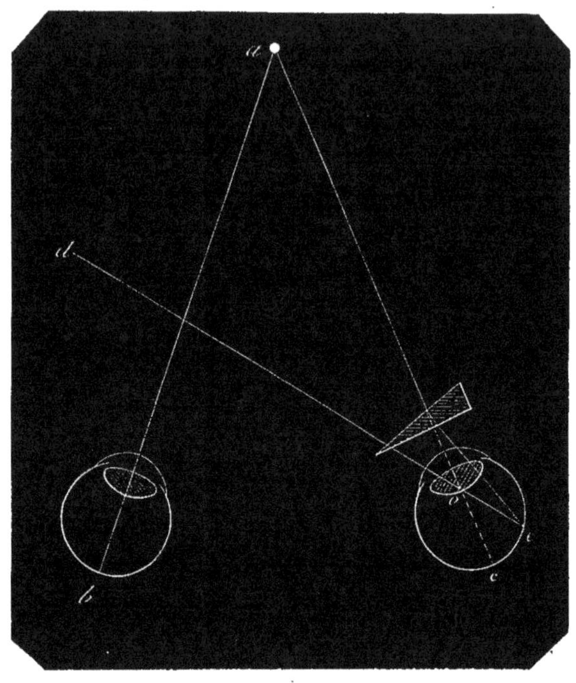

Fig. 70. — Diplopie croisée produite par un prisme placé la base en dehors
au-devant d'un œil pendant la vision binoculaire.

Le malade atteint de diplopie peut, en général, bien distinguer l'une de l'autre les deux images, car elles diffèrent par l'intensité de leur coloration : l'image principale est très-colorée,
tandis que l'image supplémentaire est pâle. La faible intensité de
l'image supplémentaire résulte d'une impression sur des points de
la rétine situés à la périphérie de cette membrane. Nous savons
en effet que les différentes parties de la rétine ont une sensibilité d'autant moindre qu'on s'éloigne davantage de la tache
jaune. Dans quelques cas, la diplopie est fugace, rapidement corrigée, et la distinction des deux images n'est pas nette. On peut
alors, pour mieux percevoir l'image fausse, placer devant l'œil
non dévié un verre rouge qui enlève à l'image principale une

partie de son éclat et lui donne une coloration rougeâtre qui ne permet pas de la confondre avec l'image supplémentaire. On doit avoir, dans ce but, quelques lames de verre coloré de teintes diverses afin de pouvoir répéter ces expériences.

Il est tout à fait urgent de décider quelle est l'espèce de diplopie, et de rechercher si elle se rattache à un strabisme divergent dû à une atonie du muscle droit interne, ou à un strabisme convergent produit, soit par une paralysie du muscle droit externe, soit par une contraction exagérée et permanente du droit interne, comme dans l'hypermétropie. Vous pourrez quelquefois soupçonner que certains cas de diplopie sont produits par une contraction exagérée du muscle droit interne si la vision mono-oculaire n'est pas normale. Le malade éprouve alors des troubles visuels même si l'œil sain est fermé, et vous constaterez facilement la chose en l'engageant à faire quelques pas lorsque cet œil sain est couvert d'un bandeau. Bientôt ces troubles visuels augmentent, la marche devient difficile, et, si l'on veut continuer l'expérience, l'individu tombe à terre, comme frappé de vertige. Il est assez difficile d'expliquer ces phénomènes singuliers ; toutefois on peut supposer que dans ce cas un certain trouble de l'accommodation, comme le spasme du muscle ciliaire, vient s'ajouter à la contracture du muscle droit interne. La contraction du muscle ciliaire est en effet intimement liée à celle du muscle droit interne, et, à l'état normal, toutes deux s'accomplissent simultanément dans la vision des objets rapprochés. Admettant donc que la contracture du muscle droit interne est compliquée de spasme du muscle ciliaire, on peut comprendre que le sujet se servant de l'œil malade seulement, la vision des objets éloignés soit confuse, et que cette confusion donne lieu au vertige qui se produit alors dans la marche. Du reste, après avoir constaté l'existence de ces troubles dans la vision monoculaire, lorsque le malade marche, vous pourrez les atténuer ou les effacer complétement par un artifice assez simple, c'est en engageant l'individu à diriger fortement son œil en dehors. La contraction du muscle droit interne diminue alors et sans doute avec elle celle du muscle ciliaire.

C'est après l'analyse souvent difficile de ces différentes sortes
de diplopie qu'on pourra instituer un traitement rationnel, et la
thérapeutique de cette affection est si bien liée au diagnostic, que
je dois vous dire ici quelques mots du traitement à suivre en
ce cas.

Il y a d'abord des moyens palliatifs qu'on doit employer dans
l'asthénopie ou la diplopie par défaut de convergence des axes
optiques, et ces moyens consistent dans l'emploi de verres concaves ou de verres prismatiques.

Les verres concaves pourront souvent rendre de très-grands
services par suite de la divergence plus grande qu'ils impriment
aux rayons lumineux. L'image modifiée par les verres concaves,
s'extériorant alors plus loin du globe oculaire, n'oblige pas à une
convergence aussi grande des axes optiques et, partant, à une
contraction aussi forte de la part du muscle droit interne ; aussi
les troubles de la vision peuvent par ce moyen diminuer ou même
s'effacer. Les verres concaves remédient alors aux troubles de
l'accommodation dont je vous entretiens, comme aussi aux troubles de la réfraction dus à un allongement de l'axe optique ou à un
indice de réfraction trop fort des milieux de l'œil. Toutefois je dois
ajouter que, quand on emploie des verres concaves à titre palliatif,
on voit le muscle droit interne devenir de plus en plus faible.

Nous avons vu que les verres prismatiques produisent la diplopie dans l'œil normal, eh bien ! messieurs, cette propriété peut
être utilisée dans le traitement palliatif de la diplopie. Si, en effet,
on applique au-devant d'un œil strabique un verre prismatique
d'un degré convenable, on conçoit que le rayon lumineux dévié
après sa réfraction pourra venir impressionner la rétine de cet
œil en un point identique avec celui de la rétine du côté opposé,
qui reçoit aussi un rayon émané du foyer lumineux. De plus, nous
savons, d'une part, que dans l'atonie du muscle droit interne la
diplopie est croisée, et, de l'autre, qu'un prisme placé au-devant
de l'œil, sa base tournée en dedans, produit la diplopie directe. Il
en résulte que, dans la diplopie qui nous occupe, les verres prismatiques à base tournée en dedans tendront à fusionner les deux
images et à les faire se confondre en une seule ; on pourra donc

prescrire au malade l'usage de verres prismatiques dont on arrivera par le tâtonnement à déterminer le degré.

On peut aussi essayer de guérir radicalement par les verres prismatiques l'atonie du muscle droit interne, avant d'avoir recours à une opération, la section du muscle droit externe. Mais alors on ne doit employer les verres prismatiques que dans le cas où les troubles de la vision sont peu anciens et dus à un affaiblissement progressif du muscle droit interne. Dans ce mode de traitement, on se propose d'exagérer la diplopie afin d'amener le sujet à contracter énergiquement son muscle droit interne pour effacer cette diplopie toujours gênante. On place alors au-devant de l'œil un prisme à base tournée en dehors. Nous savons que dans cette position, le prisme produira la diplopie croisée et par conséquent exagérera le trouble visuel ; or, le malade s'efforce instinctivement de corriger cette diplopie et contracte son muscle droit interne. On fera faire au malade des exercices journaliers de lecture avec des prismes faibles au début, et, peu à peu, sous l'influence de cette gymnastique oculaire, le muscle pourra reprendre de la vigueur et le trouble de la vision disparaître complétement. En dehors des exercices à l'aide de verres prismatiques, on peut conseiller l'usage de verres concaves. Mais cette gymnastique oculaire demande une grande patience de la part des malades ; en outre, elle ne peut être mise en pratique que par des individus intelligents, et, en tout cas, elle doit être longtemps continuée.

La section du muscle droit externe pour corriger cette diplopie est une opération qu'on fait rarement en France dans ce cas ; mais M. de Graefe lui a donné une véritable valeur à l'aide des indications que fournissent les verres prismatiques, et il l'a réintroduite heureusement dans la pratique. Il détermine par divers essais les forces relatives des muscles droit interne et droit externe pour que ce dernier ne s'oppose pas trop à la convergence des axes optiques ; il mesure le degré du prisme nécessaire pour rendre la vision unique ; puis, pratiquant la section du muscle droit externe, près de son insertion scléroticale, il en fait la suture à une distance de cette insertion, proportionnée au degré du prisme nécessaire pour corriger les troubles de la vision. Voilà le principe de ces nouveaux essais de strabotomie, mais je n'ai point à m'occuper ici de cette importante question chirurgicale, et je termine là ce que j'ai à vous dire des troubles visuels dus à un défaut d'action ou à une action exagérée des muscles droits internes.

Me voici, messieurs, arrivé à la fin de la tâche que je m'étais imposée, et cette leçon sera la dernière de celles que j'ai cru devoir consacrer à l'exposition théorique des principales mé-thodes d'exploration de l'œil malade.

Permettez-moi, avant de nous séparer, de vous rappeler en deux mots le caractère de ces leçons. Elles n'ont point eu pour but de vous faire connaître dans leurs plus complets détails les méthodes d'exploration dont le médecin peut se servir pour le diagnostic des maladies des yeux, mais de vous en exposer le caractère général, dans son expression la plus simple, et avec la conviction que toute méthode doit être facile pour être d'un usage commun.

J'ai appelé votre attention sur quatre méthodes principales, en laissant à votre esprit le soin de rechercher et d'étudier les faits particuliers qui si rattachent. Ces faits particuliers ne vous manqueront pas dans les services hospitaliers que vous suivez, et là vous trouverez souvent à faire l'application des données gé-nérales qui ont servi de texte à ces leçons. Le travail isolé, réfléchi, que vous entreprendrez alors, sera, je l'espère, des plus profitables pour vous, et la provocation à ce travail n'est pas un des moindres avantages de tout enseignement nouveau qui, une fois achevé, éveille la curiosité scientifique et sollicite l'examen.

TABLE ALPHABÉTIQUE.

A

C

D

E

G

H

I

L

M

O

P

R

S

T

V

FIN DE LA TABLE ALPHABÉTIQUE.

EXPLICATION DES PLANCHES.

PLANCHE I.

Fig. 1. — Examen d'une surface rétinienne à l'état normal : *p*, papille du nerf optique avec ses trois cercles concentriques ; *a*, artères ; *r*, veines de la papille ; *m*, tache jaune.

Fig. 2. — Examen du fond de l'œil dans l'atrophie de la papille et la dilatation variqueuse des veines rétiniennes : *p*, papille atrophiée présentant un aspect cribriforme à son centre par suite de la disparition des tubes nerveux en ce point ; *a*, vaisseaux artériels très-fins ; *v*, vaisseaux veineux plus volumineux qu'à l'état normal.

Fig. 3. — Coupe des membranes de l'œil et du nerf optique destinée à montrer une excavation physiologique de la papille : *n*, nerf optique ; *s*, sclérotique ; *c*, choroïde ; *r*, rétine ; *p*, papille présentant une dépression conique sur les parois de laquelle rampent les divisions de l'artère centrale *a* de la rétine.

Fig. 4. — Examen de la papille du nerf optique dans le glaucome : *p*, papille décolorée, verdâtre, excavée avec une dépression uniforme dans toute son étendue ; *a*, artères, et *v*, veines accolées aux parois de l'excavation et présentant au pourtour de la papille une disposition en crochet ; *c*, cercle d'atrophie choroïdienne limité par un dépôt de pigment.

Fig. 5. — Exsudats rétiniens et choroïdiens : *p*, papille atrophiée d'où sortent les artères et les veines ; *a*, exsudats rétiniens masquant en totalité ou en partie les vaisseaux de la rétine ; *b*, exsudats choroïdiens sous jacents aux vaisseaux rétiniens.

Fig. 6. — Lésions ophthalmoscopiques de l'amaurose albuminurique et de l'hémorrhagie rétinienne : *p*, papille presque complétement atrophiée et dont la couleur s'efface sous une teinte jaunâtre de la rétine due à une infiltration graisseuse ; *a*, artères, et *r*, veines de la rétine ; *c*, *c*, *c*, hémorrhagies au bord de ces vaisseaux ou entre eux ; *b*, *b*, taches graisseuses, arrondies, multiples, dans la rétine des individus atteints d'amaurose albuminurique.

Fig. 7. — Lésions ophthalmoscopiques de la pigmentation rétinienne ; atrophie de la papille du nerf optique et des vaisseaux rétiniens ; atrophie choroïdienne : *p*, papille ; *a* et *v*, ses artères et ses veines ; *d*, *d*, dépôts pigmentaires disposés irrégulièrement dans l'épaisseur ou au-dessous de cette membrane. Le fond de l'œil présente une teinte d'un rouge moins vif qu'à l'état normal par suite de l'atrophie et de la dégénérescence graisseuse des vaisseaux de la choroïde. On voit autour de la papille un large cercle d'atrophie choroïdienne.

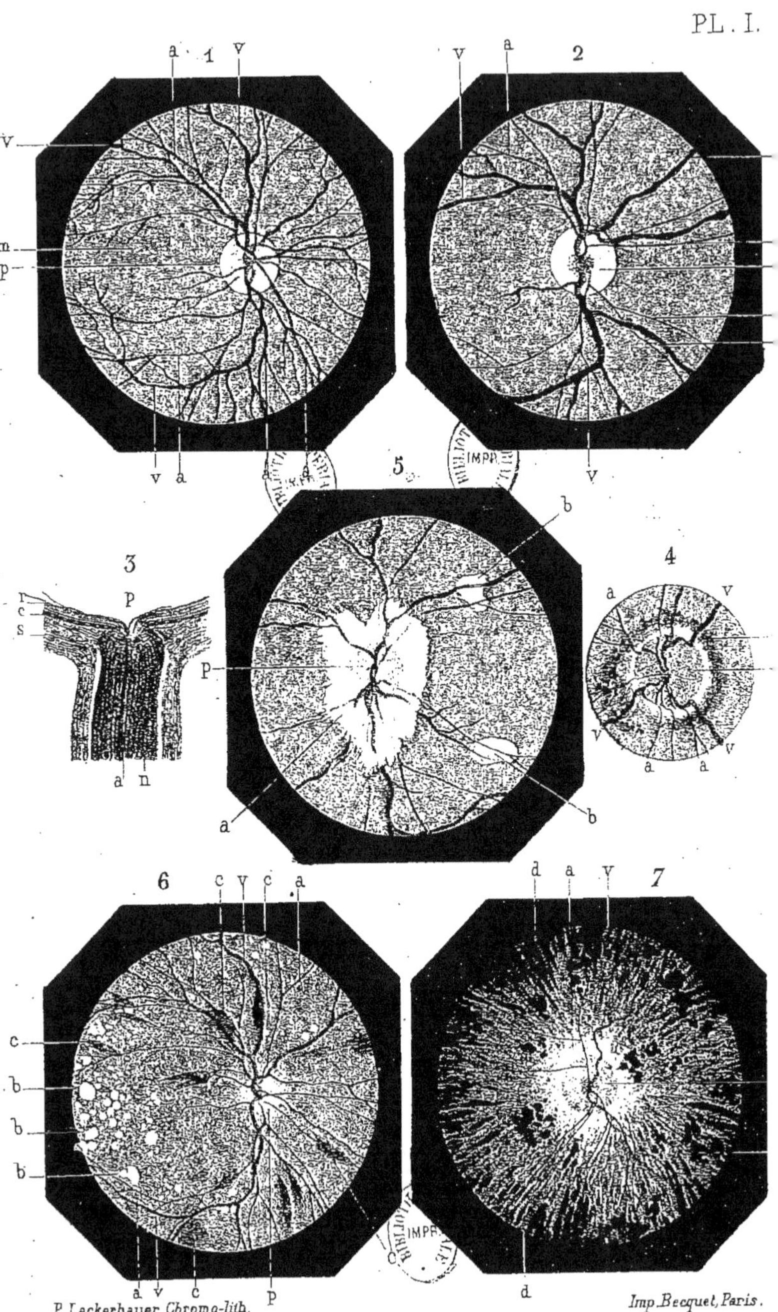

Publié par Adrien Delahaye à Paris.

PLANCHE II.

Fig. 1. — Examen ophthalmoscopique d'un décollement de la rétine et d'une forme fréquente d'atrophie du nerf optique : *p*, papille atrophiée et limitée par deux traînées de pigment disposées sous forme de croissant ; *d, d*, partie inférieure de la rétine décollée et soulevée ; *a, v*, artères et veines de la rétine présentant une teinte plus sombre au niveau du décollement.

Fig. 2. — Examen ophthalmoscopique d'une atrophie choroïdienne avec dégénérescence graisseuse des vaisseaux et dépôt de pigment entre eux : *p*, papille normale ; *a, v*, artères et veines de la rétine ; *c, c*, vaisseaux de la choroïde jaunâtres et athéromateux ; *d, d*, dépôts de pigment accumulés dans l'intervalle des vaisseaux au niveau desquels la couche pigmentaire de la choroïde a disparu.

Fig. 3. — Examen de la surface rétinienne dans la choroïdite atrophique ou sclérochoroïdite postérieure si fréquente dans la myopie (œil droit) : *a*, tache blanche d'atrophie choroïdienne développée au côté externe de la papille, *p* ; *b*, tache blanche de même nature en forme de croissant, sur le bord interne ; *c, c*, lignes demi-circulaires de pigment limitant ces taches ; *d*, atrophie partielle et complète de la choroïde limitée par un dépôt de pigment ; *v*, vaisseaux choroïdiens.

Fig. 4. — Cysticerque du corps vitré ; son corps *b* recouvre la papille du nerf optique : *a*, cysticerques en voie de développement.

Fig. 5. — Examen de l'œil dans la cataracte commençante : *a*, stries rayonnantes, circonférentielles ; *b*, stries centrales de la cataracte à trois branches, au début ; *c*, iris.

Fig. 6. — Différentes formes de mouches volantes : *a*, spectre perlé ; *b*, spectre aqueux ; *c, c*, spectre globulaire isolé.

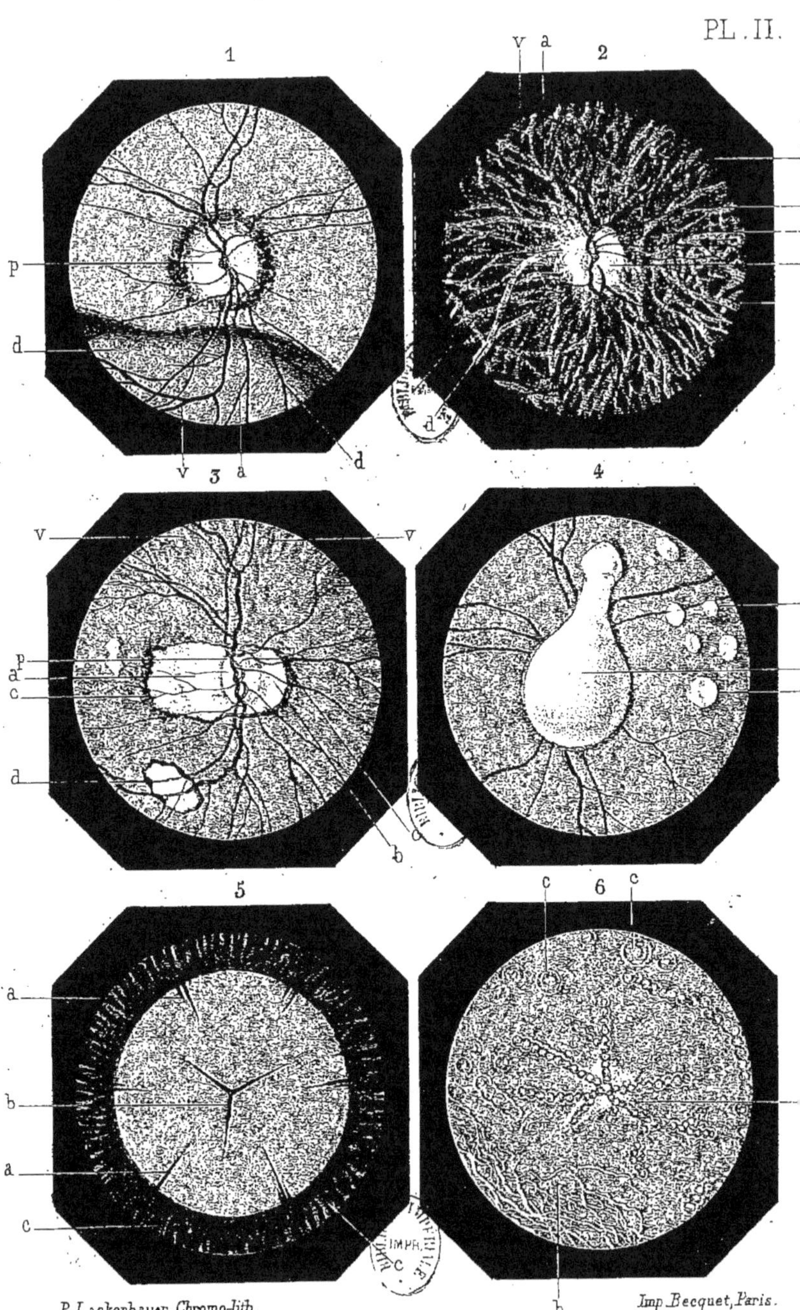

Publié par Adrien Delahaye à Paris.